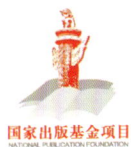

国家出版基金项目

图说组织动力学

图说

心脏组织动力学

史学义 吴景兰 金辉 著 第一卷

郑州大学出版社

图书在版编目(CIP)数据

图说心脏组织动力学 / 史学义，吴景兰，金辉著. — 郑州：郑州大学出版社，2014.12

（图说组织动力学；1）

ISBN 978-7-5645-2036-6-01

Ⅰ. ①图… Ⅱ. ①史… ②吴… ③金… Ⅲ. ①心脏–人体组织学–图说 Ⅳ. ①R329.41–64

中国版本图书馆 CIP 数据核字（2014）第 226259 号

郑州大学出版社出版发行

郑州市大学路40号　　　　　　　邮政编码：450052

出版人：王　锋　　　　　　　　　发行电话：0371–66966070

全国新华书店经销

郑州金秋彩色印务有限公司印制

开本：787 mm × 1 092 mm　1/16

印张：16.75

字数：252千字

版次：2014年12月第1版　　　　　印次：2015年1月第2次印刷

书号：ISBN 978-7-5645-2036-6-01　定价：168.00元

本书如有印装质量问题，请向本社调换

编委会名单

主　任：章静波

副主任：陈誉华

委　员：吴景兰　张云汉　楚宪襄　郭志坤

　　　　张钦宪　史学义　宗安民　杨秦予

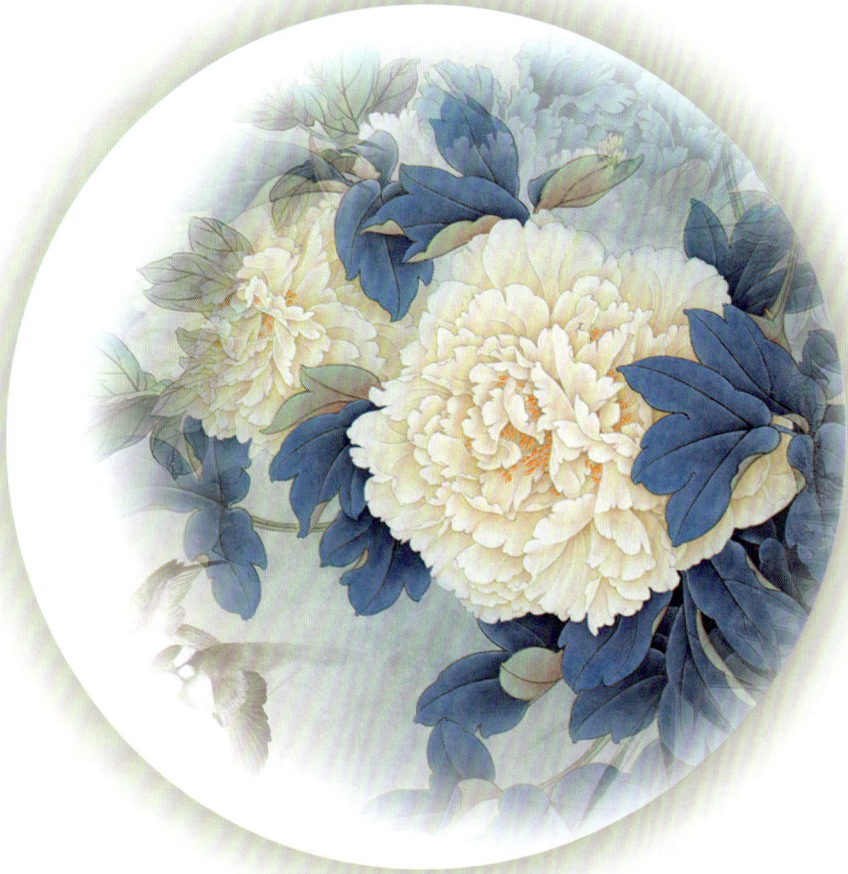

科学中的进展不能老是通
过用已知的自然规律来解释新现象
的办法来实现，在某些情况下，被观测
到的新现象只能用新概念来理解。

——海森堡

人体学里有两部分，一部分讲静态，还有
一部分真正讲人体的功能变化，这就是人体动
力……这就必须考虑时间因素、动态因素，
这就是人体动力学。

——钱学森

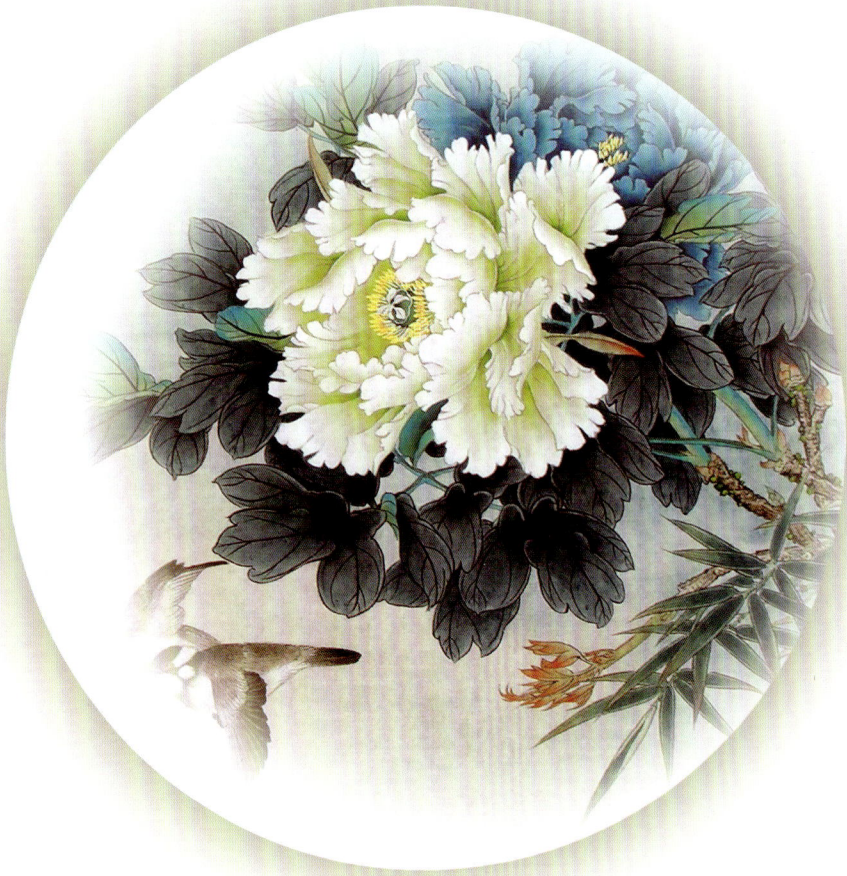

内容提要

本书是医用形态学新学科组织动力学系
列出版物的第一卷。正文前有"图说组织动力
学"的点评与序及引言，引言说明其思想来源和实践
来源、理念与方法、框架与范畴、规划与憧憬，作为阅
读的导引。书正文主要由318幅彩图及其注释组成，共分四
章。第一章心肌细胞系，主要描述心肌细胞直接分裂和心肌
细胞系概念；第二章束细胞–心肌细胞演化系，描述束细胞直
接分裂和束细胞–心肌细胞演化过程；第三章心脏组织动力学，
重点描述构成心脏基本框架的心内膜源和房室间区源心肌细胞
演化过程；第四章心肌肥大的组织动力学特点，尝试以组织动
力学基本原理解析心肌肥大的发病机制，以验证组织动力学理
论的普适性和解理能力。本书是著者多年科学研究成果，书
中资料翔实，图像珍秘，观点独到，结论新奇，极具创新
性和挑战性。本书可供医学院校教师、本科生、研究
生，心脏病临床学家，心脏器官与组织工程研究
人员及系统科学工作者阅读和参考。

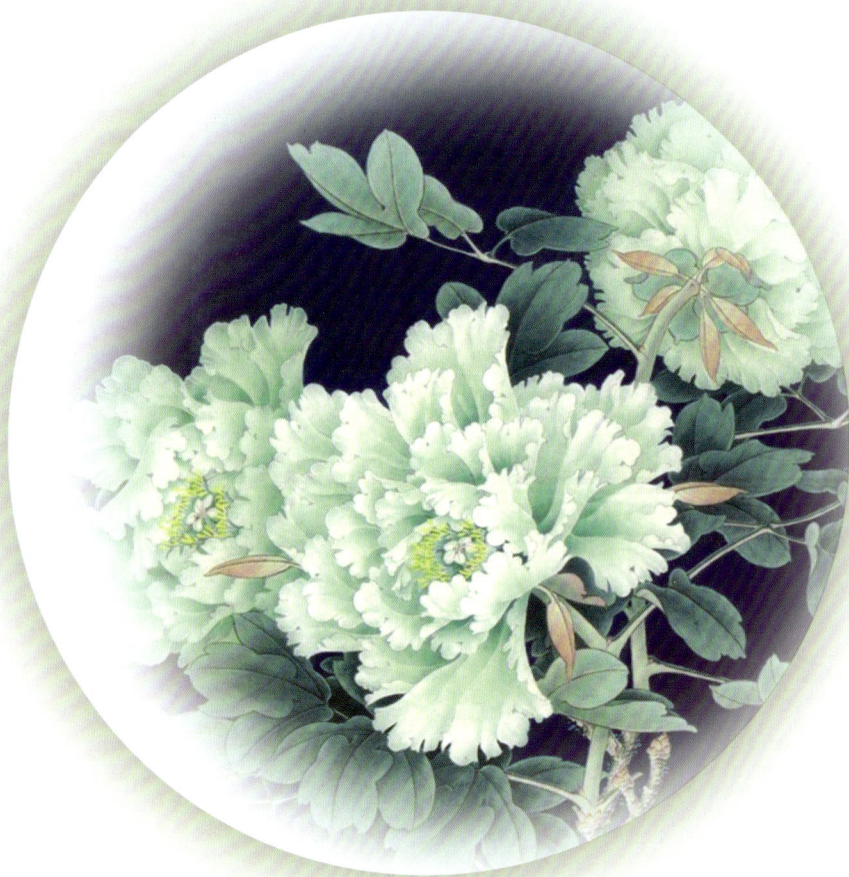

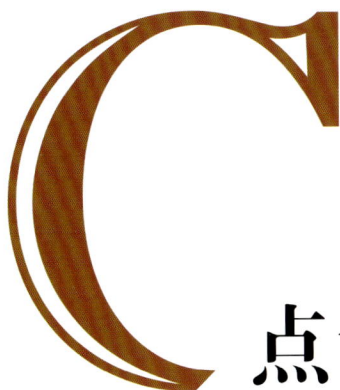

点评与序

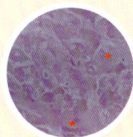

组织学是研究机体微细结构与其相关功能及它们如何组成器官的学科。细胞是组成组织的主要成分，各种组织的构建和功能特点主要表现在它们的组成细胞上，因此，以细胞为研究对象的细胞学也是组织学的重要组成部分。鉴于组织和细胞是构成机体最基本的要素，组织学在医学与生命科学中具有较为重要的地位，组织学的教学与不断深入地研究的重要性也就不言而喻了。

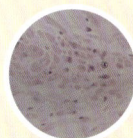

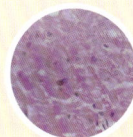

迄今，组织学的研究方法大致分为两类：一类是活细胞和活组织的观察与实验，另一类是经固定后对组织结构的观察与分析。随着显微镜与显微镜新技术的不断改进、生物制片和染料化学的迅速发展，尤其是免疫细胞技术的建立，组织学曾经历过辉煌时期，但正如作者史学义教授所忧虑的那样，半个多世纪以来，组织学似乎被人们所漠视，其原因可能与组织学多以静止的观点观察机体的结构有关，与此同时，分子生物学、免疫学与细胞生物学的迅速发展，使得人们更多地将注意力放在当代新兴学科上。事实可能是这样的，当我还是个医学生的时候，组织学的教学手段基本上是在显微镜下观察组织切片，然后用红蓝铅笔依样画葫芦地画下来，硬记下组织的基本组成及特点。诚然，观察与绘图是必须的，但另一方面无形中在学生的脑海里形成了一个"孤立的"和"纵向的"不完全的组织学理念。

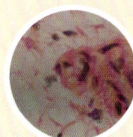

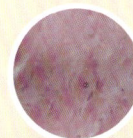

基于数十年的组织学专业教学与科研工作，本书作者史学义教授顿觉组织学不应只是"存在的科学"，而应是"演化的科学"；不应只以"静止的观点观察事物"，而应用"动态的观点观察事物"，于是查阅了大量的文献，历经数十载，不但观察了原河南医科大学近百年的全部库存组织学标本，而且还通过购置、交换从国内不少兄弟单位获得颇多的组织学切片，此外，还专门制作了适于组织动力学研究的标本。面对如此庞大工程，需要阅读上万张浩瀚的显微镜切片，作者闻鸡而起，忘寝废餐，奋勉劳作，终于经十余年努力完成该"图说组织动力学"鸿篇巨制。该套书共有10卷，资料翔实，观点独到，结论新奇，颇具独创性与挑战性，是一套更深层次研究组织动力学的全新力作，或许也称得上是一套组织动力学的宝典。纵观全套书，它在学术、研究思维及编写几个方面有如下主要特点。

（一）以动态的观点来观察与研究组织的结构与功能

　　作者以敏锐的洞察力，于看起来静止的细胞或组织中窥察到它们的动态过程。作者生动地描述，他在一张小白鼠肝细胞系的标本中惊讶地发现"一群细胞像鱼儿逐食一样趋向缺口处"，"原来这些细胞都是'活'的"。其实，笔者也有类似的经验，譬如在观察细胞凋亡（apoptosis）现象时，虽然只是切片标本，但即使在同一个标本中，往往也可以发现有的细胞皱缩，有的染色质凝聚与边集，有的起泡，有的产生凋亡小体等镜像。只要你将它们串联起来，便是活生生的细胞凋亡动态过程了。让读者能理解静态的组织学可反映出动态改变应是我们从事组织学教学与研究者的职责，更是意图力推动态组织学者的任务。

（二）强调组织与细胞的异质性

正如作者所一直强调的，"世界上没有完全相同的两片树叶"，无论是细胞系（cell line）或是组织（tissues），我们的观察与认识不能囿于"典型"表型，而应考虑到它们的异质性（heterogeneity），如此，我们便可发现构成组织的是一个"细胞社会"，它们不只会群聚，更是丰富多彩，充满着个性，并且相互有着关联。不但异常组织如此，即使正常组织也绝不是"千细胞一面"，呈均匀状态的，这在骨髓中是人们一直予以肯定的，属于递次相似法则。在如今炙热的干细胞研究中，人们也发现不少组织中存在有干细胞（stem cell）、祖细胞（progenitor cell）及各级前体细胞（precursor cell）直至成熟细胞（mature cell）等不同分化程度，以及形态特征各异的细胞群体。此外，即使在正常组织中也观察到"温和的"，不至于成为恶性的突变细胞。因此，作者强调从事组织学与细胞学研究不可将这种异质性遗忘于脑后。笔者十分赞同作者的观点。

（三）力挺直接分裂的作用与地位

细胞的增殖靠细胞分裂来完成。迄今，绝大多数学者认为有丝分裂（mitosis）是高等真核细胞增殖的主要方式，而无丝分裂（amitosis）则称为直接分裂（direct division），多见于低等生物，但也不排除高等生物在创伤、衰老与癌变细胞中也存在无丝分裂。此外，在某些正常组织中，如上皮组织、肌肉组织、疏松结缔组织及肝中也偶尔观察到无丝分裂。

但是本套书作者在大量切片观察的基础上认为人和高等动物的细胞增殖以直接分裂为主，而且认定早期、中期和晚期分裂方式和效率是明显不同的，早期的直接分裂由一个细胞分裂成众多子代细胞，中期直接分裂由一个母细胞分裂产生数个子细胞，晚期直接分裂通常由一个母细胞产生两个子细胞并且多为隔膜型与横缢型的直接分裂。史学义教授观察入微，证据凿凿，其观点显然是对传统观点与学说的挑战，至少对当前广为传播而名过其实的有丝分裂在细胞分裂研究领域中的独占地位提出强力质疑。本着学术争鸣的原则，或许会有不同看法，笔者认为需要有更多的观察。

（四）独创的编写形式

最后，本套书在编写上也别具一格，既不同于常见的教科书，以文字描述为主，配以插图；也不同于纯粹的图谱，图为主角辅以文字说明。另外，似乎与图文并重的，如*Junqueira's Basic Histology*也不完全一致。本套书以图为主，以一组图说明一段情节，相关的情节组合在一起构成一个演化过程。这种写法不仅形象，易于理解，更可反映出组织发生的动力学改变过程。这一写作技巧或许对于强调事物是动态的、发展的都有借鉴意义。

然而，诚如作者所说，"建立组织动力学这一新学科是一项宏大的工程，是需要千百万人的积极参与才能完成的艰巨任务"。本系列"图说组织动力学"只是一个抛砖引玉的试金之作，今后或许要从下述几个方面努力，以期更确证、更完整。

（1）用当代分子细胞生物学技术与方法阐明组织动力学的改变，尤其要证实干细胞在组织形成、衍生、衰老与萎缩中所扮演的角色。

（2）用经典的连续切片观察细胞的直接分裂过程和组织的动态变迁。

（3）用最新的生命科学技术与方法，如显微技术、纳米技术、3D打印技术，追踪、重塑组织结构。

（4）用更多种属、不同年龄阶段的组织标本观察组织动力学的改变，因为按一般规律不同种属、不同组织、不同年龄段的动力学改变是不会一致的。

总之，组织动力学是一个新概念，生命科学中诸多问题，需要医学形态学、系统生物学、细胞生物学、生理学及相关临床科学的广大科学工作者、教师与学生的共同参与。让我们大家一起努力，将组织动力学这门新学科做得更加完美。

最后，我谨代表本书编委会向国家出版基金管理委员会、郑州大学出版社表示感谢。为了我国学术繁荣、科学发展，他们向出版如此专业著作的作者伸出援手，由此我看到了我国科技赶超世界先进水平的希望。

章静波

2014年9月于北京

C 引言

一、困惑与思考

在医学院里初次接触到组织学，探究人体细胞世界的奥秘，令我向往与兴奋。及至从事组织学专业教学与科研工作，迄今已历数十载，由于组织学教学刻板，而科研又远离专业，使我对组织学的兴趣日渐淡薄。这可能与踏入专业之门时，正值组织学不景气有关。当时不少人认为组织学的盛采期已过，加之分子生物学的迅猛发展，不少颇有造诣的组织学家都无奈地感叹：人们连细胞中的分子都搞清楚了，组织学还有什么可研究的，组织学早该取消了！情况虽然并不至如此，但当时并延续至今的组织学在整个科学界的生存状态，确实值得组织学工作者深刻反思：组织学究竟是怎么了？

组织学面临困境的原因，首先是传统组织学的观念已经落后于时代的发展。新世纪首先迎来的是人类思维方式的革命。这种思维方式的转变，主要表现在从对事物的孤立纵向研究转向对事物的横向相互联系的研究，这样导致科学整体从机械论科学体系转向有机论科学体系，从用静止的观点观察事物转变为用动态的观点观察事物，使整个科学从"存在的科学"转向"演化的科学"。传统的组织学（histology），即显微解剖学（microscopic anatomy），是研究人体构造材料的科学，是对机体各种构造材料的不同质地和各种纹理的描述性科学，其主要研究内容是识别不同器官的结构、组织和细胞，而这些结构、组织和细胞，似乎是与生俱来、终生不变的。传统组织学孤立、静止的逻辑框架，明显有悖于相互联系和动态演变的现代科学理念。不同种类的细胞像林奈时代的"物种"一样，是先验的和不可理解的。这就导致组织学教学与科学研究相脱离，知识更新率低，新观念难以渗入、扩展。尽管血细胞演化和骨组织更新研究已较深入，但那只是作为特例被接纳，并不能对整个人体组织静态框架产生多大冲击。组织学教育似乎只是旧有知识的传承，而对学习者也毫无创造空间可言。国家级的组织学专业研究项目很少，组织学专业文献锐减。这些学科衰落的征象确实令人担忧。

其次，组织学与胚胎学脱节。胚胎学研究内容由受精卵分裂开始，通过细胞的无性增殖、分化、聚集、迁移，从而完成器官乃至整个机体的构建，胚胎学发展呈现一片生机勃勃的景象。而一到组织学，其中的细胞、组织、结构突然一片沉寂，犹如一潭死水。20世纪中叶，许多世界著名研究机构都参与了心肌细胞何时停止分裂的研究，并涌现大量科研文献。研究结果有出生前20天、出生后7天、出生后3个月，争论多年。这足见"胚成论"对传统组织学影响之深。其实，心肌细胞何曾停止过分裂呢！研究成体的组织学与研究机体发育的胚胎学应该分开来看，细胞在组织学和胚胎学中的命运与行为犹如在两个完全不同的世界。

再次，组织学不能及时吸纳和整合细胞生物学研究的新成果。细胞生物学是组织学的基础，有意或无意长期拒绝细胞生物学来源的新知识，也使组织学不合理的静态结构框架日益僵化守旧，成为超稳定的知识结构。细胞分裂是细胞学的基本问题，也是组织学的基本问题。直接分裂在细胞生物学尚有简单论述，在组织学却被完全删除。近年，干细胞研究迅猛发展，干细胞巢的概念已逐步落实到成体组织结构中，但很难进入组织学教材。这与传统组织学静态观念的顽固抵抗有关，其中最大的障碍就是无视细胞直接分裂的广泛存在。

最后，组织学明显脱离临床实践。医学实践是医学生物学发展最强大的推动力。近年，受社会需求的拉动，各临床专业的基础研究迅猛发展。但许多临床上已通晓的基本知识、基本概念在组织学中还被列为禁区、被归为谬误。器官移植已在临床上广泛应用，组织学却不能为移植器官的长期存活提供任何理论支持，而仍固守移植器官细胞长寿之说。这样，组织学不能从临床实践寻找新的研究课题，使之愈发显得概念陈旧、内容干瘪，对临床实践很难起到指导、启迪作用。

二、顿悟与发掘

我重新燃起对组织学的兴趣缘于偶然。一次非常规操作显微镜，在油镜下观察封固标本，所用标本是PC12细胞（成年大白鼠肾上腺髓质嗜铬细胞瘤细胞系）的盖玻片培养物（经吉姆萨染色的封存片）。当我小心翼翼地调好焦距时，我被视野中的景象惊呆了！只见眼前的细胞色彩绚丽、千姿百态。令我惊异的是，本属同一细胞系的同质性细胞竟是千细胞千面、各不相同。这使我想到，要认识PC12细胞，除了认识其遗传决定的共同特征外，这些形态差异并非毫无意义、可以完全忽略的。究竟哪一个细胞才是真正典型的PC12细胞呢？

以往观察组织标本多用低倍或高倍物镜。受传统组织学追求简单化思路的引导，通常是在高倍镜下尽力寻找符合书本描述的典型细胞。由于认为同种细胞表型都是相同的，粗略的观察总是有意、无意地忽略细胞间的差异。而这次非常规观察，彻底改变了我数十年来形成的对细胞的刻板印象，使我顿悟到构成组织的细胞原来并不一样。正如世界上没有完全相同的两片树叶一样，机体也绝没有完全相同的两个细胞，因为每个细胞都是特定时空的唯一存在物。由此，我突破了对组织中细胞的质点思维樊篱，直面细胞个体，发现细胞的个体差异是随机性的，服从统计规律。随级差逐渐缩小，便有了"演化"的概念。进而发现组织并不是形状与颜色都相同的所谓典型细胞的集合体，而是充满个性、丰富多彩、相互有演化关联的细胞社会。当我观察盖玻片培养的BRL细胞（小白鼠肝细胞系）时，凑巧培养盖玻片一边有个小缺口，一群细胞像鱼儿逐食一样趋向缺口处。这给我带来了第二重震撼，使我突然领悟，原来这些细胞都是"活"的。以前，尽管理论上知道细胞是生命的基本单位，但长期以来我们看到的都是死细胞，是经过人工固定染色的细胞尸体，从来没去想过细胞在干什么。这种景象，不禁使我想到上古时陷入沼泽里的猛犸象。趋向缺口的细胞不正像被发现的猛犸象一样，都是其生前状态瞬时的摄影定格吗？正是这些细胞运动过程中细胞形态变化的瞬时定格图像组合，提示了这些细胞的运动方向与目的。细胞内部决定性和内外随机性共同影响着细胞的生、老、病、死过程。这是细胞"活"的内在本质。进而，我还有了第三重感悟，原来很不起眼的普通组织标本，竟是如此值得珍爱。这不仅在于小小的标本体现着千千万万细胞生命对科学殿堂的祭献，而且，似乎突然发现常规组织标本竟含有如此无限丰富的细胞信息。这说明，酸碱染料复合染色，如最普通的苏木素–伊红染色，能较全面而深刻地反映细胞生命过程的本质特征。对于细胞群体研究来说，任何高新技术，包括特定物质分子的测定及其更高分辨率观察结果分析，都离不开对研究对象具体细胞学的分析。高新技术只能在准确的细胞学分析基础上进行补缺、增强、校正，进一步明确化、精细化。之后，我在万用显微镜的油镜下重新观察教学用的全部组织学切片，更增强了上述获得的新观念。继而，又找出原河南医科大学近百年的全部库存组织学标本，甚至包括不适合教学的废弃标本，另外，还通过购买、交换从国内外不少兄弟单位获得很多组织切片。除此之外，我们也专门制作更适于组织动力学研究的标本。一般仍多采用常规酸碱染料复合染色。为提高发现不同器官、结构、组织和细胞之间的过渡类型的概率，专门制作的组织动力学切片的主要特点有：①尽量大；②尽量包括器官的被膜、门、蒂、茎及器官连接部；③最好是整个器官或大组织块的连续切片；④尽量多种属、多年龄段和多部位取材；⑤同一器官要有纵、横、矢三个方位切片。如此获得大量资料后，我夜以继日、废寝忘食地观察不同种属、不同年龄、不同方位的组织标本。这样的观察，从追求典型细胞与细胞同一性，到注重过渡性细胞和细胞的个性。通过观察发现，镜下视野里到处都是细胞的变化和运动。我如饥似渴地追寻感兴趣、有意义的观察对象，并做显微摄影。如此反复地观察数万张组织切片，大海捞针似的筛查有价值的观察目标，像追寻始祖鸟一样，寻觅存在率只有千万分之一的过渡性细胞。当最终找到预期的过渡性细胞时，我兴奋不已，彻夜难眠。如此数十年间，获得上万张有价值的显微照片。

三、理念与方法

从普通组织切片的僵死细胞中，怎么可能看出细胞的变化过程呢？为什么人们通常看不到这些变化？怎样才能观察到这些变化过程呢？其实，这在传统组织学中早有先例，人们从骨髓涂片的杂乱细胞群中就观察到红细胞系、粒单细胞系、淋巴细胞系及其变化规律。那么，肝细胞、心肌细胞、肾细胞、肺细胞、神经细胞乃至人体所有细胞，是否也都有相应的细胞系和类似的变化规律呢？

一个范式的观察者，不是那种只能看普通观察者之所看，只能报告普通观察者之所报告的人，二是那种能在熟悉的对象中看见别人前所未见的东西的人。这是因为任何观察都渗透着理论。观察者的观察活动必然植根于特定的认识背景之中，先前对观察对象的认识影响着观察过程。从骨髓涂片中之所以能看出各种血细胞系是因为在观察之前，我们就对血细胞有如下设定：①血细胞是有生有灭的；②骨髓涂片里存在这种生灭过程；③这种过程是可以被观察到的。这些预先设定，分别涉及动态观念、随机性和时空转换三个方面的问题。此外，从骨髓涂片中看出各种血细胞系，还有一个重要的经验性法则，即递次相似法则。递次相似法则又可用更精细化的模糊聚类方法来代替，以用作对观察结果更精确的分析。

（一）动态观念

"万物皆动"是既古老又现代的科学格言。"存在也是过程"的动态观念是新世纪思维革命的重要方面。胚胎学较好地体现了动态变化的观念，特别是早期胚胎发育中胚胎细胞不断演化，胚胎结构不断形成又消失；而到了组织学，似乎在胚胎发育某一时刻形成的细胞、组织、结构就不再变化（胚成论）。实则不然，出生后人体对胚体中进行的细胞、结构演化变动模式既有继承，也有抛弃。从骨髓涂片研究血细胞发生的前提是认知血细胞有生成、死亡的过程。那么，肝细胞和肝小叶、肺泡上皮细胞和肺泡、外分泌腺上皮细胞和腺泡、心肌细胞和心肌束、肾细胞和泌尿小管、神经细胞和脑皮质等，也会有类似演化与更新过程。承认这些过程存在可能性的动态观念，是研究组织动力学必须具有的基本观念。

（二）随机性

随机性是客观世界固有的基本属性。在小的时空尺度内，随机性影响具有决定性意义。主要作为复杂环境中介观存在的生命系统，有很强的外随机性，因为生命系统元素数量巨大，又有很多来自系统内部自身确定性的内随机性。希波克拉底（Hippocrates）做了人类最早的胚胎学实验。他将20个鸡蛋用5只母鸡同时开始孵化，而后每天打破一个鸡蛋，观察鸡胚发育情况。直至20天后，最后一个鸡蛋孵出小鸡。他按时间顺序整理每天的观察结果，总结出鸡胚发育过程与规律。然而，生命具有不可逆性和不可入性，如此毁灭性的实验方法所得结果并不能让人完全信服。因为，这样所观察到的第2天鸡胚的发育状态，并不是第1天观察到的那个鸡胚的第2天状态，而是另一个鸡胚的第2天的发育状态。后经无数人重复观察，不断对观察结果进行修正，才得到大家认可的关于鸡胚发育过程的近似描述。这是因为，重复试验无形中满足了大数法则，接近概率统计的确定性。用作组织学研究的组织切片就很像众多不同步发育的鸡胚发育实验。而在切片制作中，每个细胞、结构都在固定时同时死亡，所看到的组织切片中的每个细胞，都在其死亡时被"瞬间定格"。这些"瞬间定格"分别代表处于演化过程不同阶段细胞的瞬时存在状态。将这些众多不同状态，按时间顺序整理、归类、排序，就可得出细胞演化的整个动力学过程。组织动力学家与传统组织学家不同。传统组织学家偏好"求同"，极力从现存的类同个体中找出合乎要求的典型，并为此而满足；组织动力学家则偏重"求异"，其主要工作是寻觅可能存在于某组织标本中的过渡态，故永远感到不满足。因此，组织动力学家总是在近乎贪婪地搜集、观察组织标本，以寻求更多、更好的过渡态。

（三）时空转换

生命是其内在程序的时空展开过程。这里的时间与空间是指生物体的内部时间和内部空间。内部时间即生物体内部生命程序展开事件的先后次序。而生命的不可逆性和不可入性，使内部过程的时间顺序很难用外部时间标定。这就需要换用生命事件的可察迹象来排列事件的先后次序。这实际上就是简单的函数置换。若已知变化状态S是自变量时间t的函数，其他变量，如空间变量l，也是时间t的函数，则可以l置换t作为状态S的自变量。

这一函数置换，实现了生物形态学领域习惯称谓的时空转换。这在胚胎学中经常用到，如在胚胎发育较早期，常以体长代替孕月数，表示胚胎发育状态。在组织学中，有了"时空转换"，许多空间量纲测度，如细胞及细胞核的形状、大小、长短、距离等差别都有了时间意义，都可以用来表征细胞演化进程。其他测度，如细胞特有成分的多少、细胞质与细胞核的嗜碱性/嗜酸性强度、细胞衰老指标等，也都可以代替时间作为判定细胞长幼序的依据。如此一来，所观察的标本中满目尽见移行变化，到处是过程的片段。骨髓涂片中，血细胞演化系主要就是依据细胞形状、细胞核质比、细胞质与细胞核的嗜碱性/嗜酸性强度及细胞质内特殊颗粒多少等参量来判定的。同理，也可以此来观测、判定心肌细胞系和肝细胞系等。

（四）模糊聚类分析

从骨髓切片或涂片中，运用判定红细胞系和白细胞系演化进程所遵循的递次相似法则时，如果评判指标较少，单凭经验就可以完成。但当所依据的评判指标众多时，特别是各指标又缺乏均衡性，单凭经验就显得困难。模糊聚类分析，可使递次相似法则更精细、更规范，细胞精确和模糊的特征参量，通过数据标准化，标定相似系数，建立模糊相似矩阵。在此基础上，根据一定的隶属度来确定其隶属关系。聚类分析的基本思想，就是用相似性尺度来衡量事物之间的亲疏程度，并以此来实现分类。模糊聚类分析方法，为组织动力学判定细胞系提供了有效的数学工具。

著者在观察中对研究对象认知的顿悟，正是在动态观念、随机性和时空转换预先的理性背景下发生的。三者也是整理观察结果的指导思想，可看作组织动力学的三个基本理念。

四、框架与范畴

对于归纳性科学的研究方法，卡尔·皮尔逊总结为：①仔细而精确地分类事实，观察它们的相关和顺序；②借助创造性想象发现科学定律；③自我批判和对所有正常构造的心智来说是同等有效的最后检验。有人更简单归结为搜集事实和排列次序两件事。据此，著者对已获得的大量图片资料，依据上述理念与方法归纳整理，得到人体结构的动态框架。

组织动力学（histokinetics），按字面意思理解是研究机体组织发生、发展、消亡、相互转化的科学，但更准确的理解应该是organization dynamics，是研究正常机体自组织过程及其规律的科学，包括细胞动力学和各器官系统组织动力学，后者涵盖各种器官、结构、组织的形成、维持、转化与衰亡等演化规律。组织动力学的逻辑框架主要由细胞、细胞系、结构、器官和机体5个基本范畴构建而成。

（一）细胞

细胞是组成人体系统的基本元素，是机体生命的基本单位，也是组织动力学研究的基本对象。组织动力学认为，细胞是有生命的活体，其生命特征包括繁殖、新陈代谢、运动和死亡。

1．细胞繁殖　细胞繁殖是细胞生命的本质属性，是细胞群体生存的根本性条件。细胞分裂繁殖取决于细胞核。细胞分裂能力取决于超循环生命分子复合体自复制、自组织能力。人和高等动物的细胞分裂是直接分裂，早期、中期和晚期直接分裂的方式和效率明显不同。早期直接分裂，由一个细胞分裂形成众多子代细胞；中期直接分裂，由一个母细胞分裂产生数个子细胞；晚期直接分裂，是一个母细胞一般产生两个子细胞，多为隔膜型与横缢型直接分裂。

2．细胞新陈代谢　新陈代谢是细胞的又一本质属性。新陈代谢是细胞个体生存的根本性条件，是生命分子复合体超循环系统运转时需要物质、能量、信息交换的必然。为获得生存条件，细胞具有侵略性，可侵蚀或侵吞别的细胞或细胞残片，通常是低分化细胞侵蚀或侵吞高分化细胞。细胞又有感应性，细胞要获得营养物质、避开有害物质，必须感应这些物质的存在，还必须不断与外界进行信息交流。细胞还具有适应性，需要与环境进行稳定有序交换、互应、互动，包括细胞组分之间彼此合作与竞争、互应与互动。

3．细胞运动　运动也是动物细胞的本质特征。运动是与细胞繁殖和维持新陈代谢密切相关的细胞功能。细胞运动包括细胞生长性位移、被动运动和主动运动，伴随细胞分裂增殖，细胞位置发生改变，可谓细胞的生长性位移，是最普遍的细胞运动。血细胞随血流移动属被动运动，细胞趋化移动则为主动运动。细胞主动运动的主导者是细胞核，神经细胞运动更是如此。

4．细胞死亡　细胞死亡的一般定义是细胞解体，细胞生命停止。细胞死亡也是细胞的本质属性。细胞的自然死亡是超循环分子生命复合体生命原动力衰竭的结果。一般细胞死亡可分细胞衰亡和细胞夭亡两大类。细胞衰亡是演化成熟细胞自然衰老死亡；细胞夭亡是细胞接受机体内部死亡信息，未及演化成熟而早亡，或是在物理、化学及生物危害因子作用下导致的细胞早亡。

（二）细胞系

细胞系（cell line）是借用细胞培养中的一个术语，原指一类在体外培养中可以较长时间分裂传代的细胞。组织动力学中，细胞系是指特定干细胞及其无性繁殖所产生的后代细胞的总体。传统组织学也偶用此术语，如红细胞系、粒细胞系、淋巴细胞系等，但对组成大多数器官结构的细胞群体多用组织来描述。组织（tissue）原意为织物，意指构成机体的材料。习惯将组织定义为"细胞和细胞间质组成"，这一定义模糊了细胞的主体性。另有将组织定义为"一种或几种细胞集合体"，这又忽略了细胞群内细胞的时空次序，这样的组织实际缺乏组织性。传统组织概念传达的信息量很小，其概念效能随着机体结构的微观研究日益深入而逐渐降低。组织并非一个很完善的专业概念，首先，其没有明确的时空界定；其次，其内涵与外延都不严整；再者，其解理能力较弱。在细胞与器官两个实体结构系统层次之间，夹之以不具体的、系统性极弱的结构层次，显得明显不对称。僵化、静态的组织概念严重阻碍显微形态学研究的深入开展。而细胞系，是一个内涵较丰富、有较明确的时空四维界定的概念，所指的是有一定亲缘关系的细胞社会群体。一个细胞系就是一个细胞家族，是细胞社会的最基本组织形式。同一细胞系里的细胞，相互之间都有不同的时空及世代亲缘关系。

（三）结构

这里专指亚器官结构。结构是细胞系的存在形式与形成物，大致可分6类。

1. **细胞团和细胞索**　细胞系无性增殖产生的后代细胞群称为细胞克隆。细胞团和细胞索是细胞克隆的初级形成物。细胞团是细胞克隆在较自由空间的最基本存在形式，细胞索则是细胞克隆在横向空间受限时的存在形式。

2. **囊和管**　是细胞克隆的次级形成物。囊是细胞团中心细胞死亡的结果，管则是细胞索中心细胞死亡而形成的。中心细胞死亡是由机体发育程序决定的，而且是通过细胞自组织法则调控的结果，而且生存条件被剥夺也起重要作用。

3．**板和网**　是细胞团、细胞索形成的囊和管因其他细胞参与致细胞群体形态显著改变而成。细胞板相互连接成网，如肝板和犬肾上腺髓质。

4．**细胞束**　受牵拉应力作用，细胞呈长柱状、长梭形，细胞群形成梭形束状结构，如心肌束、骨骼肌束、平滑肌束等。

5．**腱、软骨和骨**　这些结构的细胞之间有大量间质成分。骨则是由骨细胞与固体间质构成的骨单位这种特殊结构组成的。

6．**脑和神经**　脑内神经细胞以其特有的突触连接方式及细胞间桥共同组成神经网，神经是神经细胞从中枢神经系统向靶器官迁移的通道。

（四）器官

器官是机体的一级组件，具有特定的形态、结构和功能。器官的大小、位置和结构模式由遗传决定，成体的器官组织场胚胎期已形成器官雏形。成体的器官也有组织场（organizing field）。成体器官组织场是居住细胞与微环境相互作用的结果，由物理因素、化学因素和生物因素组成。成体器官组织场承袭其各自的胚胎场而来。场效应主要表现为诱导干细胞演化形成特定细胞。成体的器官组织场，除保留雏形器官原有干细胞来源途径，还常增加另外的多种干细胞来源途径。在各种生理与病理条件下，机体能更经济地调动适宜的干细胞资源，以保证这些结构的完整性和正常功能。

（五）机体

机体是由不同器官组成的整体。其整体性不只在于中枢神经系统与内分泌系统指挥和调控下的功能统一性，还在于由干细胞的流通与配送实现的全身结构统一性。血源性干细胞借血流这种公交性渠道到达各器官，经双向选择成为该器官的干细胞；中枢神经系统通过外周神经这种专线运送干细胞直达各器官，为其提供大量干细胞；淋巴系统是干细胞回流的管道系统，逃逸、萃聚或出胞的裸核循淋巴管，经淋巴结逐级组织相容性检查并扩增后补充机体干细胞总库，或就近迁移并补充局部干细胞群。如此，机体才成为真正意义上的结构和功能统一的整体。

五、规划与憧憬

是否将所积累的资料与思考公开发表，我犹豫再三。每想到用如此普通、如此简单的研究方法要解决那么多具有挑战性的问题，得出如此众多颠覆性的结论，提出如此多的新概念与新观点，内心总觉唐突。几经踌躇，终在我父亲一生务实、创新精神的激励下，决心以"图说组织动力学"为丛书名陆续出版。这是因为我相信"事实是科学家的空气"这句箴言。我所提供的全部是亲自观察拍摄的真实图像，都是第一手的原始照片。对于不愿接受组织动力学理念的显微形态学研究者，一些资料可填补传统组织学中某些空缺的细节描述。要知道，其中一些图像被发现的概率极小，它们是通过大海捞针式的工作才被捕获到的！对于愿意探索组织动力学的读者，若能起到抛砖引玉的作用，引起更多学者注意和讨论，也算是我对从事过的专业所能尽的一点心意。

本书以模型动物组织动力学为参照，汇集人和多种哺乳动物的组织动力学资料，内容包括多种动物细胞动力学和各种器官、结构、组织的形成、维持、转化与衰亡等演化规律，但尽量以正常成人细胞、结构、器官层次的自组织过程为主，以医学应用为归宿。

图说是一种新文体，意思是以图说话。但本书不是普通的组织图谱，而是用一组图说明一段情节，相关情节组合在一起构成一个演化过程。图片所含信息量大，再辅以图片注解，形象易懂。图像显示结构层次多、形态复杂。为便于理解，本书采用多种符号标示观察目标：★表示结构；※表示细胞群或多核细胞等；不同方向的实箭头指示细胞、细胞器、层状或条索状结构及小腔隙等；虚箭头表示细胞迁移方向或细胞流方向；不同序号①、②、③……表示相关联的结构、细胞或结构层次等。

现有资料涉及全身各主要器官系统，但不是全部。血液和骨骼在组织学中已有初步的动力学研究，故暂不列入。因组织标本来源繁杂，染色质量不一，致使图像质量也良莠不齐。现择其图像较清晰，说明问题较系统、较充分的部分收编成册，首批包括《图说心脏组织动力学》《图说血管组织动力学》《图说内分泌系统组织动力学》《图说神经系统组织动力学》《图说耳和眼组织动力学》《图说消化系统组织动力学》《图说呼吸系统组织动力学》《图说泌尿系统组织动力学》《图说生殖系统组织动力学》《图说细胞动力学》，共计10卷。

组织动力学是一门新的学科，主要研究机体内细胞、组织之间的演化动力学过程。组织动力学沿用了不少传统组织学的概念、名词，但将组织动力学内容完全纳入从宏观到微观的还原分析路线而来的传统组织学的静态结构框架实为不妥，会造成内部逻辑混乱而不能自洽。因为传统组织学崇尚的是概念明晰（其实很难做到），而组织动力学要处理的多为模糊对象。从逻辑上讲，组织动力学与从微观到宏观的人体发生学关系密切，组织动力学可以看作胚胎学各论的延伸。这种思想在我们编著的《人体组织学》（2002年郑州大学出版社出版）中已有提及。该书中增加了不少研究组织动力学的内容，但仍被误当作描述人体构造材料学的普通组织学。因此，将研究人体结构系统维生期的组织动力学过程的学科独立出来是顺理成章的。这也为容纳更多对人体结构的系统学研究内容留有更大空间，为人体结构数字化开辟道路。从这个意义上讲，人体组织学刚从潜科学转为显科学，是一个襁褓中的婴儿，又如一个蕴藏丰富的矿藏尚待开发。可见，认为组织学已经衰退、已无可作为的悲观看法，若是针对传统组织学而言是可以理解的，而对于组织动力学来说则是杞人忧天。组织动力学研究，不但有利于科学人体观的建立，而且必将对原有临床病理和治疗理论基础带来巨大冲击，并迎来临床基础研究的新高潮。传统组织学曾经在探究人体结构奥秘的过程中取得辉煌成就，许多成果已载入生物医学发展史册，至今仍普惠于人类。目前，在学习人体结构的初级阶段，传统组织学仍有一定的认识功能。但传统组织学名实不符，宜正名为显微解剖学，将其纳入人体解剖学更为合理。

建立组织动力学这一新的学科是一项宏大的工程，是需要千百万人的积极参与才能完成的艰巨任务，困难是不言而喻的。首先，图到用时方恨少，一动手编写，才发现现有资料并不十分完备。若全部按组织动力学要求重新制作并观察不同种属、不同品系、不同个体所有器官有代表性部位的连续切片，其工作量十分浩大，绝非少数人之力所能完成。现有组织学标本重复性较高，要寻找所预期的有价值的观察目标十分困难。而且所求索图像的意义越大，遇到的概率越小。这种资料搜集是一种永无止境的工作。其次，缺少讨论群体，有价值的学术思想往往是在激烈争论中产生并成熟的。组织动力学涉及医学生物学许多重大问题，又有许多新思想、新概念，正需要医学形态学广大师生与科研工作者、系统科学家、生物学家、细胞生物学家、生理学家及相关临床专家的共同参与、争论和批评，才能逐步明晰与完善。

在等待本书出版期间，显微形态学领域又取得了许多重要科研成果。干细胞研究更加深入，成体器官多发现有各自的干细胞，干细胞概念就是组织动力学的基石。特别是最近又发现许多器官干细胞巢和侧群细胞，更巩固了组织动力学的基础，因为组织动力学就是研究干细胞到成熟实质细胞的演化过程。成体器官干细胞与干细胞巢的证实有力地推动了组织动力学研究，组织动力学已经走上不可逆转的发展道路。相信组织动力学研究热潮不久就会到来，一门更成熟、更丰富、更严谨的组织动力学必将出现。

作者自知学识粗浅，勉力而成，书中谬误与疏漏在所难免，恳请广大读者不吝批评指教。

史学义

2013年12月于河南郑州

C 前言

　　心脏是循环系统的中心动力泵，终生伴随人体不停地搏动，驱使血液循血管持续流动。心脏长时间停搏意味着生命死亡。心脏舒缩主要由心肌细胞完成。人们难免要问，长时间工作的金属部件还会"金属疲劳"，这些心肌细胞数十年，乃至一百多年一直搏动就不会疲劳吗？原来认为心肌细胞生来有定数，不能再生，死一个少一个，很难解释这一问题。经过一百多年的研究，到21世纪初才算打破心肌再生的禁区。原来是因为不断有新的心肌细胞替换老的心肌细胞，才使心脏能长久保持工作能力。

　　至此，问题并未彻底解决。心肌细胞再生只能通过细胞分裂来实现，现今发现的心肌细胞有丝分裂象很难观察到，怎样保证庞大心肌细胞群的较高更新率呢？问题归结到细胞分裂方式上来。当今，不少人一说到细胞分裂就只想到有丝分裂。其实，大量存在的心肌细胞直接分裂，才是实现心脏细胞成员快速更替、保证心肌细胞群体旺盛工作能力的真正机制，却常常被人们视而不见。为此，本书在第一章和第二章两章，分别以较大篇幅的彩图诠释心室工作心肌细胞与传导心肌束细胞的直接分裂过程，并依据递次相似的原理归纳出心肌细胞系、心肌细胞演化系（束细胞-心肌细胞演化系）的演化过程，进而揭示心肌细胞的基本自组织方式——心肌

1

细胞链和心肌的结构功能单元——心肌束，还对心肌闰盘及心肌细胞分支提出新的解释。第三章心脏组织动力学是本书的主体，阐述不同来源的心脏干细胞经多种途径演化形成心肌细胞的复杂过程。其中内膜源和房室间区源心肌细胞构成心室肌的基本架构，内膜源心肌细胞演化途径涉及心脏干细胞内化、心内膜细胞演化、心肌生成单位演化等阶段，并揭示了浦肯野纤维的由来、消长过程及浦肯野纤维-心肌束连接机制。心肌层内源与心外膜源心肌细胞演化途径是心室肌的补充来源。第四章心肌肥大的组织动力学特点，尝试以组织动力学原理解析心肌肥大的发病机制，发现心肌肥大源于房室间区心脏干细胞耗竭。这对进一步研究心肌肥大发病机制及临床干预措施可能有所启迪。

此书得以完成首先感谢付士显教授帮我突破理论与实践之间的屏障，走上从实际组织标本中研究组织学的道路。感谢原河南医科大学党委书记宗安民教授和原河南医科大学副校长刘瑞云教授对心脏组织动力学研究的关注和热情帮助。感谢丁一教授对心脏组织动力学研究所做的大量实际工作和合理建议。感谢邢文英副教授，张林庆、张娓、阎爱华高级实验师及高福莲博士对有关实验研究的参与和帮助。还要感谢新乡师范学院数学系王雪生教授、郑州大学数学系施仁杰教授、中国人民大学哲学系苗东升教授分别在模糊聚类、概率论和系统科学方面的指导与帮助。本书虽并未按数理逻辑形式表达，但有关的数理概念对本书乃至整个组织动力学动态框架的建立起到重要的启迪作用。

本书得以出版有赖于国家出版基金的资助，感谢国家新闻出版广电总局有关领导与专家、郑州大学和郑州大学出版社有关领导的关注与支持。感谢郑州大学出版社有关编辑、复审、终审和校对工作者的辛勤工作。特别感谢郑州大学出版社杨秦予副总编辑对此创新项目的选定、策划和组织方面所做的艰苦努力，以及在全书出版的各种工作中付出辛勤而精细的劳作。

作　者
2014年1月

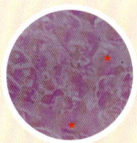

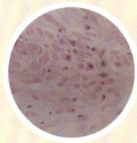

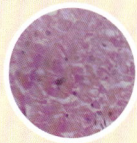

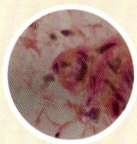

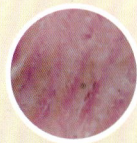

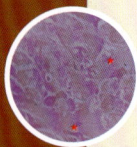

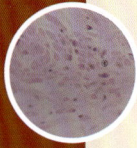

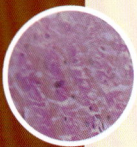

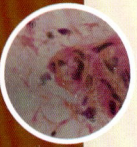

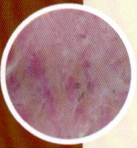

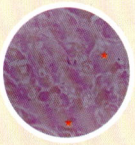
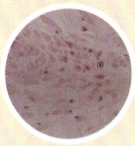
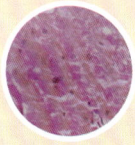
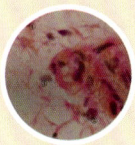
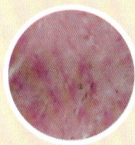

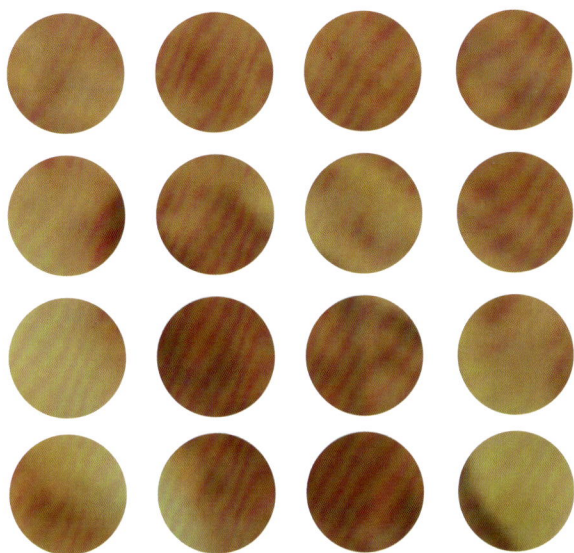

第一章
心肌细胞系

　　心脏是一个肌性器官，其实质细胞是心肌细胞。传统组织学将心肌细胞分为工作心肌细胞和传导心肌细胞，心肌细胞习惯上狭义地专指心室工作心肌细胞。本章主要描述对象是心室工作心肌细胞系。首先以较大篇幅描述包括细胞增殖与细胞死亡的心肌细胞动力学，特别是心肌细胞的直接分裂过程；继之讨论工作心肌细胞异质性与分类；最后描述心肌细胞系演化过程。

第一节　心肌细胞动力学

　　心肌细胞动力学，这里指的是心肌细胞周期动力学，即心肌细胞周期性分裂、生长、衰老及死亡系列事件的动力学过程。

　　长期以来，心肌细胞被认为是长寿细胞，随人体终生存活，心肌细胞生后的数量固定，损伤后只能由结缔组织代替，因此心肌被列为人体再生禁区。其实，早在1879年Zielonko在Virchow的督导下进行了实验性家兔心肌肥大研究，认为心肌肥大是由单纯的心肌纤维增大，也可能由心肌细胞增生所致。而后，围绕心肌能否再生经历了长期争论，结果否定观点占优势，这种成体心肌不能再生的传统观念延续至今，严重影响心脏结构系统研究的深入发展。直至进入21世纪有人研究8例男性接受来自女性供体移植心脏，发现约9%的心肌细胞、10%的平滑肌细胞与7%的血管内皮细胞含有Y染色体，认为干细胞从受体骨髓迁移到心脏内，增殖、分化形成心肌细胞、平滑肌细胞和血管内皮细胞。同时发现女性供体心脏有80%表达干细胞标志物的细胞没有Y染色体。正常未进行移植的心脏内也存在一定量表达干细胞标志物的原始细胞并能增殖分化，确定心脏内有心肌分化前体细胞的存在。至此，心肌细胞可以分裂增生的观点似乎为生物医学界主流所接受，心肌作为最后一个再生的禁区终于被打破。大量心肌细胞凋亡实验资料为心肌细胞动力学也提供了有力支持。心肌细胞增生-死亡的周期动力学过程保证心肌细胞系细胞群体的动态平衡。

一、心肌细胞直接分裂

确定心肌细胞可以增生，还存在心肌细胞分裂方式的争论。自1841年Remak发现直接分裂后，人们只知道细胞的直接分裂，有丝分裂到19世纪70年代才被发现。但由于有丝分裂中明显的核变化，且较能迎合迅猛发展的分子生物学家的理论需要，直接分裂逐渐被淡忘，给人们造成体细胞增殖等同于有丝分裂的误解，似乎心肌细胞的分裂方式只能是有丝分裂。但许多研究表明，直接分裂是普遍存在于高等动物正常组织细胞的分裂方式，高分化的心肌组织以直接分裂的方式生长。20世纪中期就发现有丝分裂指数与代表核分裂的放射性标记率相差悬殊。近年，研究表明增殖细胞核抗原（proliferating cell nuclear antigen，PCNA）标记率也显著高于有丝分裂指数。其实，这种差距主要是由于大量被标记的直接分裂细胞存在。

认识心肌细胞直接分裂，要从常规心肌组织学标本上常见的双核心肌细胞开始。双核心肌细胞是怎么来的，其两个核的距离差异意味着什么呢？是两个细胞核逐步融合成一个核或是一个细胞核通过直接分裂形成逐步远离的两个核呢？实验证明，再生心肌细胞是有正常DNA含量的小细胞，说明在心肌再生中细胞融合的可能性极小；心肌细胞之间牵拉应力在心肌细胞分裂过程中持续起作用，也不支持细胞融合的说法。由此可以说所见双核现象就是心肌细胞直接分裂象。著者追索距离越来越近的双核，最终发现一个刚分离或尚未完全分开而部分相连的细胞核。循此还发现两核分裂前期变化，更证实双核是由心肌细胞的一个核分裂形成。双核距离远近代表分开时间的先后。若心肌细胞分裂状态S是时间t的函数，即$S=f(t)$，两核距离L也是t的函数，$L=f(t)$，则L可以代替t作为自变量，即$S=f(L)$。这一函数置换就实现了生物形态学领域内"时间-空间转换"。由于生命系统的不可逆性与不可入特性，而很难测量内部时间，即判定生物体内部生命程序展开事件的先后次序。有了"时间-空间转换"，许多空间量纲测度的大小、长短、距离、形状变化、肌原纤维多少、特殊颗粒多少等都有了时间意义，都可以用来表征心肌细胞演化过程的事件或状态的先后次序。

著者发现，直接分裂是正常成体羊心肌细胞的主要增生方式，而占优势的直接分裂类型是核横裂。心室工作心肌直接分裂指数为11%±4%，心内膜下层传导心肌直接分裂指数可高达40%±12%。这与放射自显影和增殖细胞核抗原PCNA标记率（49%±19%）接近。

直接分裂是指分裂过程中核膜不破裂，直接分成两个细胞核。以往只了解变形虫细胞的直接分裂过程，不知道正常成体心肌细胞可以直接分裂，特别是在常规组织切片上可以明白无误地看到心肌细胞的直接分裂象。羊心室心肌细胞是诠释细胞直接分裂的最佳模型，故用较大篇幅详细描述羊不同类型心肌细胞的直接分裂过程，这是要强调心肌细胞直接分裂是研究心脏组织动力学最基本的前提。心肌细胞的直接分裂又有横向分裂和纵向分裂两种类型。正常成体心肌细胞主要是横向直接分裂，其分裂过程可分为核分裂与细胞分裂两个阶段。

（一）心肌细胞核分裂

心肌细胞核横向分裂是羊心室心肌细胞普遍的直接分裂类型，主要有横隔式核分裂和横缢型核分裂两种方式，多节核分裂常以二者混合的方式进行。

1. 横隔式核分裂　正常成体羊少部分心室肌细胞核为椭圆形，大部分心肌细胞核呈胶囊形，前者核分裂几乎全为横隔式，后者也有部分为横隔式，具体分裂过程略有差别。

（1）椭圆形核横隔式核分裂　椭圆形核横隔式核分裂首先表现在核赤道面逐渐出现致密颗粒聚集，致密颗粒可相互连接、融合（图1-1），逐渐形成由不完整到完整的赤道横隔膜（图1-2～图1-4），核仁通常对称地位于隔膜两侧。而后，横隔膜劈裂为两层，成为将来细胞核分离面的核膜（图1-5、图1-6）。最后，具有核膜的核的两部分完全分开，成为两个独立的子细胞核，核仁通常平均分配给两个子细胞核（图1-7）。有时在分开的两层核膜之间留有致密黏合物相连（图1-8）。有时，细胞核赤道横隔膜形成不良，核横裂的断裂面无完整核膜覆盖，仍是尚未融合的致密颗粒，导致断裂面两侧的致密颗粒分配不均衡，造成一侧部分断裂面有双份致密颗粒，另一侧相应部位缺少致密颗粒（图1-9、图1-10）。甚至可见分离中的核的两部分之间还有致密丝状物相牵连，这寓示着羊椭圆形核心肌细胞横隔式核分裂过程有核两端背向牵拉外力因素参与（图1-11）。有时，位于分割线上的核仁会干扰核物质的平均分配（图1-12）。

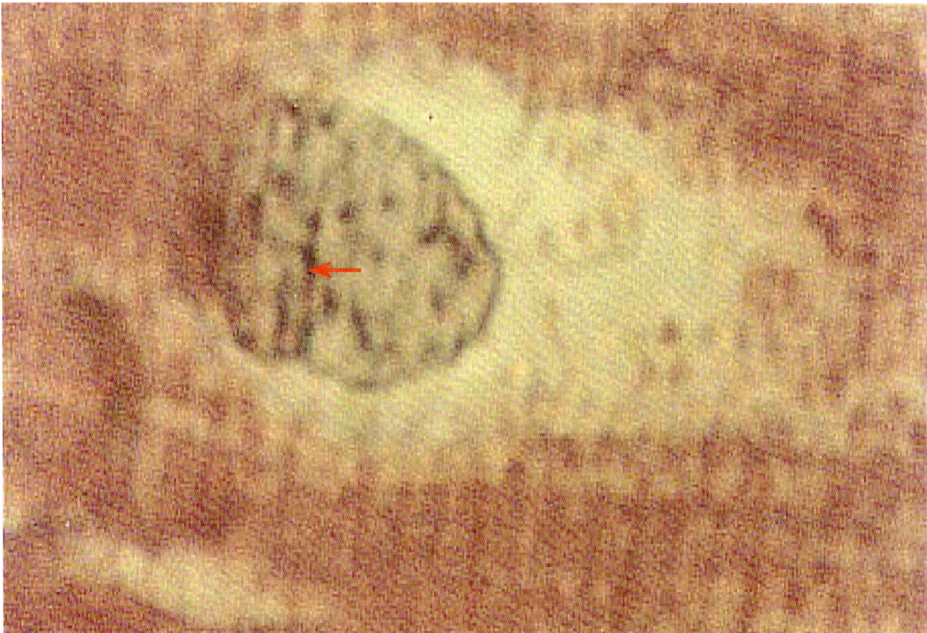

■ 图1-1　羊椭圆形核心室肌细胞横隔式核分裂（1）
苏木素-伊红染色　×1 000
←示相当于细胞核赤道平面的致密颗粒层，颗粒相互连接。

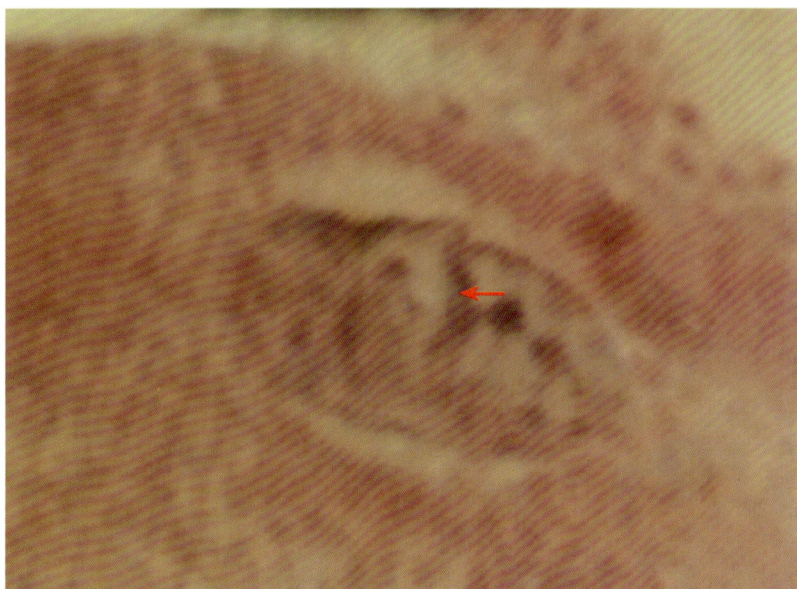

■ 图1-2　羊椭圆形核心室肌细胞横隔式核分裂（2）

苏木素-伊红染色　×1 000

← 示细胞核中央不完全横隔。

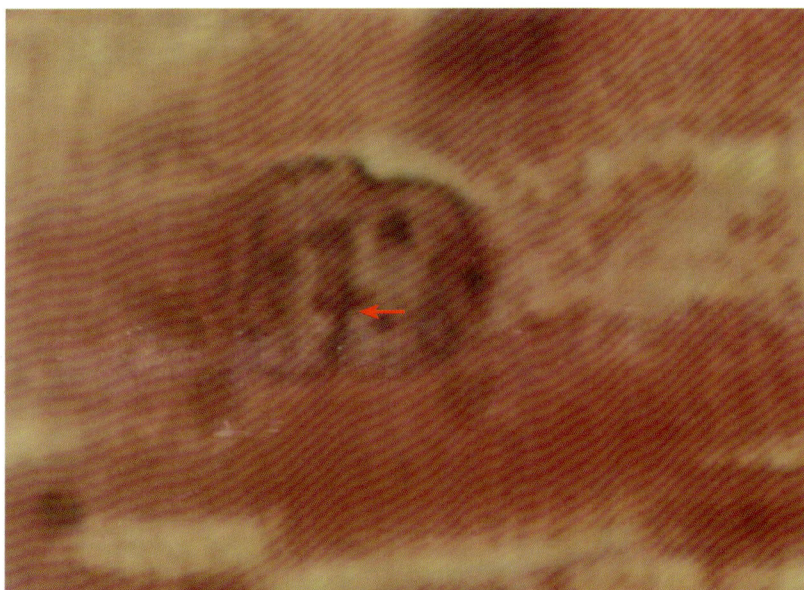

■ 图1-3　羊椭圆形核心室肌细胞横隔式核分裂（3）

苏木素-伊红染色　×1 000

← 示细胞核中央几近完全的横隔。

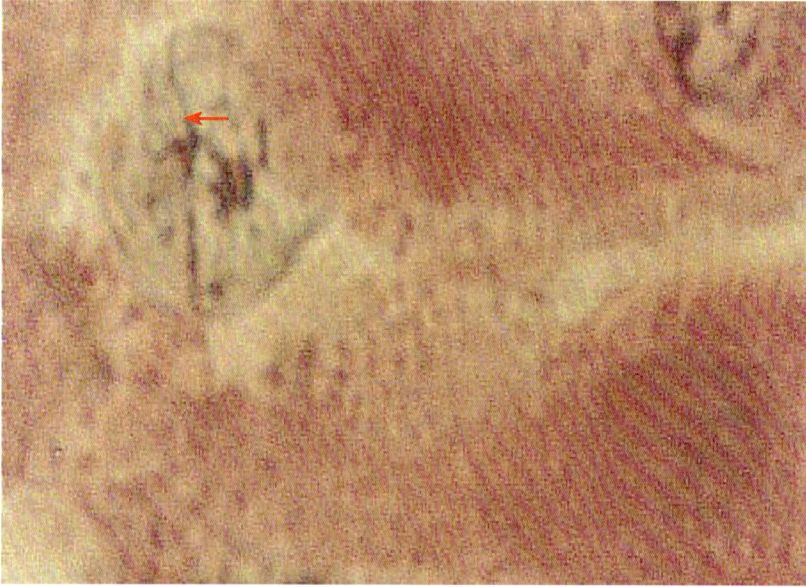

■ 图1-4　羊椭圆形核心室肌细胞横隔式核分裂（4）

苏木素–伊红染色　×1 000

← 示细胞核中央基本完整的横隔。

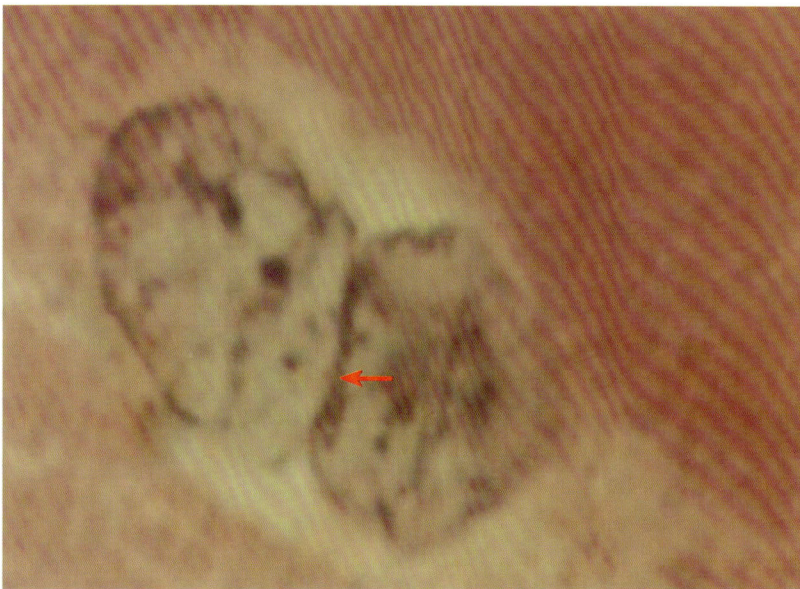

■ 图1-5　羊椭圆形核心室肌细胞横隔式核分裂（5）

苏木素–伊红染色　×1 000

← 示细胞核中央横隔从周边开始分为两层。

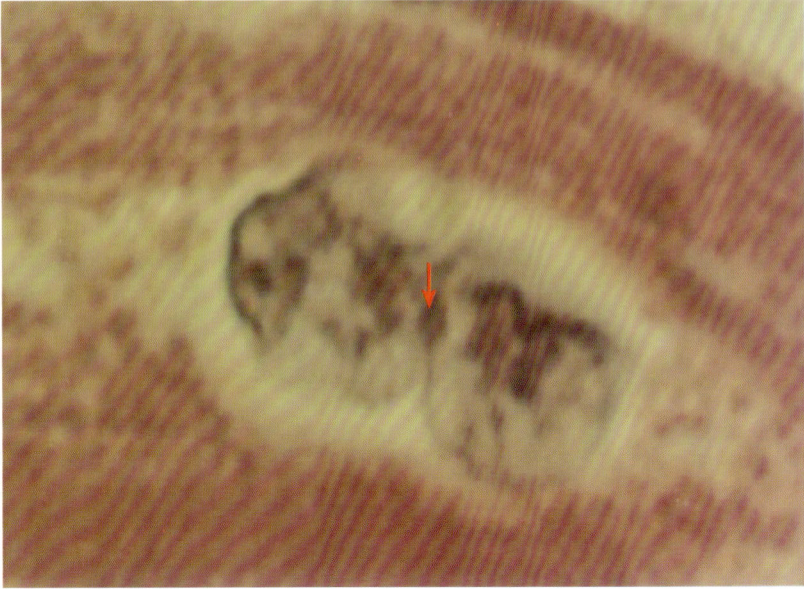

■ 图1-6　羊椭圆形核心室肌细胞横隔式核分裂（6）

苏木素-伊红染色　×1 000

↓ 示细胞核中央横隔从中心开始分隔为两层。

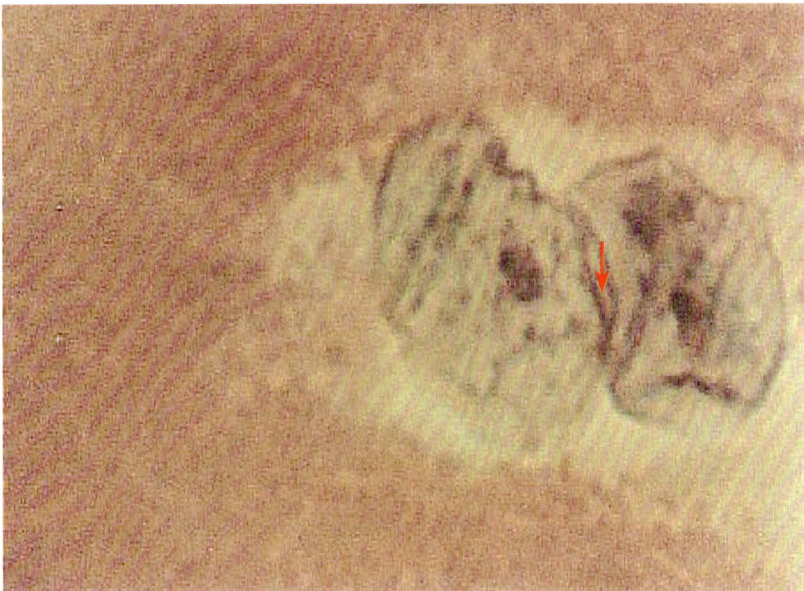

■ 图1-7 羊椭圆形核心室肌细胞横隔式核分裂（7）

苏木素-伊红染色　×1 000

↓ 示中央横隔几乎完全分为两层，其间间隙扩大，两侧各有核仁。

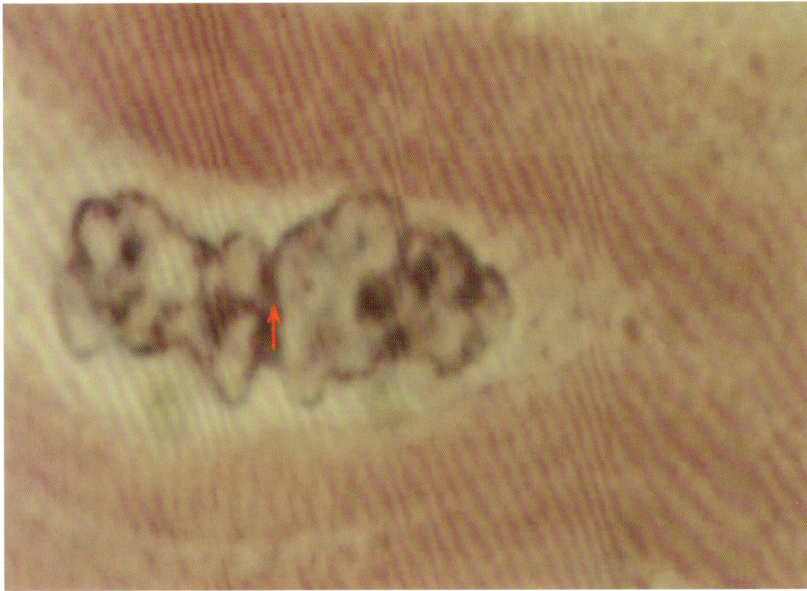

■ 图1-8 羊椭圆形核心室肌细胞横隔式核分裂（8）

苏木素-伊红染色 ×1 000

↑ 示细胞核中央横隔劈开时，其间有致密黏合物相连。

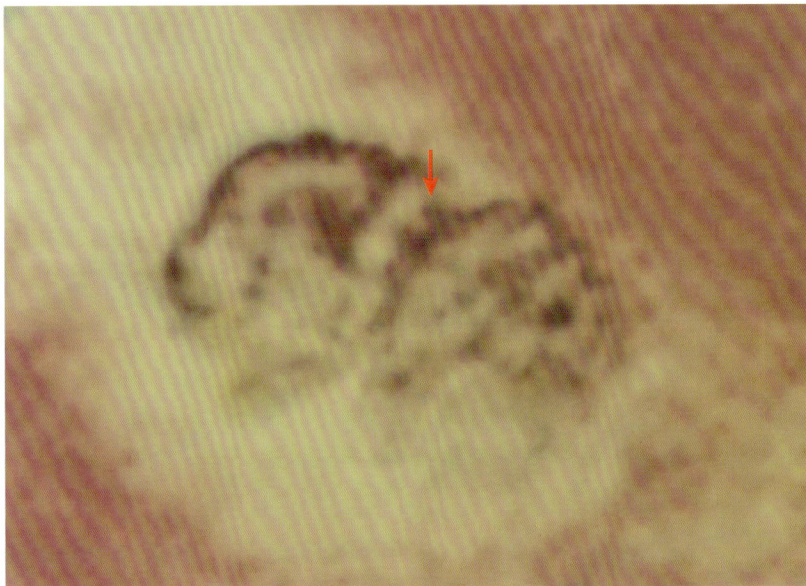

■ 图1-9 羊椭圆形核心室肌细胞横隔式核分裂（9）

苏木素-伊红染色 ×1 000

↓ 示中央横隔形成不完全，细胞核分裂断面分配不均的致密颗粒。

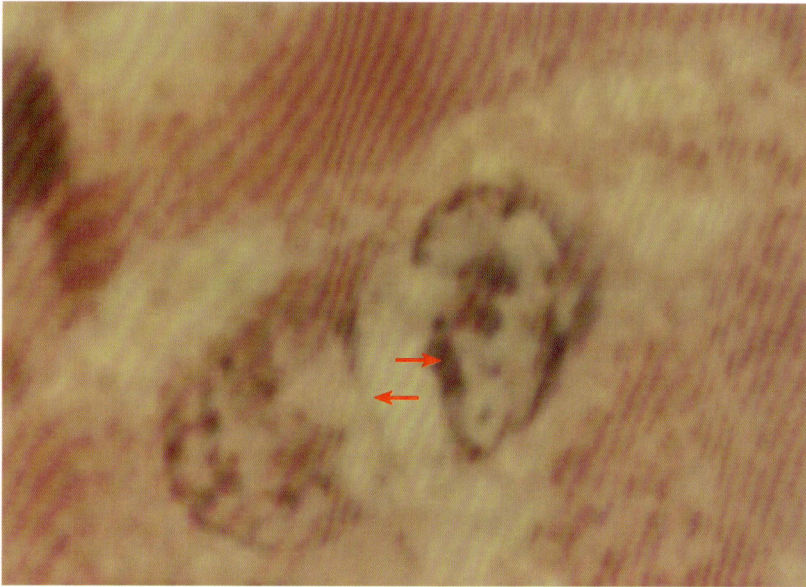

■ 图1-10　羊椭圆形核心室肌细胞横隔式核分裂（10）

苏木素–伊红染色　×1 000

示中央横隔形成不良导致核膜不对称性分裂。➡️示一侧较厚核膜，⬅️示另一侧较薄核膜。

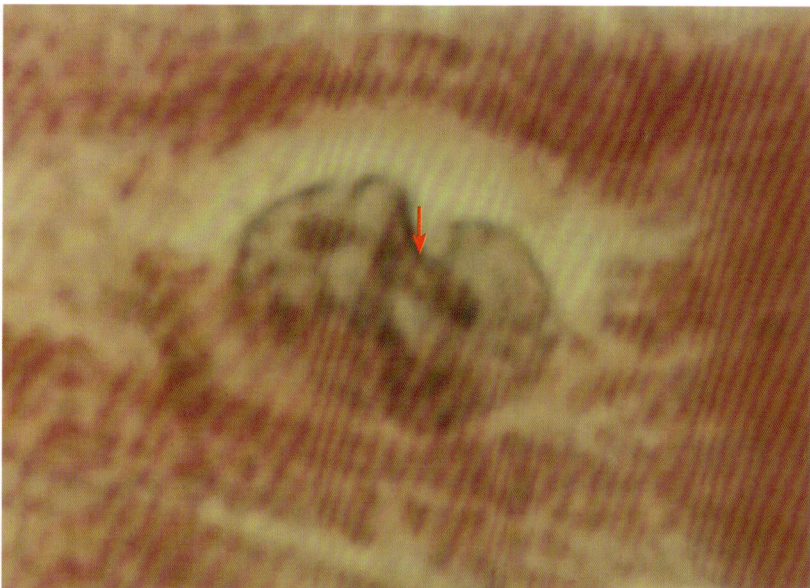

■ 图1-11　羊椭圆形核心室肌细胞横隔式核分裂（11）

苏木素–伊红染色　×1 000

⬇️示细胞核中央横隔形成不良，分裂细胞核断面的致密颗粒层，有致密丝状物牵扯其间。

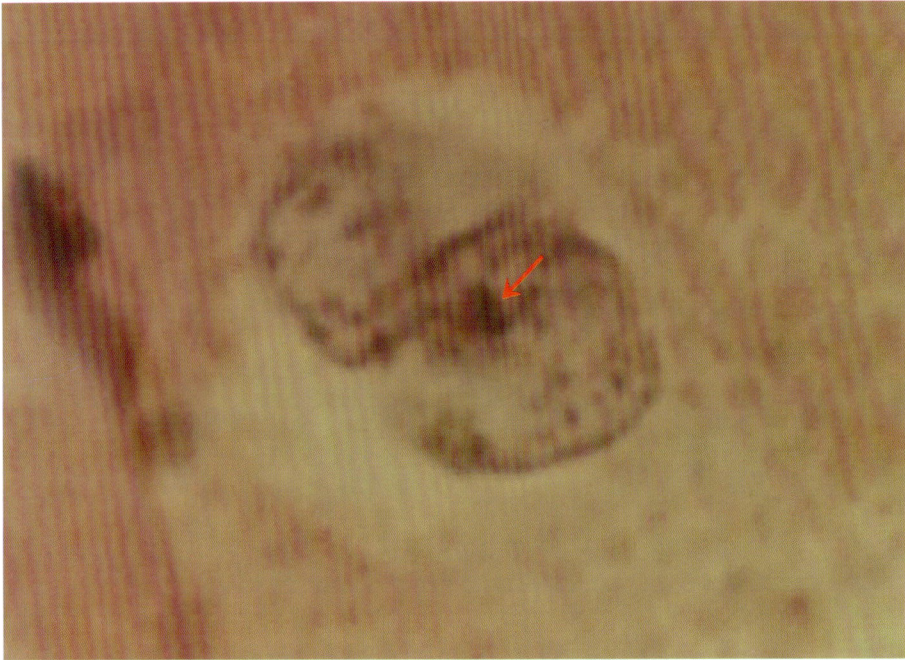

■ 图1-12　羊椭圆形核心室肌细胞横隔式核分裂（12）
苏木素–伊红染色　×1 000
示位于分裂线的核仁干扰中央核横裂。

（2）胶囊形核横隔式核分裂　胶囊形核羊心室肌细胞也常见横隔式核分裂，分裂过程与椭圆形核相似。首先可见细胞核中部横隔形成，核仁对称性地分布于其两侧（图1-13）。但胶囊形核横隔式核横裂大多伴有核中部深浅不等的缢缩环（图1-14～图1-16），结果形成均小于圆柱体横截面而又大小不等，但较整齐的断裂面（图1-17、图1-18）。

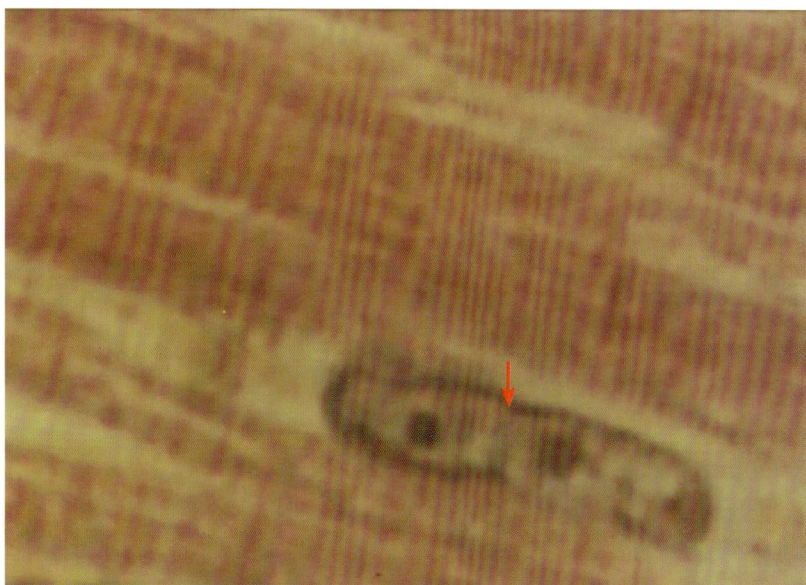

■ 图1-13 羊胶囊形核心室肌细胞横隔式核分裂（1）

苏木素–伊红染色 ×1 000

↓示细胞核中央横隔，两个明显的核仁分别位于横隔两侧。

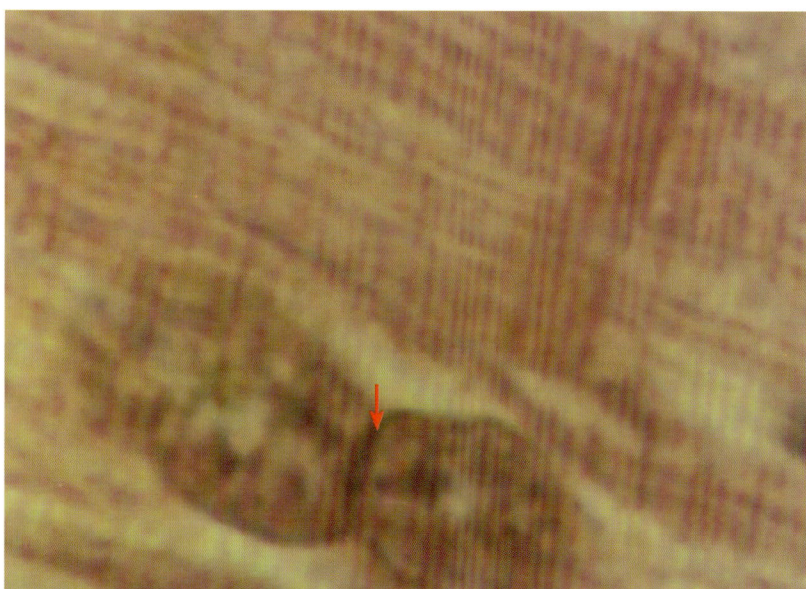

■ 图1-14 羊胶囊形核心室肌细胞横隔式核分裂（2）

苏木素–伊红染色 ×1 000

↓示细胞核中央横隔完全形成，并伴有核的相应部位明显环形凹陷。

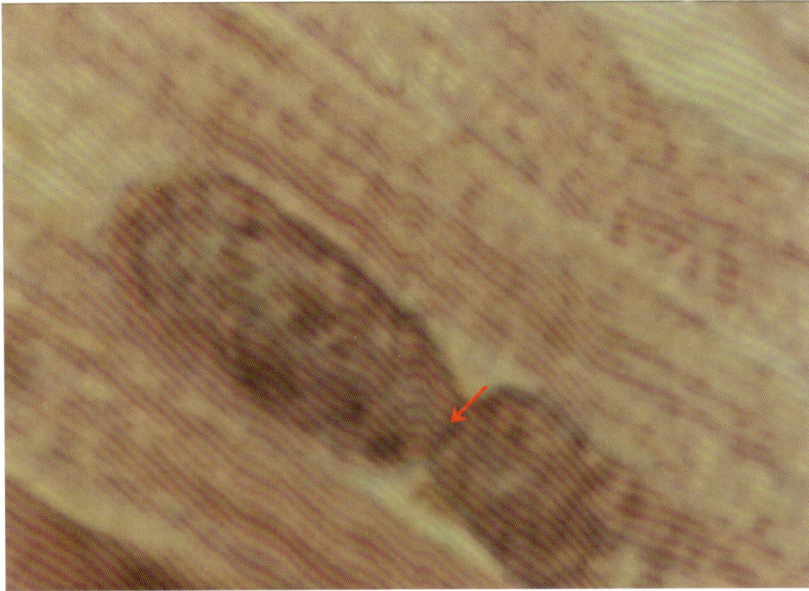

■ 图1-15　羊胶囊形核心室肌细胞横隔式核分裂（3）

苏木素-伊红染色　×1 000

示细胞核中央横隔及其相应部位的环形凹陷进一步加深。

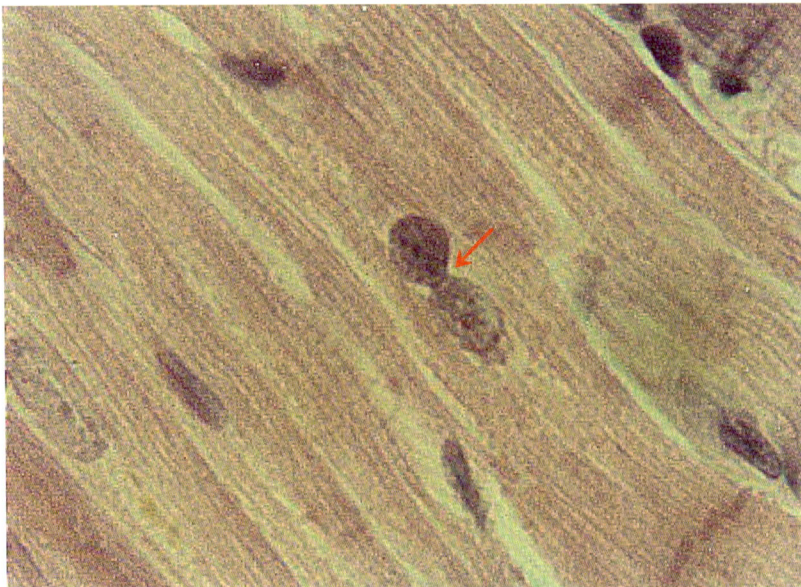

■ 图1-16　羊胶囊形核心室肌细胞横隔式核分裂（4）

苏木素-伊红染色　×400

示细胞核中央横隔及其相应部位的环形凹陷更进一步加深。

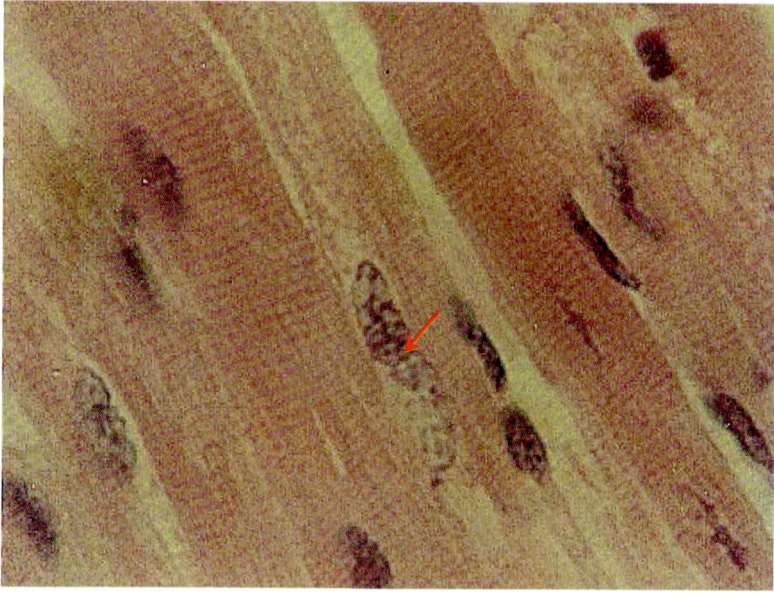

■ **图1-17 羊胶囊形核心室肌细胞横隔式核分裂（5）**

苏木素-伊红染色 ×400

示细胞核整齐横断，横裂细胞核断面较大。核膜完整。

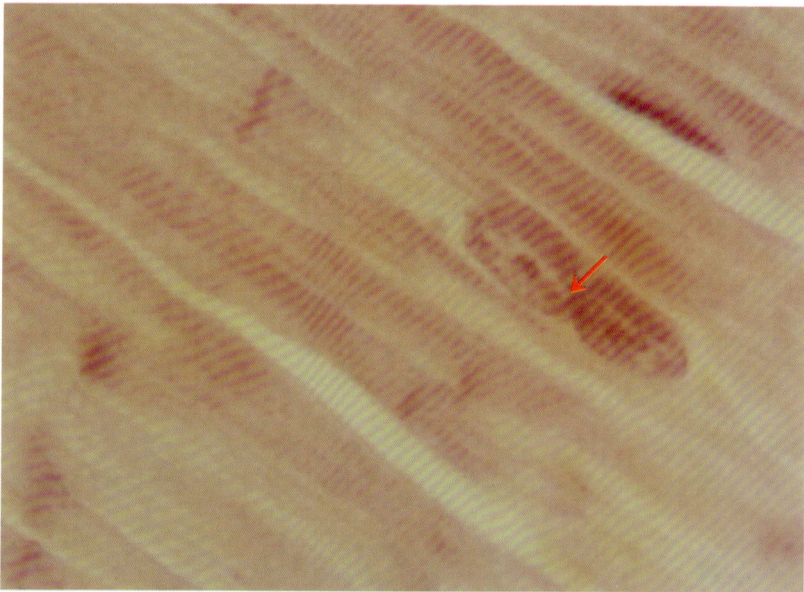

■ **图1-18 羊胶囊形核心室肌细胞横隔式核分裂（6）**

苏木素-伊红染色 ×400

示较深环形凹陷，核横裂断面较小。

2．横缢型核分裂　横缢型核分裂多见于胶囊形核心肌细胞。首先见围绕细胞核中部的核膜凹陷，形成缢缩环，通常两个核仁也被分在两边（图1-19）。相应的赤道面可见少数致密颗粒集聚，但无明显横隔形成（图1-20、图1-21）。而后，环形缢痕进一步加深，核中部致密颗粒仍未连接成隔膜（图1-22、图1-23）。因隔膜形成延迟，在两端背向牵拉力作用下，核两段连接部越来越延长、变细（图1-24、图1-25），最后将一个细胞核牵拉断裂，形成以尖细断端相对的两个核（图1-26），或见两断面分别有凸起和凹陷相互嵌合痕迹（图1-27、图1-28）。有时见断面核膜不完整（图1-29），或见分开的两个细胞核之间留有少量核质相连（图1-30）。随着两个新的细胞核距离越来越远，核分裂造成的核膜缺如得以修复，断端圆锥逐渐钝圆，尖细断端变齐平，则很难分辨两个细胞核是由横隔式或是由横缢型核分裂而来，因为横隔式也有两端牵拉力参与，造成断面也可不整齐，只能笼统判别为二横裂型形成的双核心肌细胞（图1-31、图1-32）。

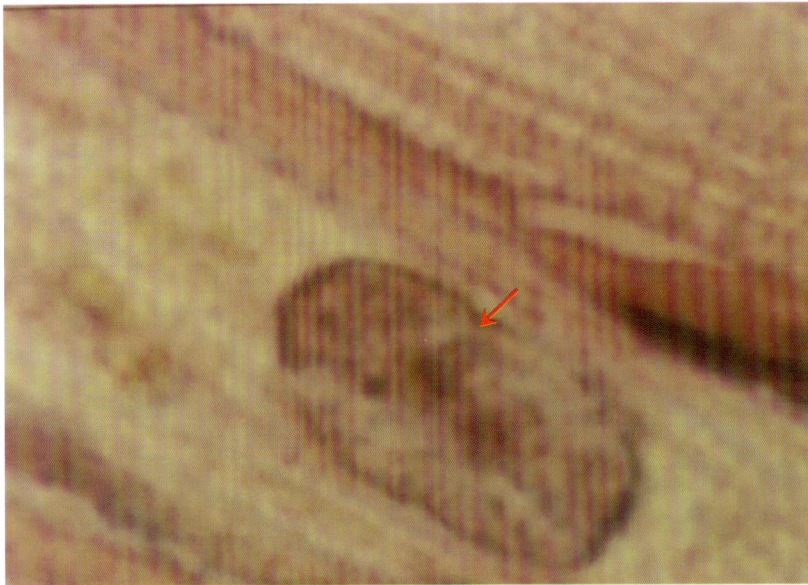

■ 图1-19　羊心室肌细胞横缢型核分裂（1）

苏木素-伊红染色　×1 000

示细胞核中部微凹，开始出现环形缢痕。

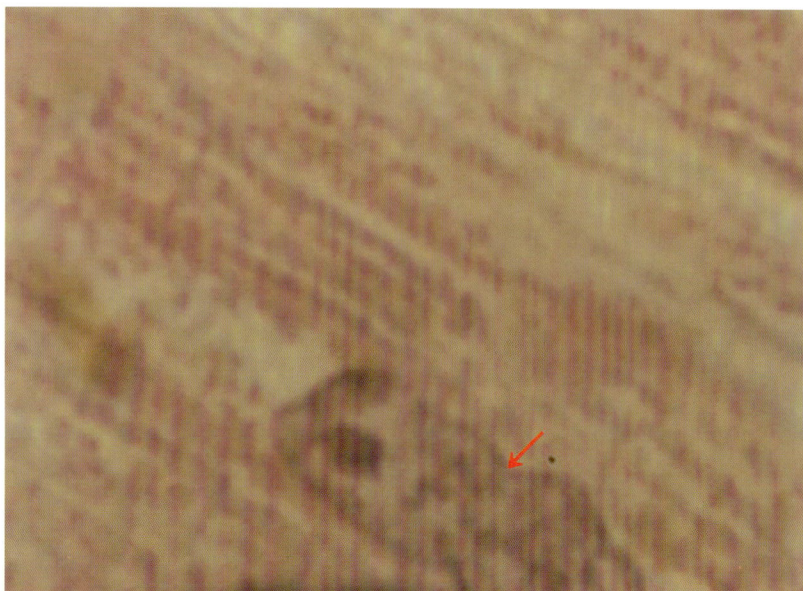

■ 图1-20 羊心室肌细胞横缢型核分裂（2）

苏木素-伊红染色 ×1 000

示细胞核中部环形缢痕进一步加深，核中央见少数致密颗粒。

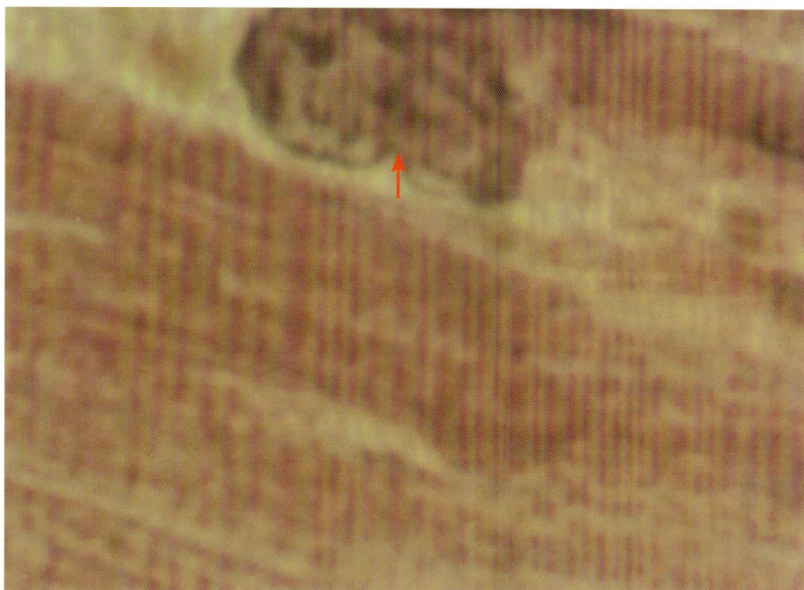

■ 图1-21 羊心室肌细胞横缢型核分裂（3）

苏木素-伊红染色 ×1 000

示细胞核中部环形缢痕加深，核中部有致密颗粒聚集。

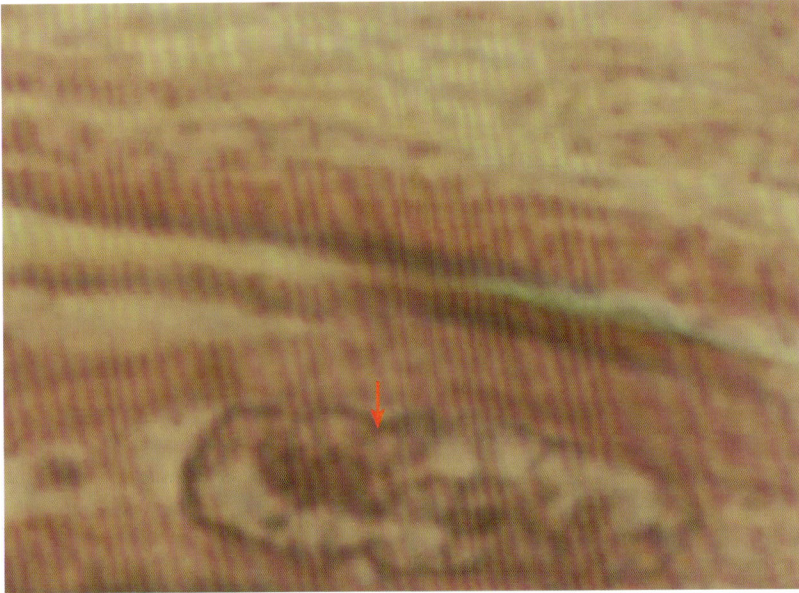

■ 图1-22　羊心室肌细胞横缢型核分裂（4）
苏木素–伊红染色　×1 000

↓ 示细胞核中部有更深的环形缢痕。

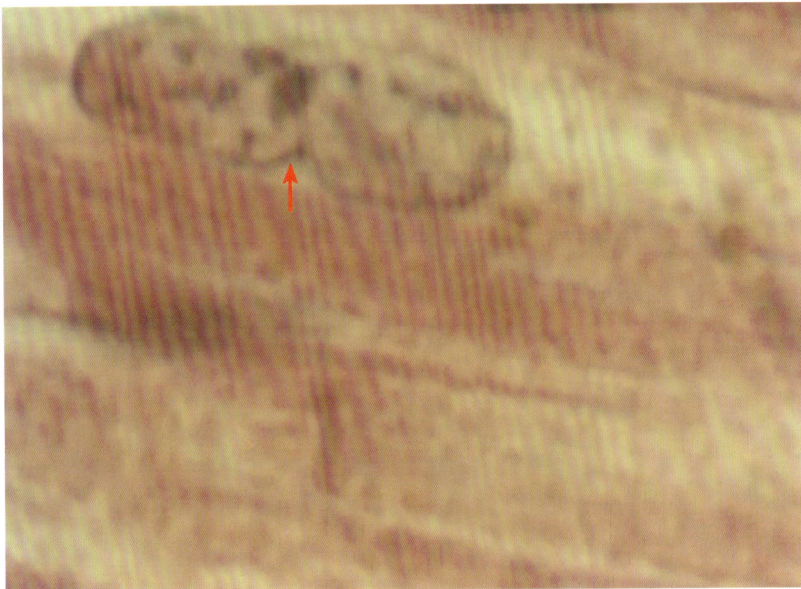

■ 图1-23　羊心室肌细胞横缢型核分裂（5）
苏木素–伊红染色　×1 000

↑ 示细胞核中部环形缢痕更深，不伴有明显的横隔。

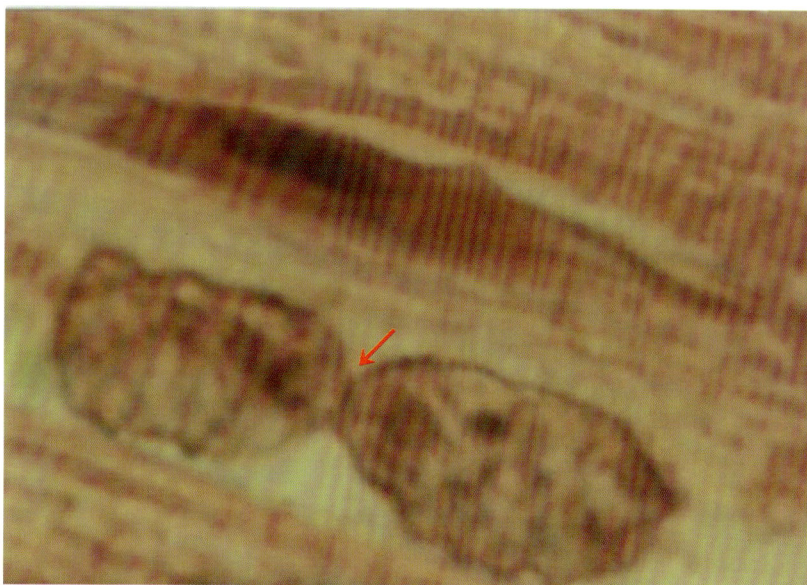

■ 图1-24　羊心室肌细胞横缢型核分裂（6）

苏木素-伊红染色　×1 000

↙示环形凹陷很深的分裂细胞核。

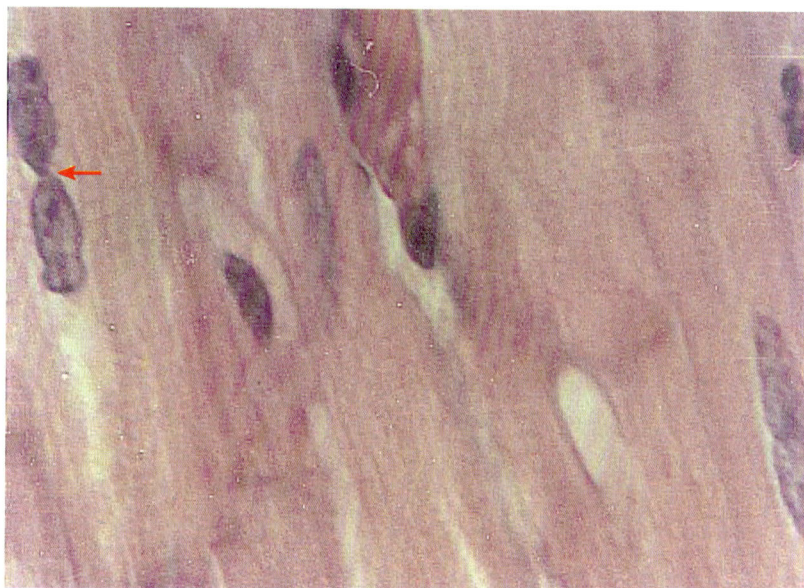

■ 图1-25　羊心室肌细胞横缢型核分裂（7）

苏木素-伊红染色　×400

←示环形凹陷极度加深，只留极窄细部分相连。

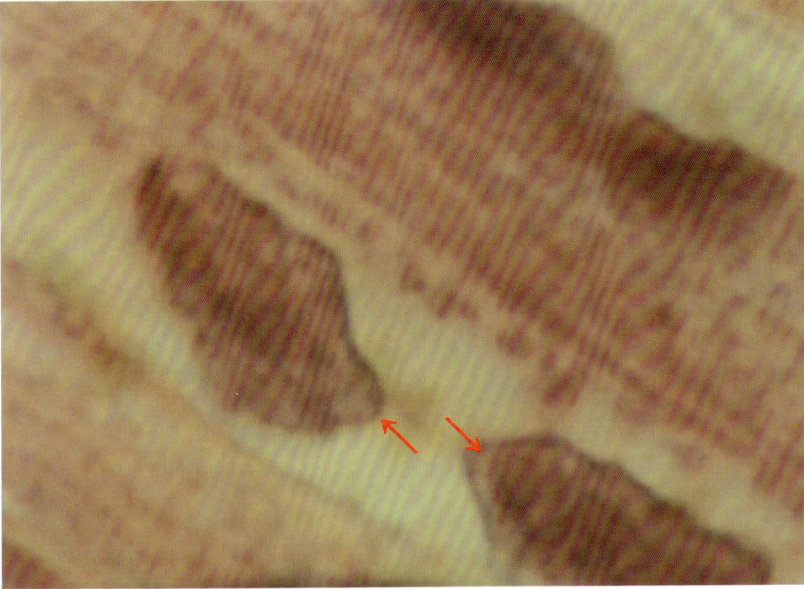

■ 图1-26 羊心室肌细胞横缢型核分裂（8）

苏木素-伊红染色 ×1 000

↖和↘分别示两分裂核的圆锥状断端。

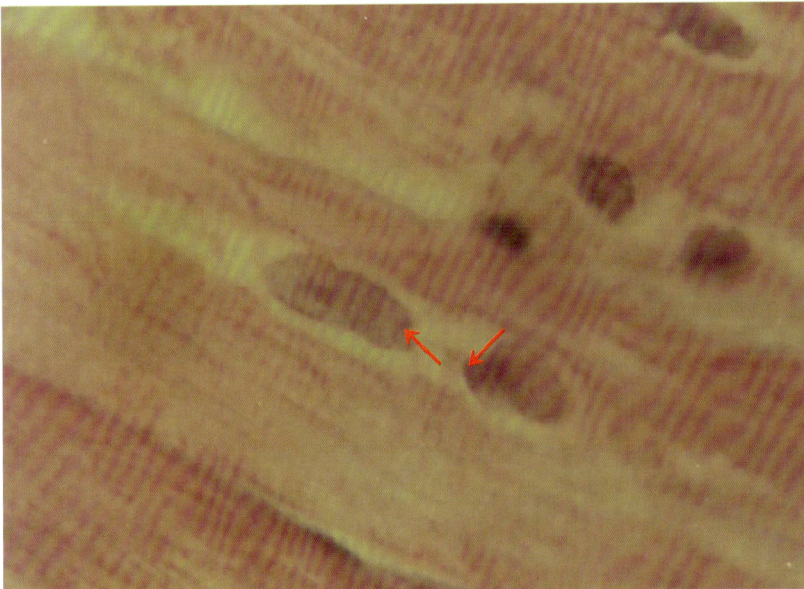

■ 图1-27 羊心室肌细胞横缢型核分裂（9）

苏木素-伊红染色 ×400

↖和↙示分裂核被相反方向作用力拉断开后的两端凹凸嵌合断面。

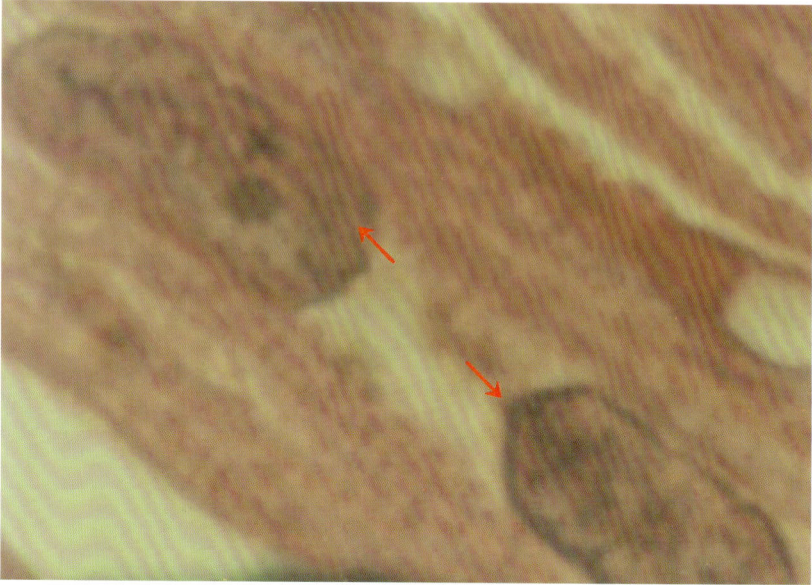

■ **图1-28 羊心室肌细胞横缢型核分裂（10）**

苏木素-伊红染色 ×1 000

↘示一断端的尖端突起，↙示另一断端的"V"形凹陷。

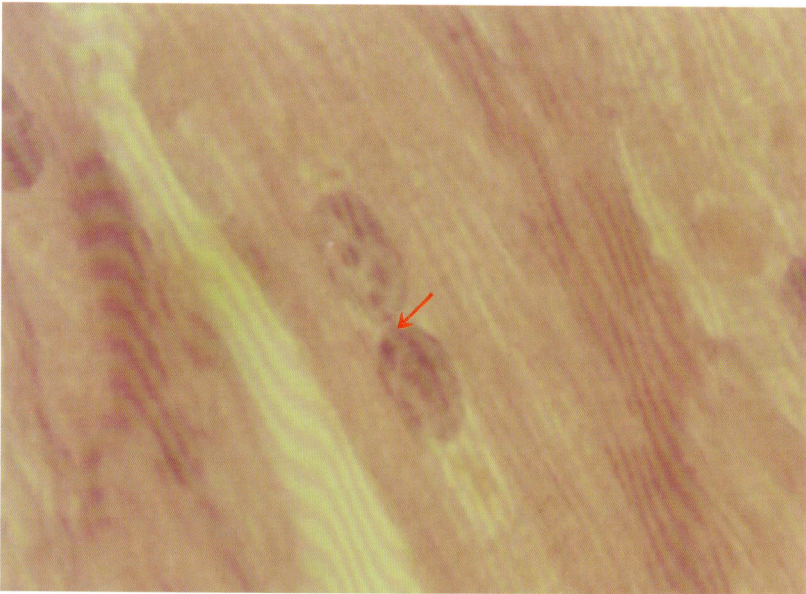

■ **图1-29 羊心室肌细胞横缢型核分裂（11）**

苏木素-伊红染色 ×400

↙示因绞索和牵拉分开的两个细胞核，断面核膜不完整。

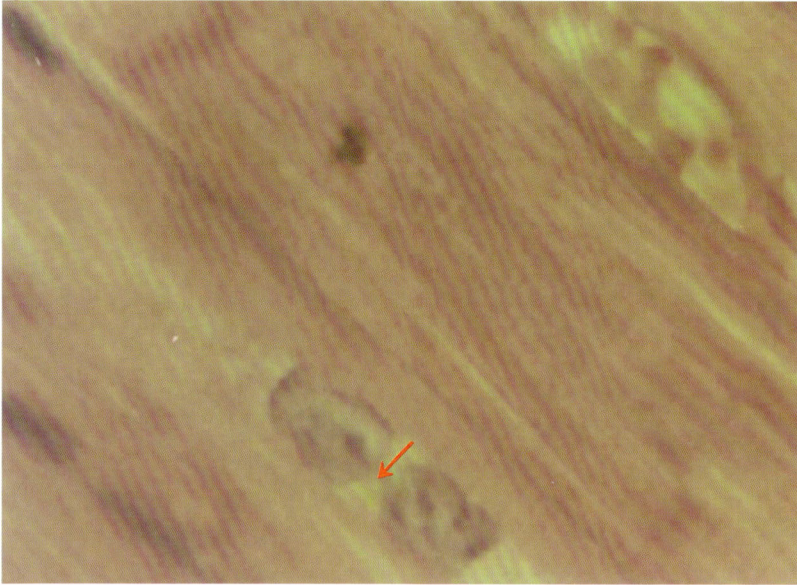

■ 图1-30 羊心室肌细胞横缢型核分裂（12）

苏木素-伊红染色 ×400

↗示因绞索和牵拉分开的两个细胞核，留有少量核质相连，断面核膜不完整。

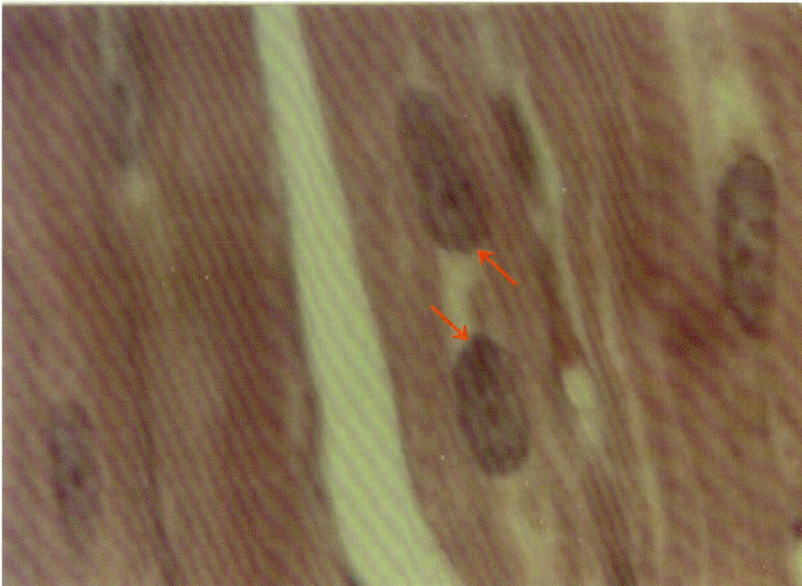

■ 图1-31 羊心室肌细胞二横裂型核分裂（1）

苏木素-伊红染色 ×400

示核二横裂型形成的双核心肌细胞。↙示一断端的尖端突起，↙示另一断端的凹陷，二者相互嵌合。

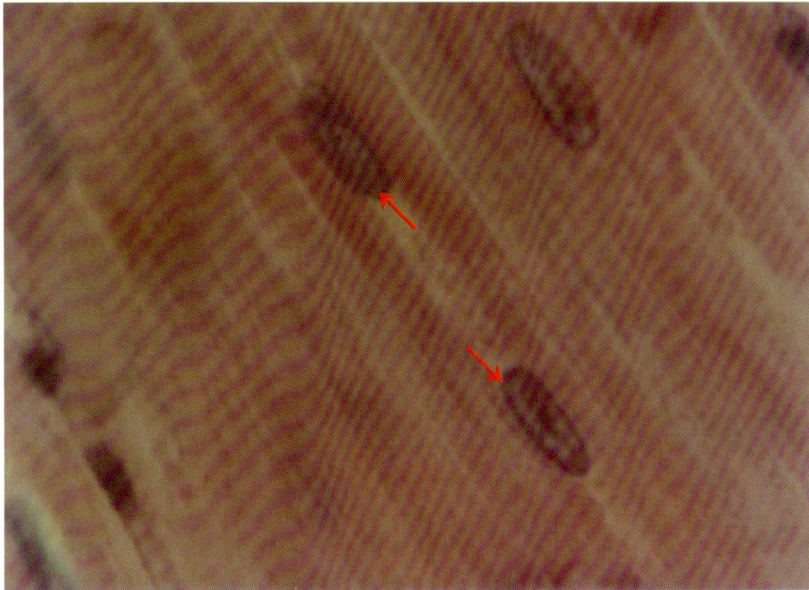

■ 图1-32　羊心室肌细胞二横裂型核分裂（2）
苏木素-伊红染色　×400
↖和↘示两核断端凸凹平复，变钝圆，距离增大，但仍共处于
同一个核周空区内。

　　3. **多节核横裂**　羊心室肌细胞除一分为二的二裂型核分裂外，也常见胶囊形核心肌细胞核的多节核横裂，少数椭圆形核心肌细胞核也见多节核分裂（图1-33）。一个心室肌细胞可见含有两个以上胶囊形细胞核（图1-34、图1-35），多个核之间距离并不均等（图1-36）。多核心肌细胞可能是一个成熟心肌细胞的长核上形成多道缢缩环（图1-37、图1-38），或被多个隔膜分割（图1-39）的结果。也可见完成二裂型核分裂的成熟心肌细胞并未接着完成细胞质分裂，而是随即开始下一次的核横裂而产生更多核的心肌细胞（图1-40）。衰老心肌细胞较常见多个新形成核不同步地接续核横裂（图1-41）。

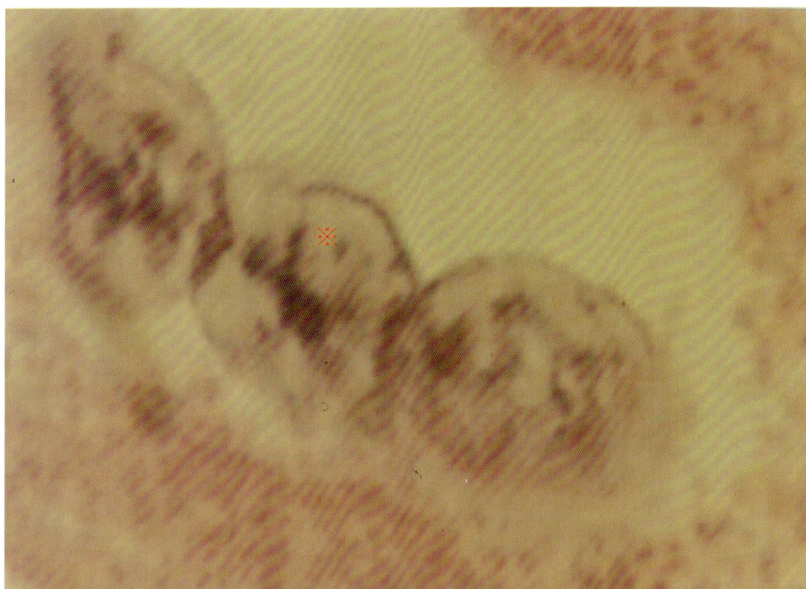

■ 图1-33 羊心室椭圆形核心肌细胞多节核分裂

苏木素-伊红染色 ×1 000

※示一个核分裂成为三个椭圆形细胞核。

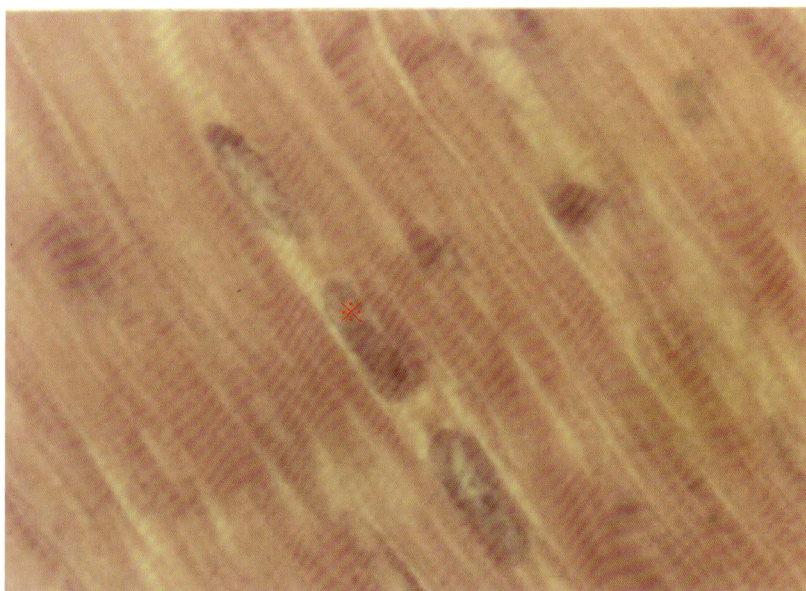

■ 图1-34 羊心室胶囊形心肌细胞多节核分裂（1）

苏木素-伊红染色 ×400

※示一个三核心肌细胞分裂，三核同处于一个核周空区内。

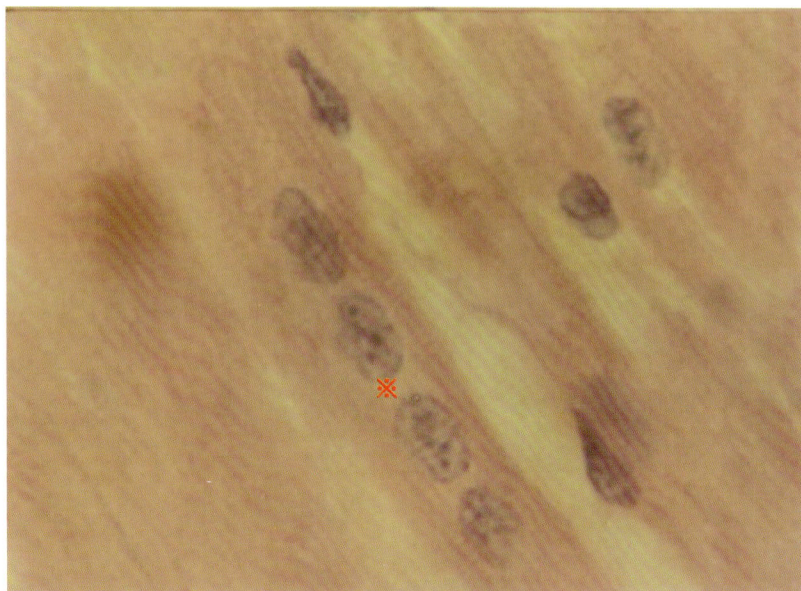

■ 图1-35　羊心室胶囊形心肌细胞多节核分裂（2）

苏木素–伊红染色　×400

※ 示四核心肌细胞，四核位于一个核周空区内。

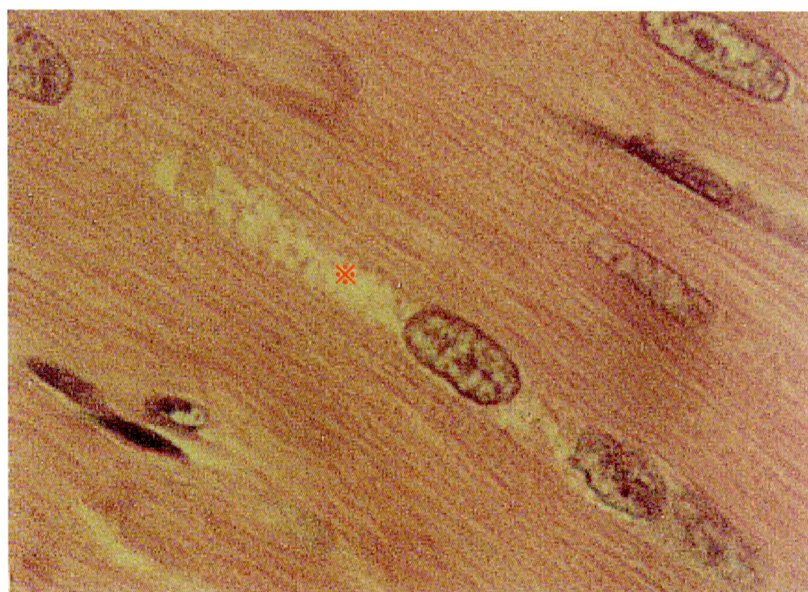

■ 图1-36　羊心室胶囊形心肌细胞多节核分裂（3）

苏木素–伊红染色　×400

※ 示一个多核合胞体心肌细胞，可见四个细胞核，两核距离从2 μm
到 40 μm 不等。

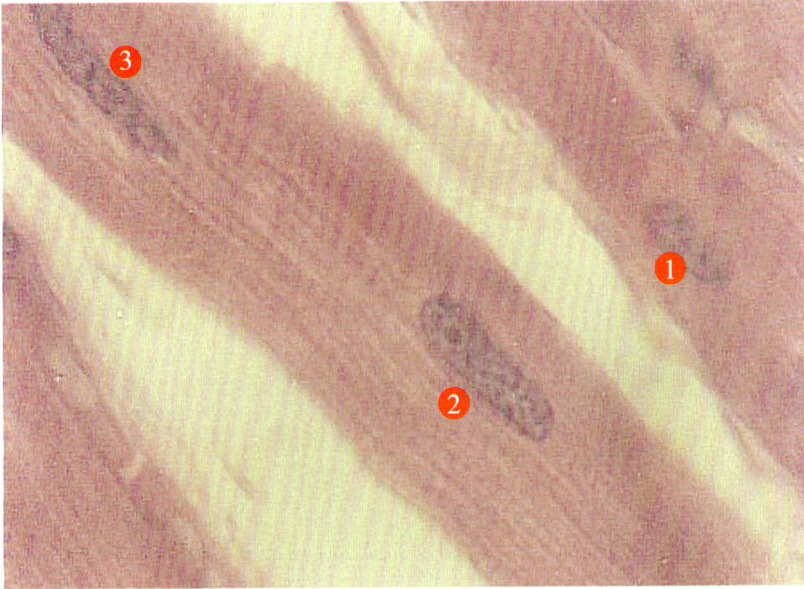

■ 图1-37　羊心室胶囊形心肌细胞多节核分裂（4）
苏木素-伊红染色　×400

❶示二横裂核；❷示三横裂核；❸示多道缢痕，致核多横裂。

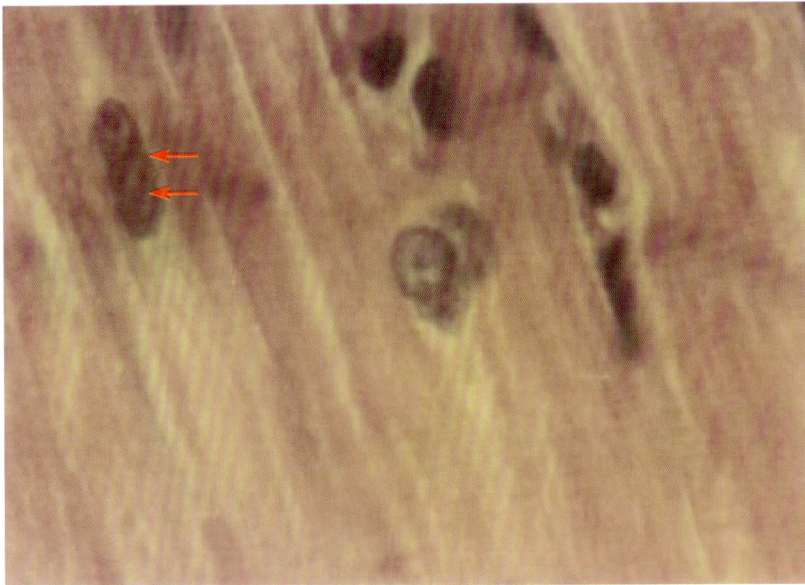

■ 图1-38　羊心室胶囊形心肌细胞多节核分裂（5）
苏木素-伊红染色　×400

←示有两道环形缢痕的三横裂细胞核。

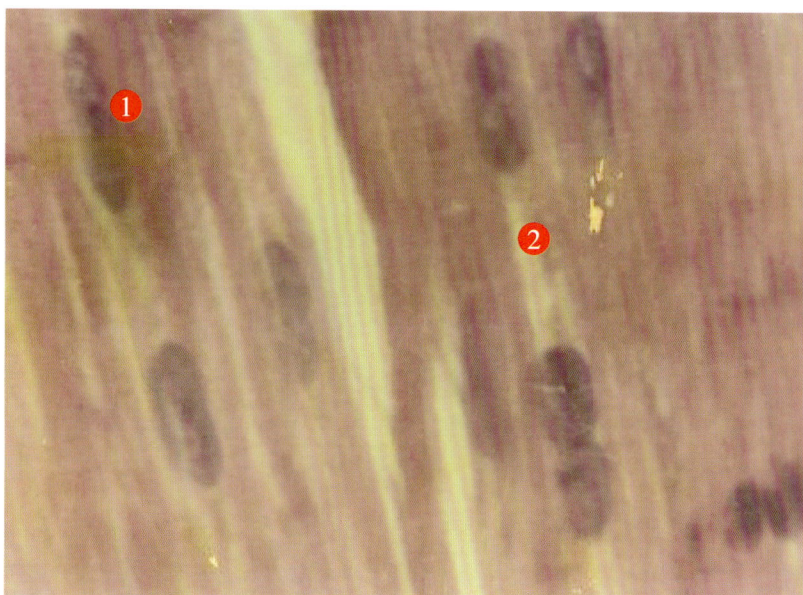

■ 图1-39　羊心室胶囊形心肌细胞多节核分裂（6）

苏木素–伊红染色　×400

❶示有三横隔的四裂细胞核；❷示不同步接续分裂的三核心肌细胞。

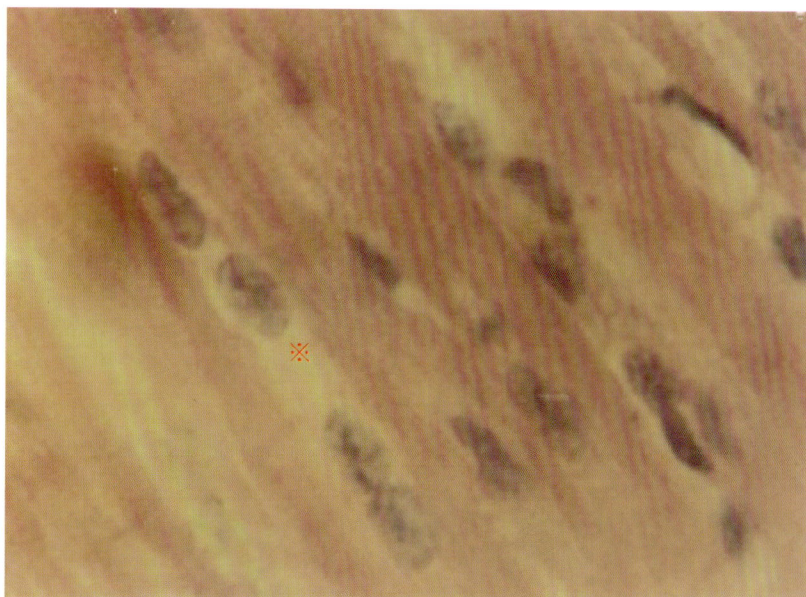

■ 图1-40　羊心室胶囊形心肌细胞多节核分裂（7）

苏木素–伊红染色　×400

※示不同步的二裂核演变为不同步的四裂核。

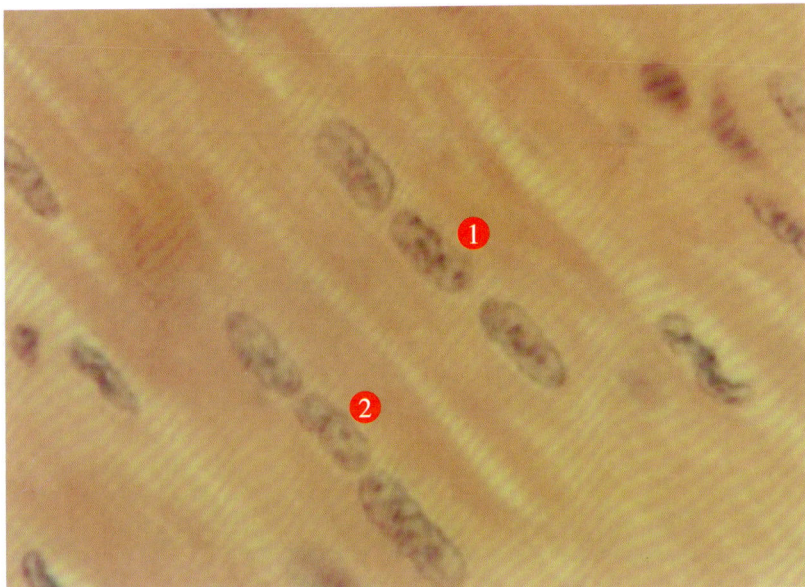

■ 图1-41　羊心室胶囊形心肌细胞多节核分裂（8）

苏木素-伊红染色　×400

❶和❷示两个衰老三核心肌细胞，新核又开始二节或多节核横裂。

（二）心肌细胞横裂与闰盘演化

心肌细胞横向分裂的细胞（质）分裂阶段与闰盘密切相关。心肌细胞横裂的细胞分裂，实际就是一个双核或多核心肌细胞，被闰盘分隔开形成两个或多个心肌细胞的过程。核横裂形成的两个或多个新核分开的距离逐渐增大，但只要两核之间无闰盘分隔开，即使两核相距甚远，其间还有较多肌原纤维相隔，也仍属一个双核心肌细胞（图1-42）。心肌细胞的细胞分裂之初，逐渐远离的两个细胞核共处于单一的核周空区内，细胞横裂开始首先见于两核中间，由致密颗粒连接形成一条垂直于细胞纵轴的不太清晰的横线，即早期形成的闰盘（图1-43）。闰盘越来越明显，逐渐形成一条横贯细胞的明显细线段（图1-44）。当核周亮区被更加明显的闰盘完全分隔开时，闰盘两侧有新形成的肌原纤维，即已成为形态与功能意义上的两个心肌细胞。新形成的闰盘较薄，而后，闰盘逐渐增厚（图1-45），逐渐成为成熟闰盘（图

1-46）。闰盘的衰老表现为闰盘肿胀肥厚，而后逐渐溶解、消失（图1-47、图1-48）。接近衰老的心肌细胞整体对抗牵拉的能力明显减弱，细胞内不同区域肌原纤维受力强度不一，致使闰盘曲折或错裂，导致闰盘呈阶梯状排列（图1-49、图1-50），又因不同区域肌原纤维受力方向与细胞纵轴方向不一，致使心肌细胞被局部撕裂开，导致心肌细胞的分叉，即形成心肌细胞分支（图1-51、图1-52）。可见，衰老心肌细胞的细胞核及细胞的整体性明显下降，心肌收缩并不再完全以细胞为单位，心肌收缩力直接沿由闰盘连接的肌原纤维束网传递。

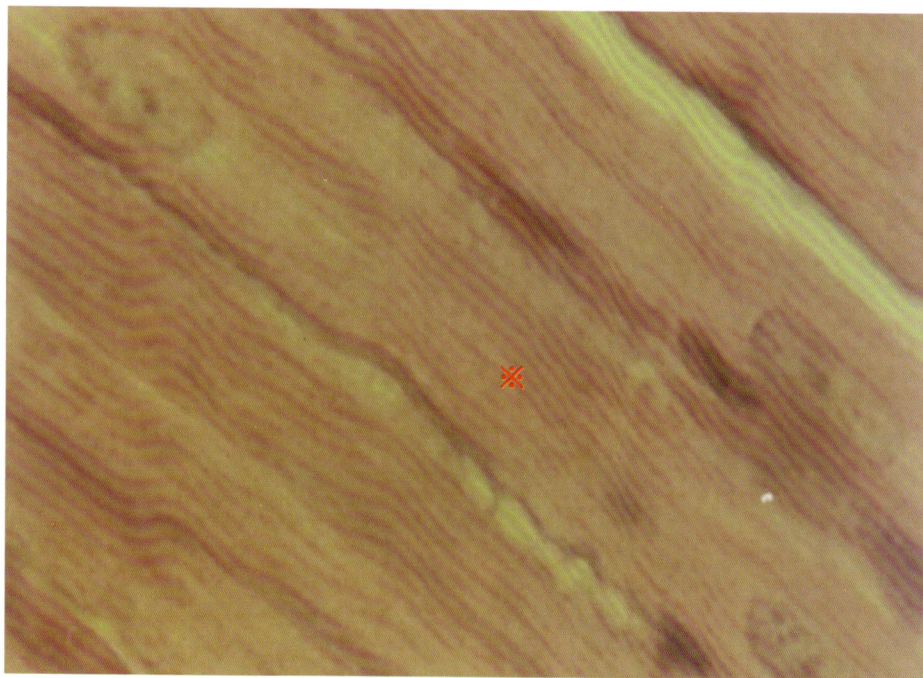

■ 图1-42 双核羊心室心肌细胞

苏木素-伊红染色　×400

※示一个双核心肌细胞，两核距离远达50μm，其间已充满肌原纤维，但无闰盘隔开。

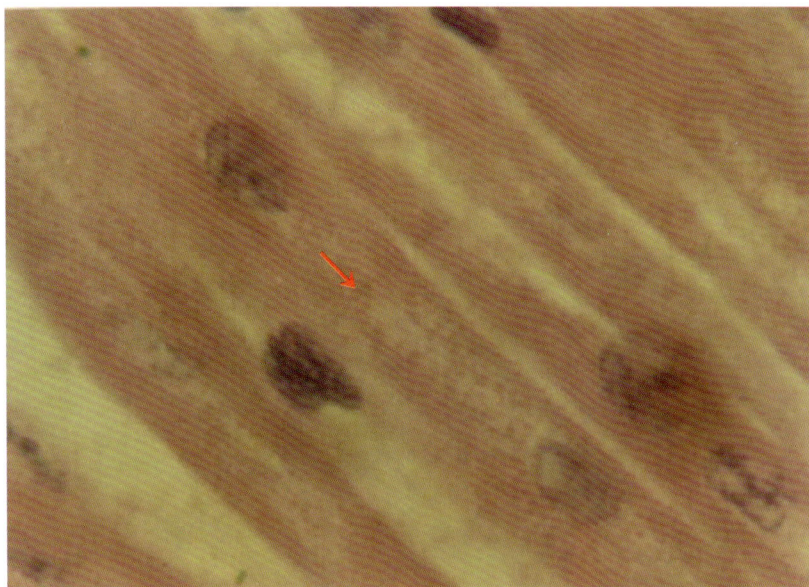

■ 图1-43　羊心室肌早期闰盘形成（1）

苏木素–伊红染色　×400

示已分开的两核距离增大。示两核之间开始形成闰盘，原共有核周空区分隔为二。

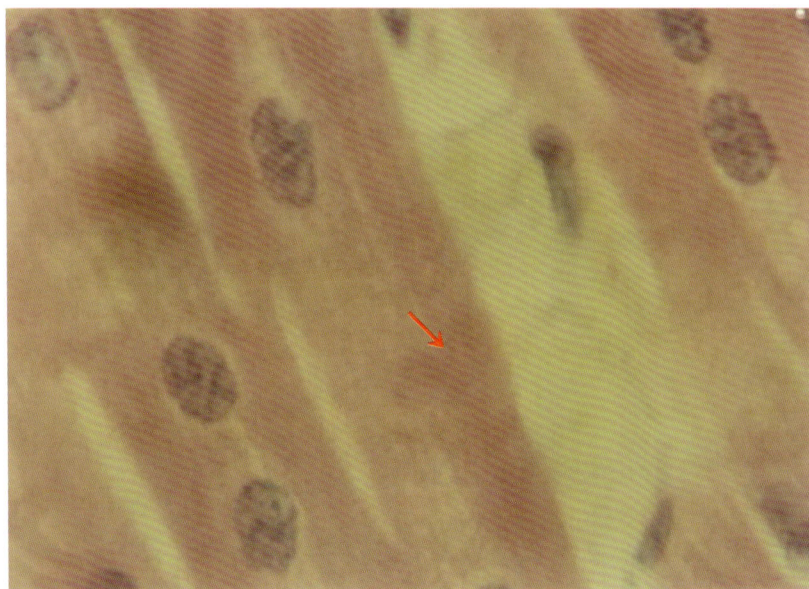

■ 图1-44　羊心室肌早期闰盘形成（2）

苏木素–伊红染色　×400

示两核之间的核周空区被完整闰盘分隔开，渐增多的肌原纤维连附于闰盘两侧，成为两个心肌细胞。

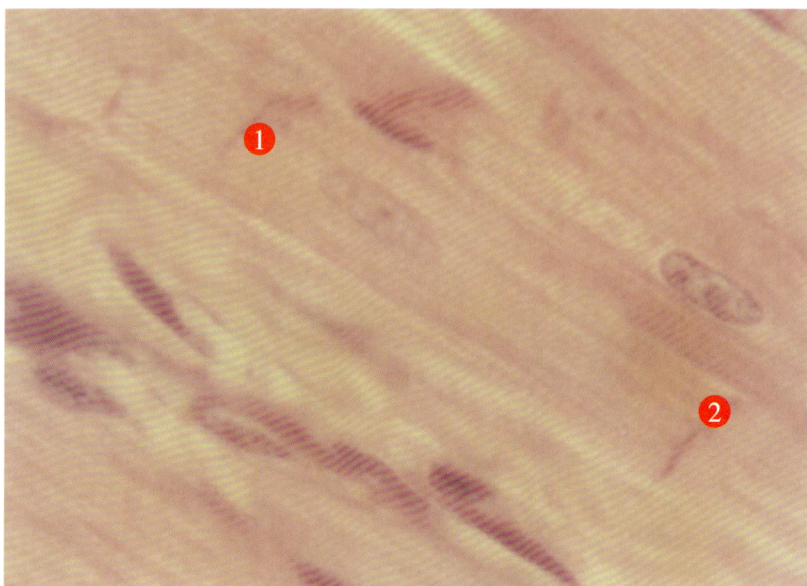

■ 图1-45　羊心室肌近成熟期闰盘

苏木素-伊红染色　×400

❶示初形成的闰盘基本呈较细直线段；　❷示闰盘轻微错列。

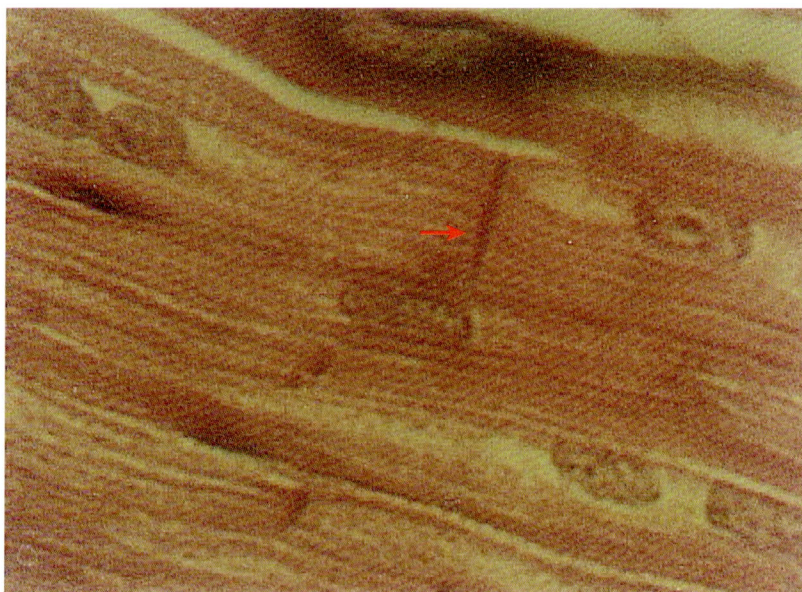

■ 图1-46　羊心室肌成熟期闰盘

苏木素-伊红染色　×400

→示典型的成熟闰盘呈一明显的细直线段。

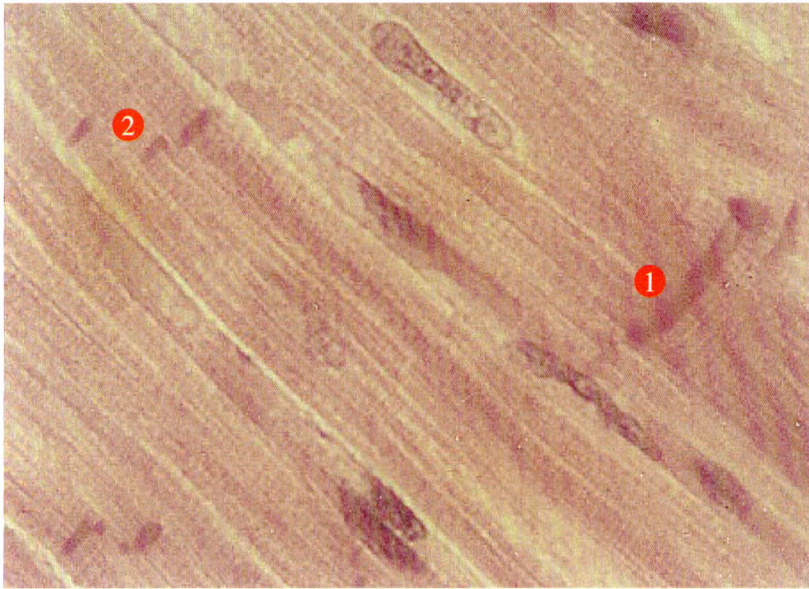

■ 图1-47 羊心室肌老化的闰盘

苏木素-伊红染色 ×400

❶示开始老化的闰盘明显增厚；❷示闰盘明显错列。

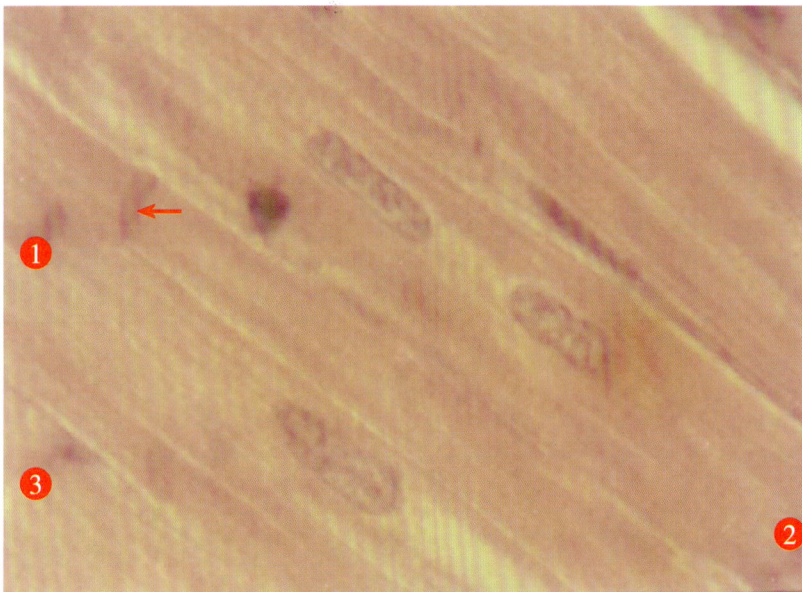

■ 图1-48 羊心室肌闰盘老化

苏木素-伊红染色 ×400

←示老化的闰盘。❶示退化中的闰盘；❷和❸示进一步退化
的心肌闰盘。

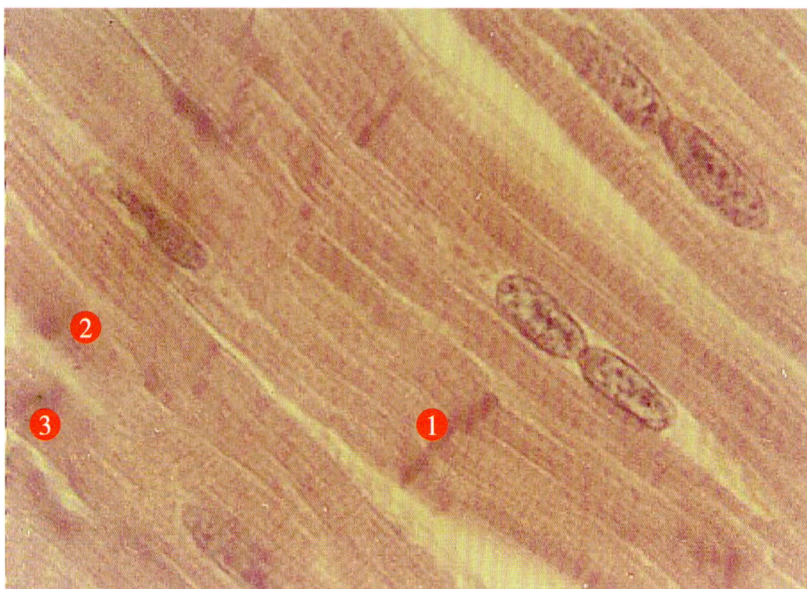

■ 图1-49　羊心室肌闰盘演化
苏木素-伊红染色　×400

❶示心肌闰盘离断，略显错位；❷示老化溶解的闰盘；❸示闰盘被溶解吸收。

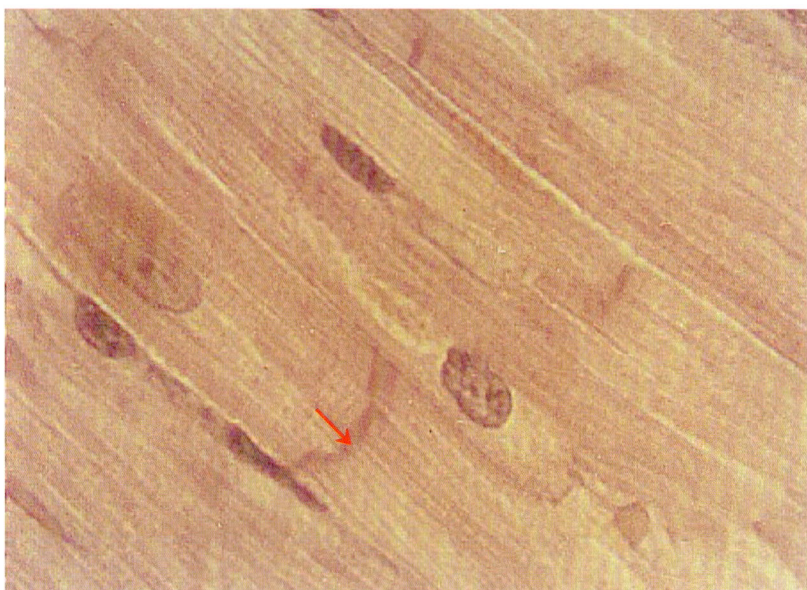

■ 图1-50　羊心室肌闰盘错裂
苏木素-伊红染色　×400

↘示断裂的心肌闰盘，错列明显。

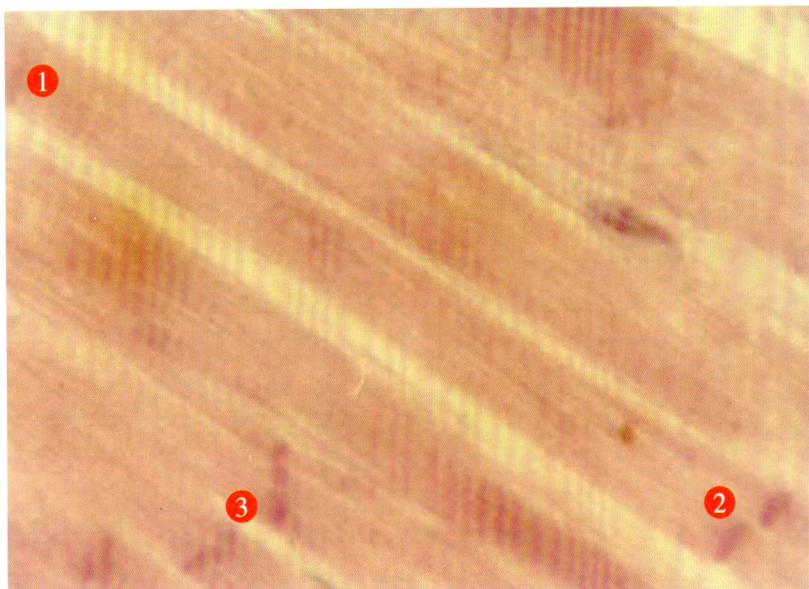

■ 图1-51 羊心室肌闰盘断裂与错裂

苏木素-伊红染色 ×400

❶示明显退化的心肌闰盘;❷和❸示由于受力方向分歧,导致闰盘断裂,心肌细胞分叉。

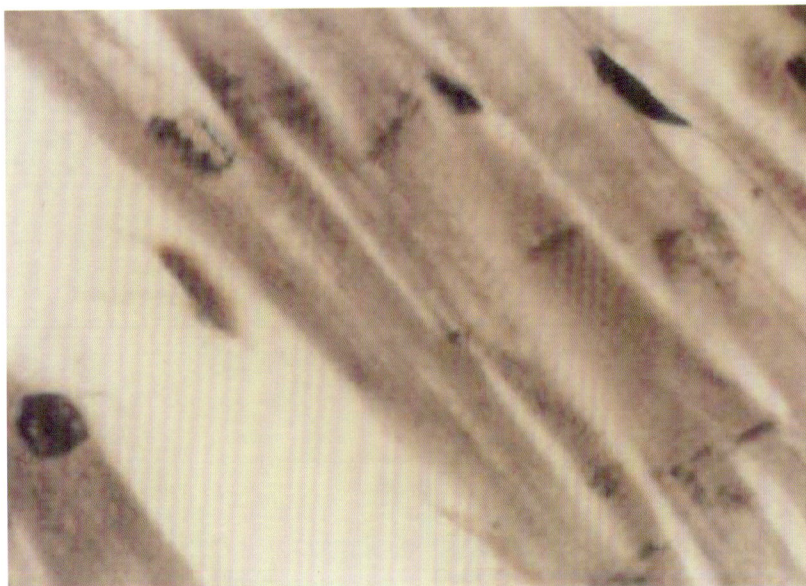

■ 图1-52 羊心室肌细胞分支

铁苏木素 ×400

示心肌细胞经分支相互连接成网,不少相邻两闰盘之间并无细胞核。

二、心肌细胞的衰老与死亡

心肌细胞的衰老与死亡，是心肌细胞系演化过程中与细胞增生同样重要的事件。因细胞凋亡检测技术的发展，心肌细胞死亡的研究又极大地促进对心肌细胞增生的研究。20世纪与21世纪交替前后出现大量证明心肌细胞凋亡的文献。然而，凋亡只是部分束细胞的死亡方式之一。一般演化成熟的工作心肌细胞的死亡方式像大多数高分化细胞一样，其死亡方式多为细胞衰亡。羊心室工作心肌细胞通过核固缩，最终死亡（图1-53）。人心室工作心肌细胞的衰亡表现为细胞拉长、变细，细胞核脱色、淡染，或细胞核过度浓染、固缩，细胞核形状从杆状到两端削尖而细长，很容易混同于纤维细胞核（图1-54）。

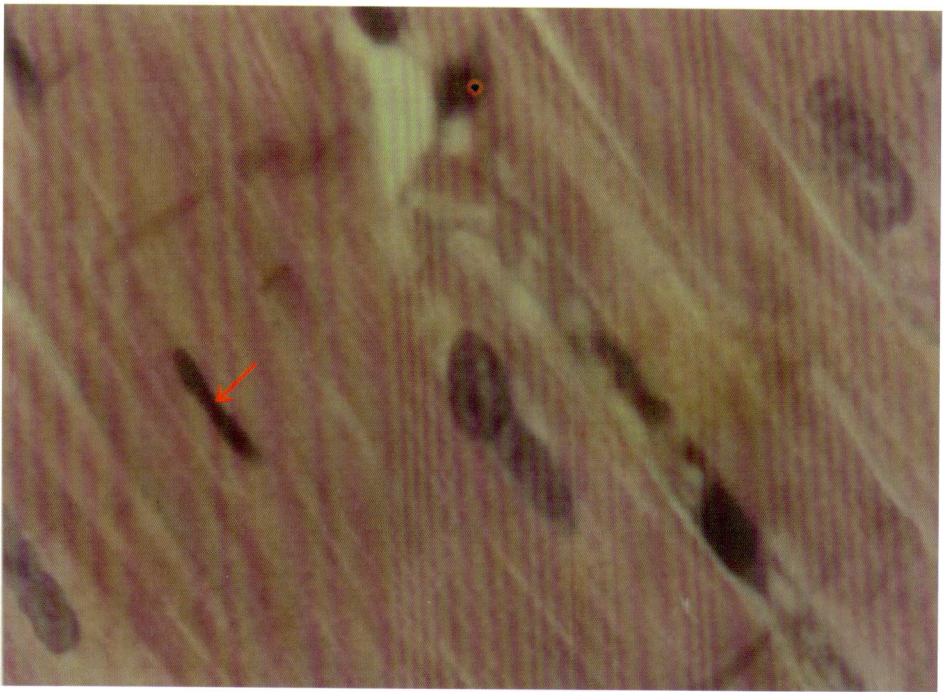

■ **图1-53 羊心室工作心肌细胞衰亡**
苏木素-伊红染色 ×400
↙示心肌细胞核固缩。

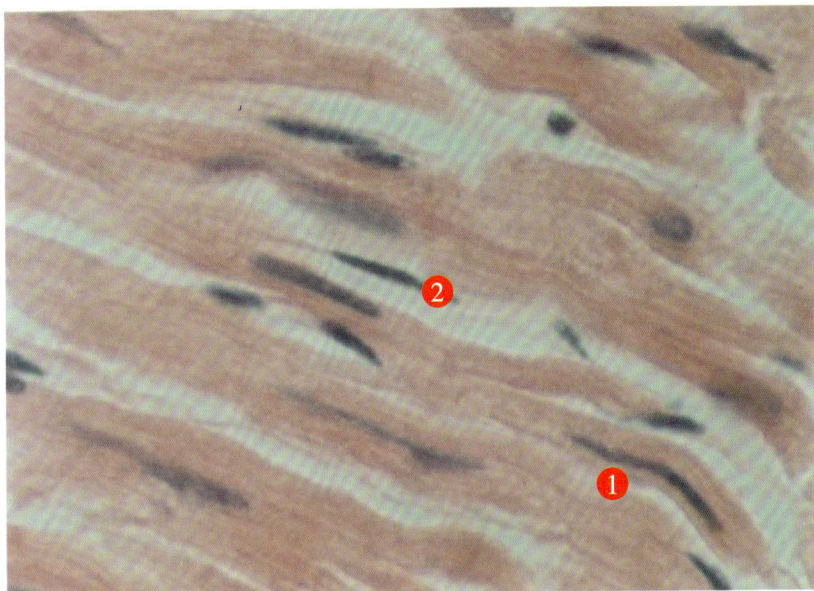

■ 图1-54　人心室工作心肌细胞衰亡

苏木素-伊红染色　×400

❶示人心肌细胞核细长、固缩；❷示类纤维细胞。

第二节　心肌细胞系

传统组织学研究心肌是举例方法。认为既然心肌组织由心肌细胞组成，深入研究一个心肌细胞的光镜结构、电镜结构和分子结构就等于彻底认识了心肌组织。这样将心肌组织看作一个非系统结构，完全不符合心肌的真实存在状态。

一、心肌细胞异质性

在还原论理念的指导下，传统组织学研究心肌总是追求"简单化"，研究心肌细胞就是努力找到与已知心肌细胞的特征描述相符合的"典型的心肌细胞",常常有意无意地忽略心肌细胞之间的差异。想当然认为心肌细胞基本是一样的（图1-55），只要认识了其中的一个心肌细胞，就认为已经完全认识了所有的心肌细胞。但当按图索骥地寻找符合书本所描述的心肌细胞时，总觉得理想的"典型"心肌细胞很难找。找到的细胞往往都有某种不典型的缺陷（图1-56），而且不同观察者找到的"典型"心肌细胞也有某些差异。这是因为心肌细胞本来就都不一样。所谓"典型"心肌细胞只是人们的理想化模型，实际上并不存在。心肌细胞首先有心室肌和心房肌之分，心室肌细胞又有所谓传导心肌细胞和工作心肌细胞的区别，心室工作心肌细胞还存在椭圆形核与胶囊形核心肌细胞的差异。

摒弃了简单化、非系统的心肌概念和举例式的研究方法，就会发现，心脏各部心肌细胞并不是同一的。即使同为左心室工作心肌细胞，每个心肌细胞的形态特征也各不相同（图1-57）。在最高分辨率镜下深入、仔细观察具体的一个个心肌细胞的个体特征，发现羊心室肌纵切面上，心肌细胞的长宽比、细胞核形状、核染色深浅、肌原纤维的多少、核周空区的大小等方面有明显差异（图1-58～图1-60）。其空间量度远远超过当前的估计范围（长20～150μm，横径6～15μm）。人心室肌细胞核的形态也有明显差异（图1-61），最多见的细胞核为胶囊形，部分心肌细胞核呈椭圆形或圆球形。心肌细胞内肌原纤维多少和核周空区大小也有不同（图1-62）。可见心肌组织是一种明显异质性的心肌细胞群体。正如没有相同的两片树叶一样，也没有完全相同的两个心肌细胞。"差异是运动的结果"，心肌细胞的异质性正是心肌细胞演化的结果。

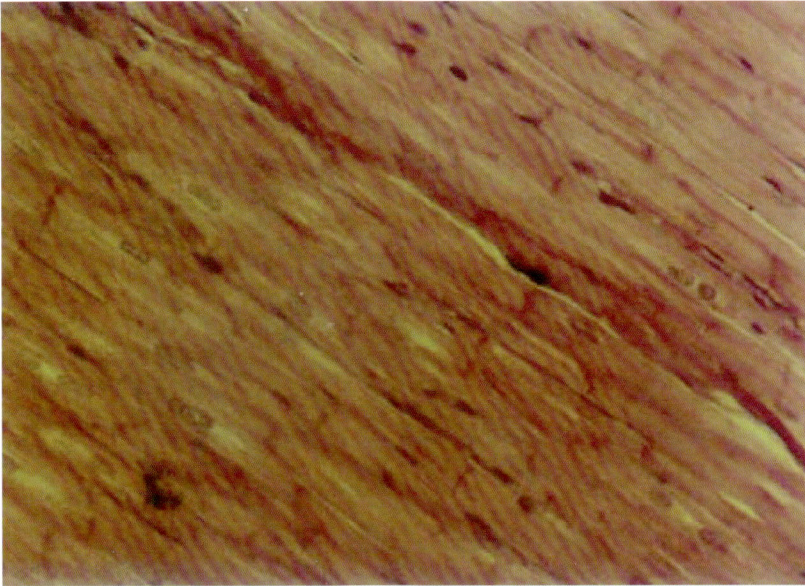

■ 图1-55　羊心室肌细胞

苏木素-伊红染色　×100

示粗略看心肌细胞大致都呈矩形，杆状细胞核，细胞质内充满肌原纤维。

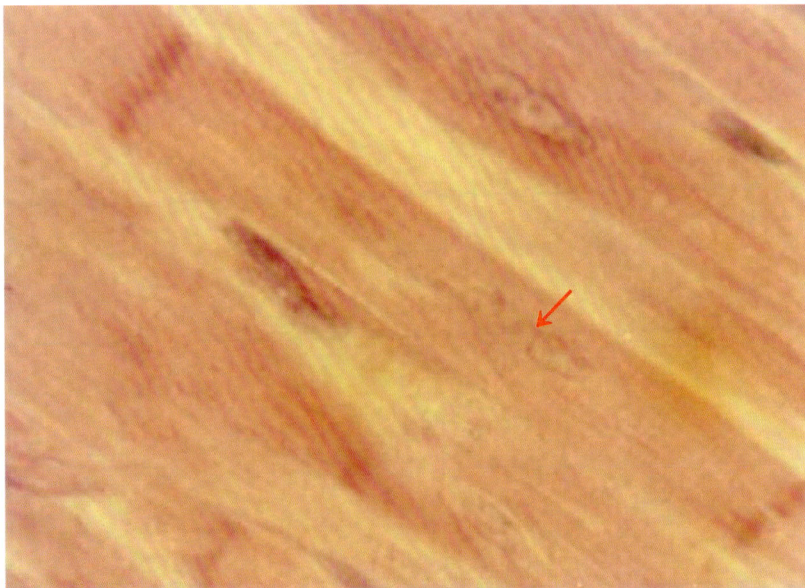

■ 图1-56　羊心室近似"典型"心肌细胞

苏木素-伊红染色　×400

示一个纵切面呈长矩形的近似"典型"的心肌细胞，但细胞核染色特别淡。

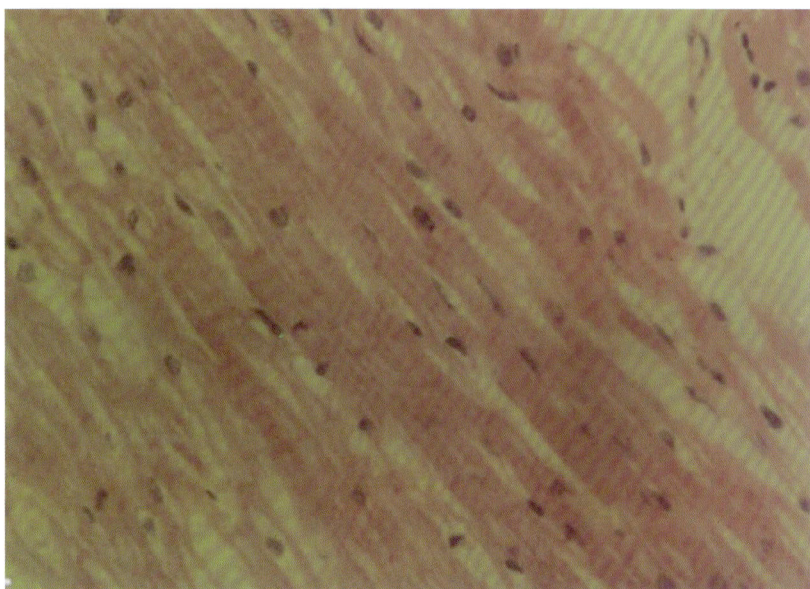

■ 图1-57　羊心室肌细胞异质性（1）

苏木素-伊红染色　×100

示低倍镜下仔细观察，也可很容易发现心室肌细胞形状、大小、肌原纤维含量与细胞核的形状、大小及核周空区大小等差异。

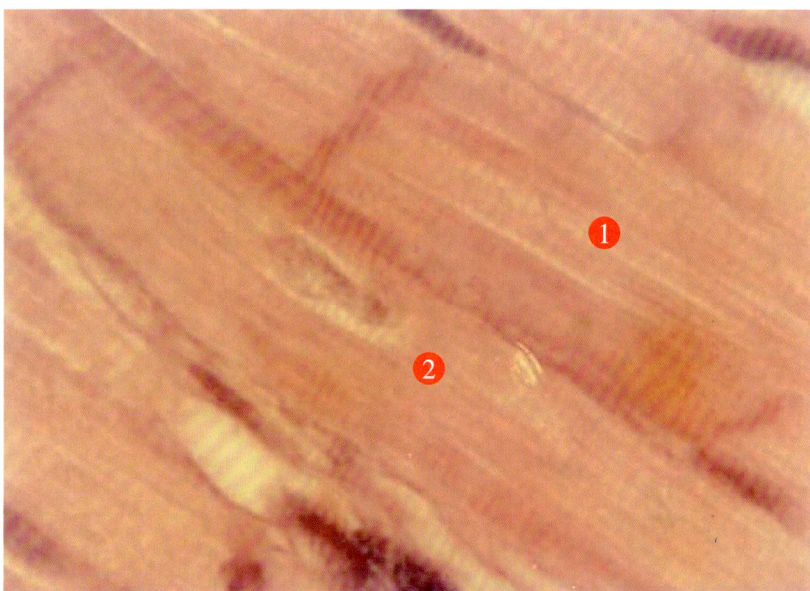

■ 图1-58　羊心室肌细胞异质性（2）

苏木素-伊红染色　×400

❶示短矩形心肌细胞，约 30 μm×15 μm；❷示长矩形心肌细胞，约64 μm×12 μm。

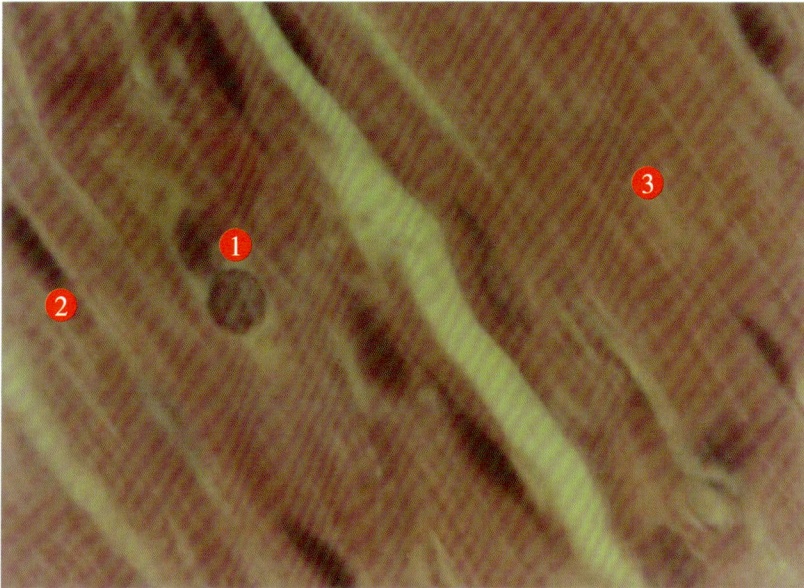

■ 图1-59　羊心室肌细胞异质性（3）

苏木素-伊红染色　×400

❶示双球形核的心肌细胞；❷示核固缩；❸示核褪色。

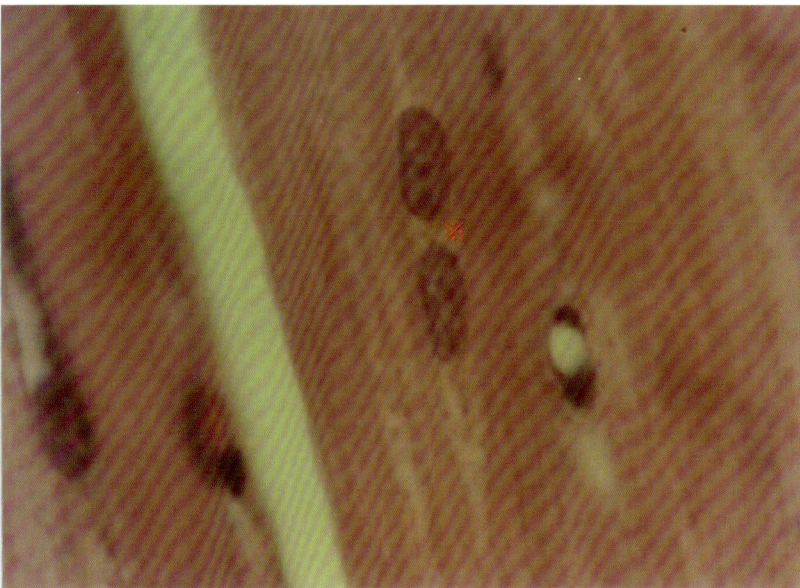

■ 图1-60　羊心室肌细胞异质性（4）

苏木素-伊红染色　×400

※示一个双核心肌细胞，核周亮区明显。

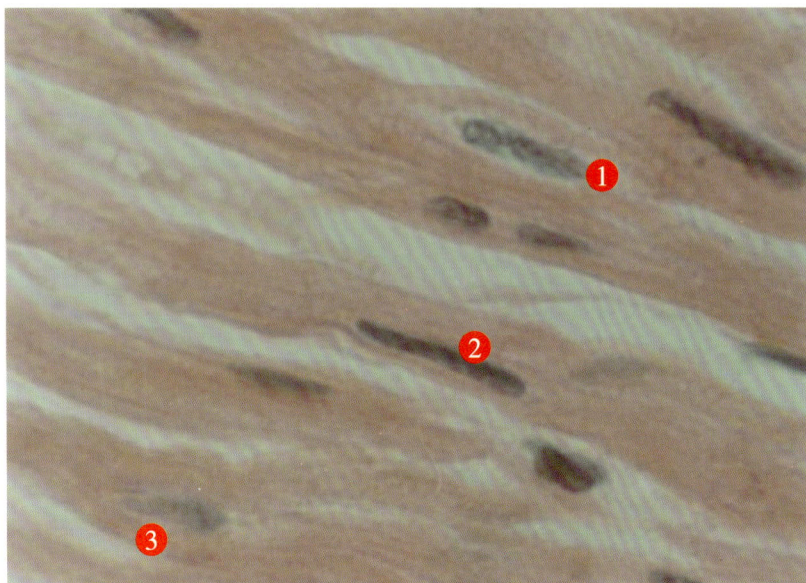

■ 图1-61　人心室肌细胞异质性（1）

苏木素-伊红染色　×400

❶示活跃细胞核；**❷**示核固缩深染；**❸**示核褪色。

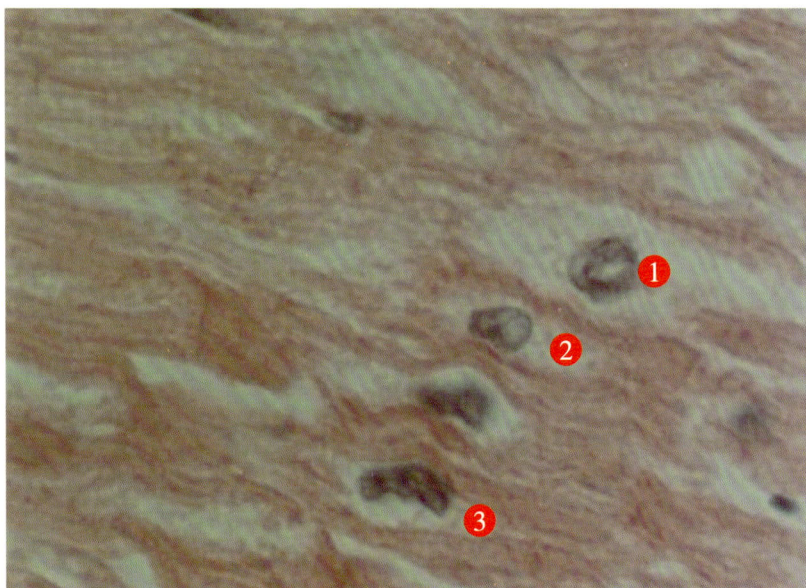

■ 图1-62　人心室肌细胞异质性（2）

苏木素-伊红染色　×400

❶、**❷**和**❸**示心肌细胞肌原纤维由少到多，核周空区由大变小的人心室肌细胞序列。

二、心肌细胞系

（一）心肌细胞模糊聚类

传统组织学对心肌研究的突出特点，是强调心肌细胞的共性，忽视心肌细胞的个性，因而不能正视心肌细胞的异质性。著者观测了大样本心室工作心肌细胞长宽比、细胞核染色深浅、核周空区大小、肌原纤维多少、脂褐素颗粒多少、细胞分支多少等六项指标。首先运用极值标准化公式，将原始数据标准化并加权，按相关系数法公式求得相关系数。依此标定，得出模糊相似矩阵，以反映样本间的相似关系。发现心肌细胞之间的差异是连续逐级递进的。可见，心肌细胞群是一个连续递次相似的细胞体系，可称为心肌细胞系，其中没有完全相同的两个心肌细胞。当选择不同的 λ 值，有不同的水平截集，即得到不同的分类模式。

（二）心肌细胞的年龄

细胞年龄是个体细胞的重要自然特征。细胞年龄包括细胞胚源龄、细胞演化龄和细胞周期龄三层含义。细胞胚源龄是表示该细胞系干细胞在胚胎细胞演化树中所处的位置。这常需要通过细胞培养或由特殊的分子标记来判别。细胞演化龄是代表伴随细胞分裂及细胞表型特征逐代嬗变的顺序。一个心肌细胞在心肌细胞系里的先后位置就表征该细胞的演化龄，是可以直接观察到的。细胞周期龄是指细胞在细胞周期中所处的不同阶段，如间期或分裂期，也是可以直接观察到的。全面的细胞年龄表述是：细胞年龄＝细胞胚源龄＋细胞演化龄＋细胞周期龄。其中，细胞系的干细胞名称通常能表示出其细胞所来源的胚胎演化阶段。而细胞系内每一子代都继承上一代分化结果，故世代之间呈现连续的递次相似演化序列。可见，细胞演化龄是判断细胞年龄的主要因素。实际应用的细胞年龄判别方法是细胞演化龄加细胞周期龄，如幼稚心肌细胞（间期）、成熟心肌细胞（细胞分裂期）。人们通常以心肌细胞的形态特征参量、肌原纤维多少来判别心肌细胞的老与幼。肌原纤维"无→少→多"就代表心肌细胞系随时间演化的方向，这就使心肌细胞系中的所有心肌细胞有先后之分，从而赋予心肌细胞系以时间特征。识别细胞年龄是组织动力学的基本训练内容。实际观察中，辨认不同演化阶段心肌细胞，进而建立细胞系概念，是研究心脏组织动力学的基础。器官总体细胞系的平均演化龄具有种属特异性，并因器官的功能状态、所在部位而不同，故可作为器官系统稳定性的有价值的判断指标。

（三）心肌细胞的实用分类

因为无法对无限多个演化状态一一进行具体描述，为了描述方便，选$\lambda = 0.76$，得到三个水平截集，将羊心室工作心肌细胞分为三类，即幼稚心肌细胞、成熟心肌细胞和衰老心肌细胞，用以代表整个心肌细胞系中的三个主要演化阶段，较有实际意义。

1. **幼稚心肌细胞**　细胞呈圆柱状，核周亮区较大，核呈椭圆形，细胞质内有少量肌原纤维（图1-63）。

2. **成熟心肌细胞**　细胞呈圆柱状，核周亮区较小，细胞核呈圆柱状（胶囊形），细胞质内较多纵向排列的肌原纤维（图1-64）。

3. **衰老心肌细胞**　细胞仍呈圆柱状，但多分支，细胞质内充满肌原纤维，核周亮区消失，细胞核出现核固缩、核淡染，甚至完全脱色（图1-65）。

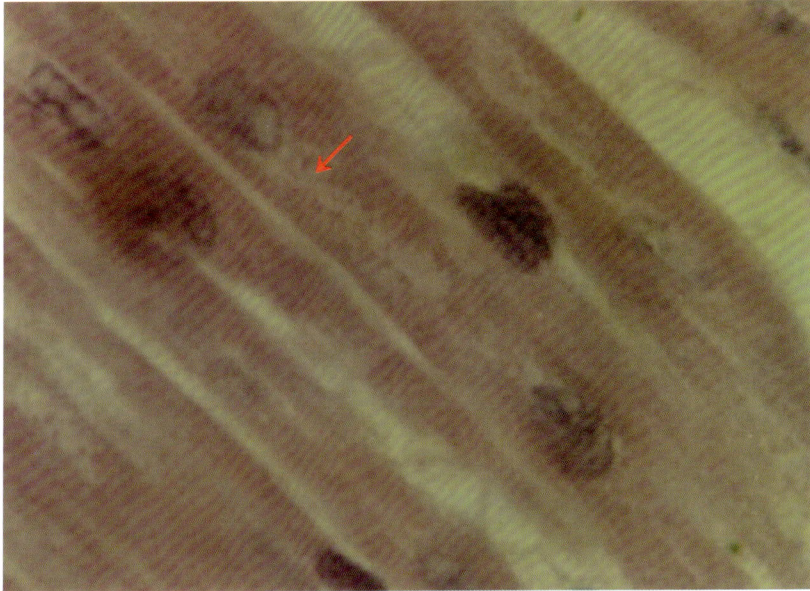

■ 图1-63　羊心室幼稚心肌细胞

苏木素–伊红染色　×1 000

示一幼稚心肌细胞，核椭圆形，核周亮区较大，细胞质内肌原纤维较少。

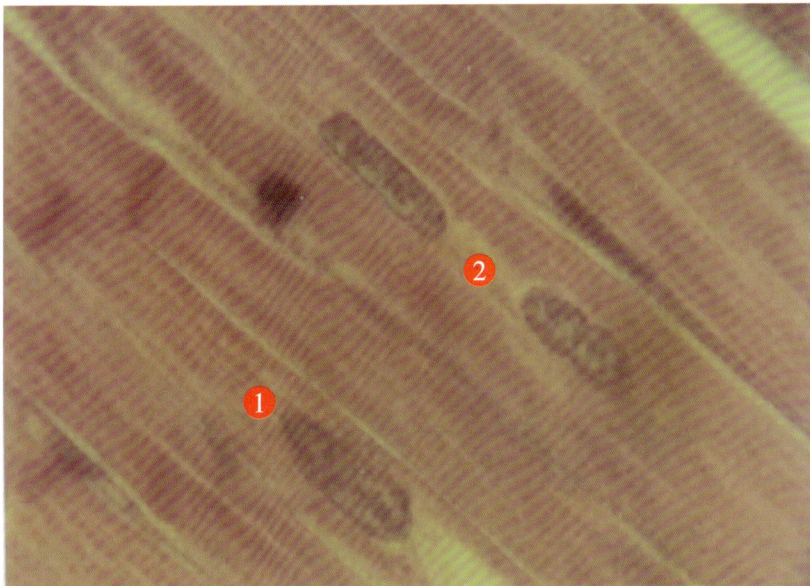

■ 图1-64　羊心室成熟心肌细胞

苏木素–伊红染色　×400

❶和❷示一单个核和双核成熟心肌细胞，呈圆柱状，核呈胶囊形，核周亮区减小，细胞质内有较多肌原纤维。

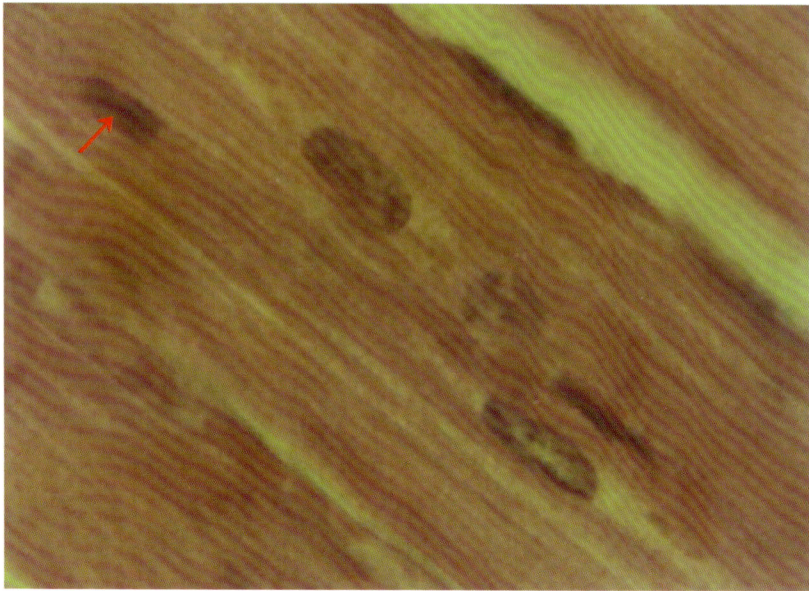

■ 图1-65　羊心室衰老心肌细胞

苏木素-伊红染色　×400

示衰老心肌细胞，核周亮区消失，细胞核固缩，细胞质内充满肌原纤维。

（四）心肌束

　　心肌细胞直接分裂的子细胞分而不离，形成特有的基本组织形式——心肌细胞链。心肌细胞系所属全部心肌细胞链由心肌束膜包裹，就是心肌束（图1-66）。心肌细胞系是一个动态的四维时空的实体，心肌束就是心肌细胞系在特定时空的截面。一个心肌束是心肌细胞系演化形成的同源心肌细胞群，即一个心肌细胞克隆。心肌束在心室肌切片中普遍存在，其纵切面呈圆锥形或圆柱状结构，起始端尖细，可见纵向心肌细胞演化序（图1-67），心肌束外层结缔组织将心肌束内心肌细胞收缩力约束到心肌束两端。横断面上心肌束更易观察，且较易观察到心肌细胞核出胞现象。多个小的心肌束可联合组成大的心肌束群，包含更大范围的同源心肌细胞群（图1-68、图1-69）。

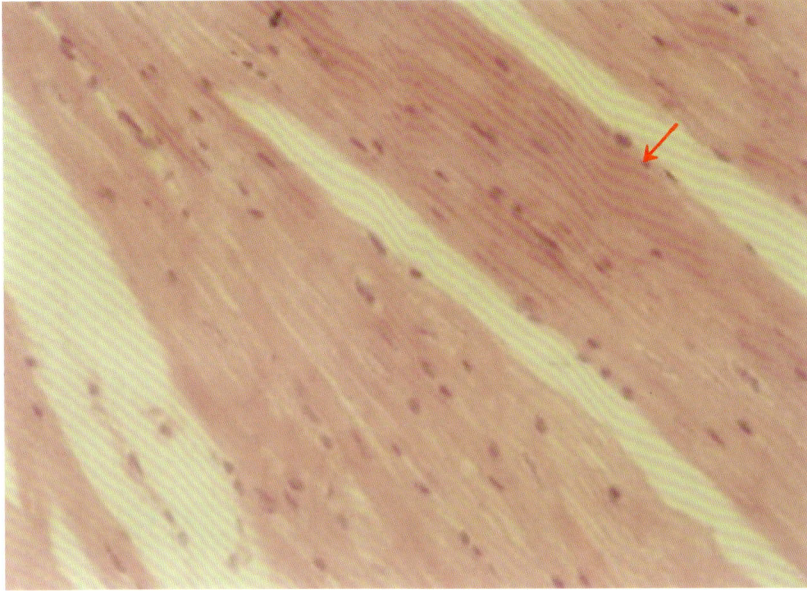

■ 图1-66　羊心室心肌束纵切面（1）

苏木素-伊红染色　×400

↙示心肌束膜。

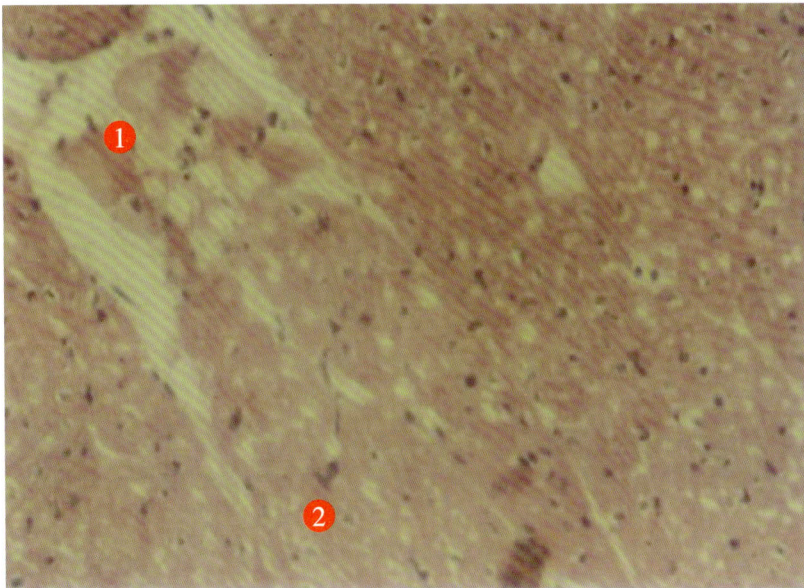

■ 图1-67　羊心室心肌束纵切面（2）

苏木素-伊红染色　×100

示心肌束大体呈圆柱状。❶示幼稚心肌细胞；❷示成熟心肌细胞。

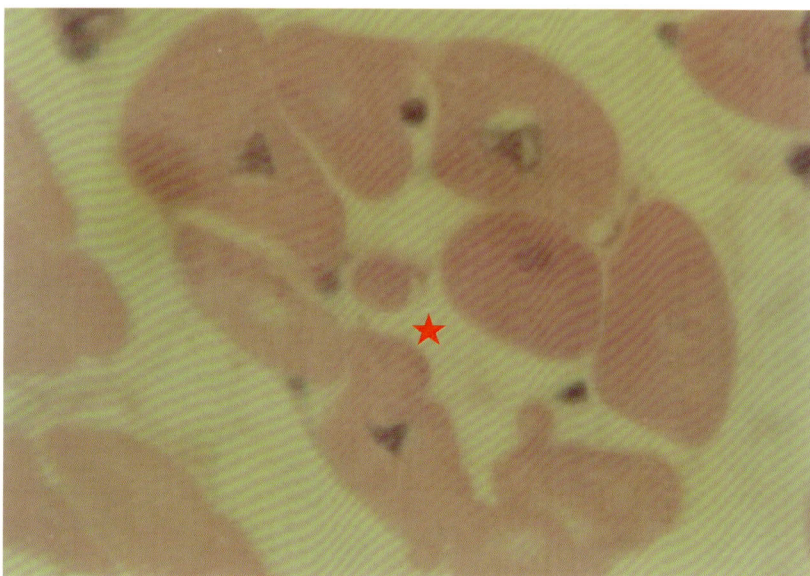

■ 图1-68　羊心室心肌束横切面（1）

苏木素-伊红染色　×400

★ 示一个小的心肌束内心肌细胞呈拼块状，横断面大小不一，心肌细胞核多呈三角形，染色深浅不一，核周亮区大小不等，细胞质内肌原纤维密度不等，小的圆形无核断面代表心肌分支。

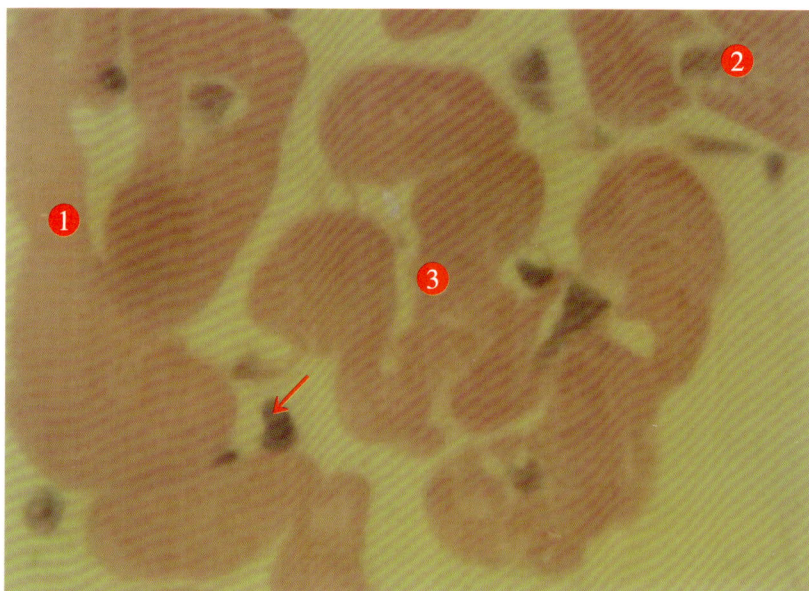

■ 图1-69　羊心室心肌束横切面（2）

苏木素-伊红染色　×400

❶、❷和❸示三个小心肌束，组成较大的心肌束群。↙示出胞心肌细胞核。

小 结

　　心肌细胞（心室工作心肌细胞）群不断进行细胞增殖与细胞衰亡，以保持细胞总量的动态平衡。心肌细胞分裂方式是直接分裂，包括核分裂和细胞分裂两个阶段。核分裂主要有横隔式和横缢型两种方式；细胞分裂就是闰盘形成过程，闰盘也有形成、成熟、增厚、断裂、错裂、消融演化过程。心肌细胞在细胞形状、细胞核形状、核染色深浅、核周空区大小、肌原纤维多少、分支多少等方面均有差异。

　　模糊聚类分析表明，心肌细胞是一个连续递次相似的系统，名之心肌细胞系。心肌细胞系内心肌细胞之间有世代亲缘关系，又有空间延续关系。依其演化程度可分为幼稚心肌细胞、成熟心肌细胞和衰老心肌细胞三种实用类型。心肌细胞系在组织切片上表现形式是心肌束，心肌束是同源心肌细胞克隆，也是心肌的结构功能单元。

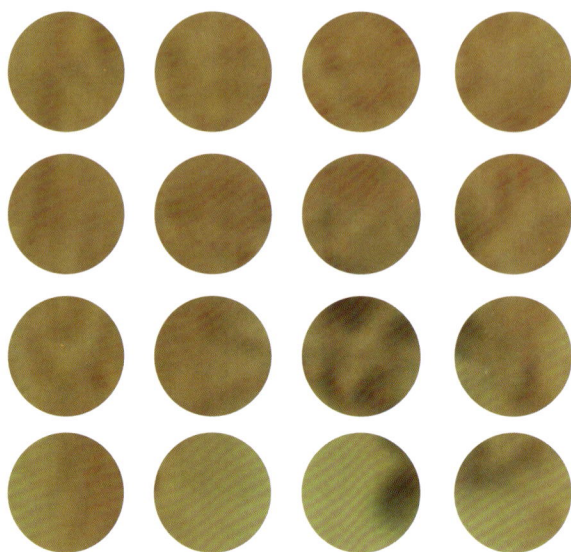

第二章
束细胞-心肌细胞演化系

传统组织学将心肌分为工作心肌和传导心肌，但对二者的关系缺乏深入研究。本章从束细胞以直接分裂为标志的细胞动力学开始，继之阐述束细胞演化过程，进而以束细胞与心肌细胞演化关系揭示传导心肌与工作心肌的演化统一性，并描述束细胞演化为心肌的束细胞演化途径，以及心肌演化的非束细胞演化途径。

第一节　束细胞直接分裂

在传统组织学中，束细胞原指心脏传导系统中的一种细胞。束细胞的特征性描述为"比心肌细胞短而宽，肌原纤维较少，位于周边"，这种比较性特征是不适宜用于细胞"种"定义的。其实，心脏传导系统的所有细胞都不同程度地符合这种特征。因此，本章中束细胞是作为类概念，包括组成心脏传导系统的大部分细胞和传导系统外具有类似形态特征的心肌细胞。

束细胞伴随细胞分裂发生表型特征嬗变。束细胞与幼稚型心肌细胞相似，以直接分裂方式增殖。束细胞分裂也包括核分裂与细胞分裂两个阶段。本节重点描述束细胞的核分裂过程。束细胞的核分裂方式可分为隔膜型核分裂和非隔膜型核分裂。

一、束细胞隔膜型核分裂

束细胞隔膜型核分裂又可分为横隔式、纵隔式、斜隔式及多隔式等多种分裂方式。

（一）横隔式核分裂

束细胞核的横隔式核分裂与工作心肌细胞相似，核中央逐渐出现明显的横隔膜（图2-1、图2-2），而后逐渐分开为两个子核（图2-3），核仁通常平均分配于两个新核内（图2-4）。通常经横隔式核分裂形成的两个细胞核断面整齐，有完整的核膜被覆（图2-5），但有时可见细胞核分割不完全，也可见分离中的两个子核藕断丝连（图2-6），或分离面呈凸凹嵌合断痕（图2-7、图2-8）。

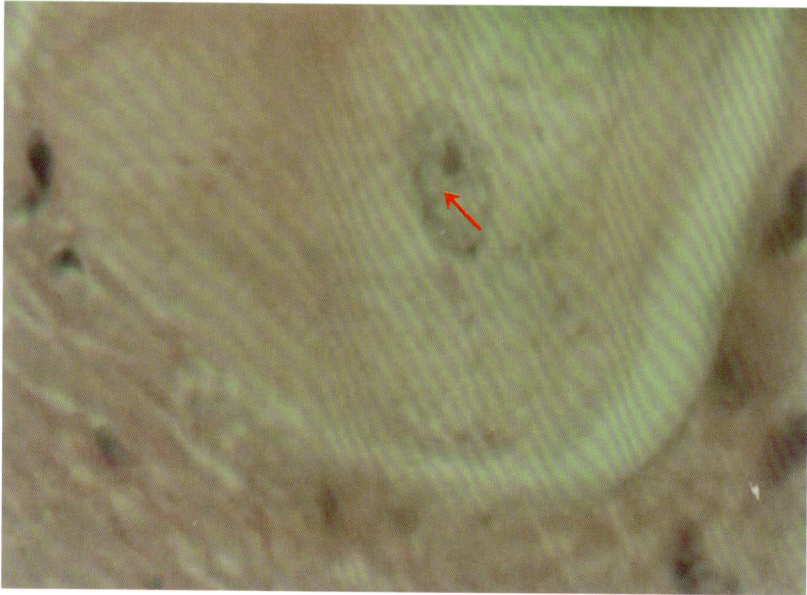

■ 图2-1 羊心室束细胞横隔式核分裂（1）

苏木素–伊红染色 ×1 000

示羊心室内膜下层束细胞核多位于细胞的亮区。←示横隔式核分裂早期核内横隔的形成。

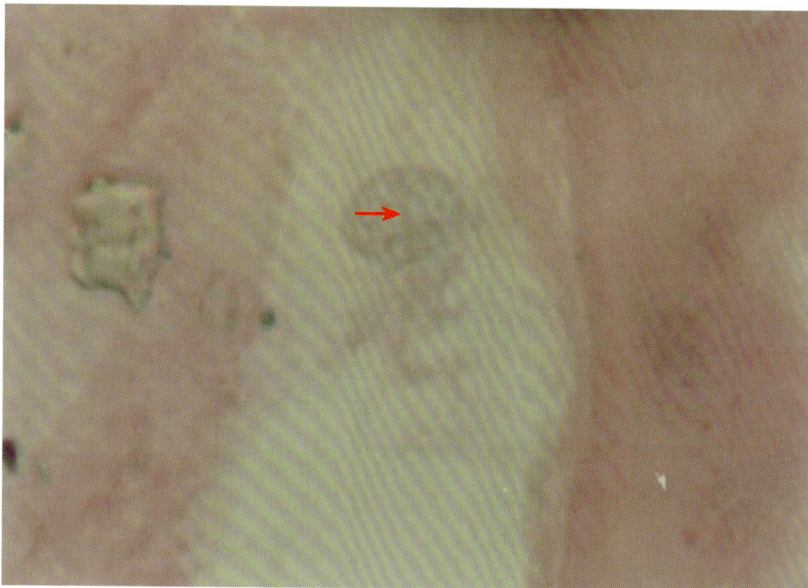

■ 图2-2 羊心室束细胞横隔式核分裂（2）

苏木素–伊红染色 ×1 000

示羊心室内膜下层束细胞核多位于束细胞的亮区。→示横隔式分裂较早期核内横隔逐渐明显。

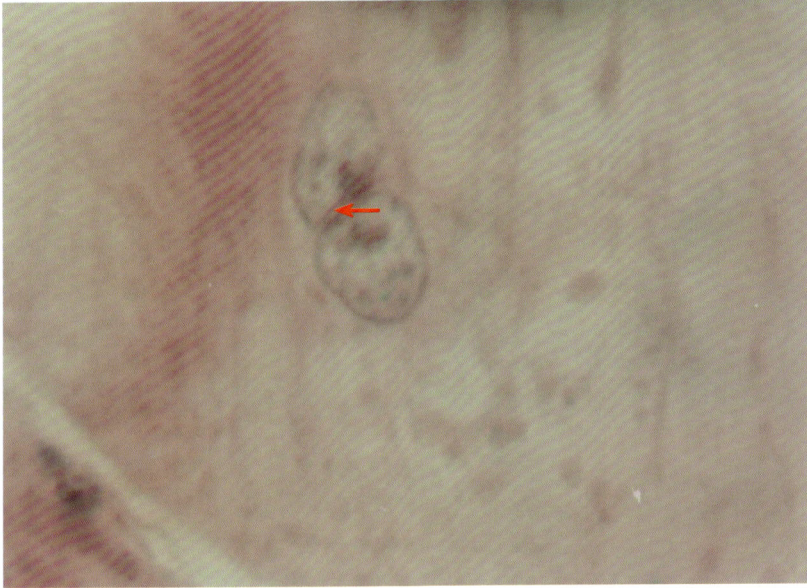

■ 图2-3　羊心室束细胞横隔式核分裂（3）

苏木素–伊红染色　×1 000

←示羊心室内膜下层束细胞核从增厚横隔中间一分为二，新形成核的分离面有完整的核膜。

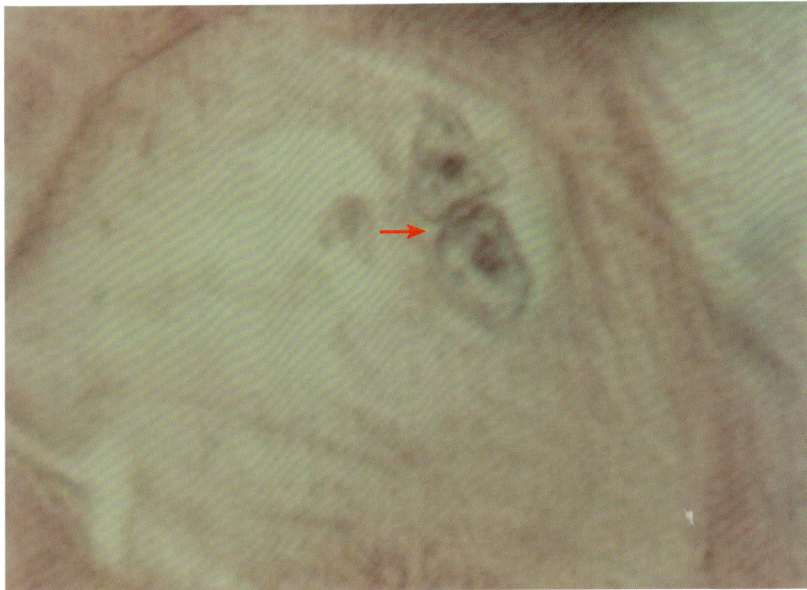

■ 图2-4　羊心室束细胞横隔式核分裂（4）

苏木素–伊红染色　×1 000

→示羊心室内膜下层束细胞核分裂为二，新形成的两个子核明显离开，各分有一个明显的核仁。

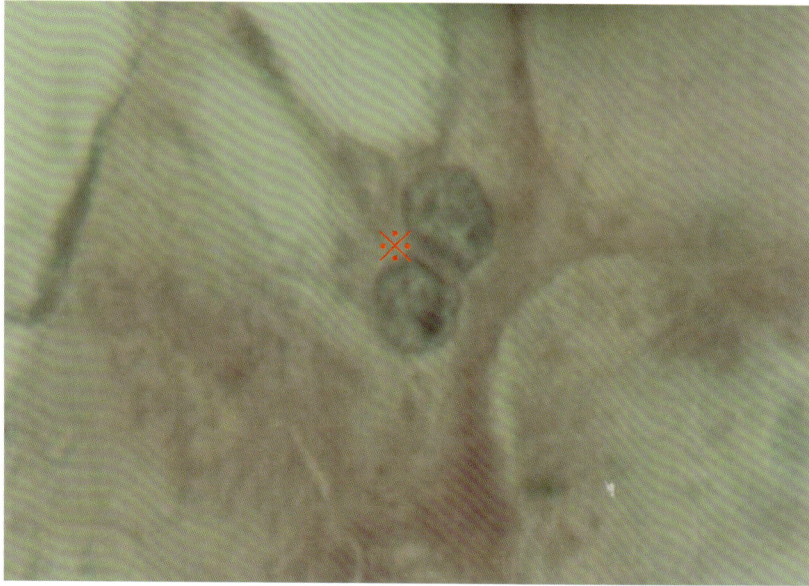

■ 图2-5 羊心室束细胞横隔式核分裂（5）

苏木素-伊红染色 ×1 000

示羊心室内膜下层束细胞。※示新形成的两个子核断离面整齐，相距更远。

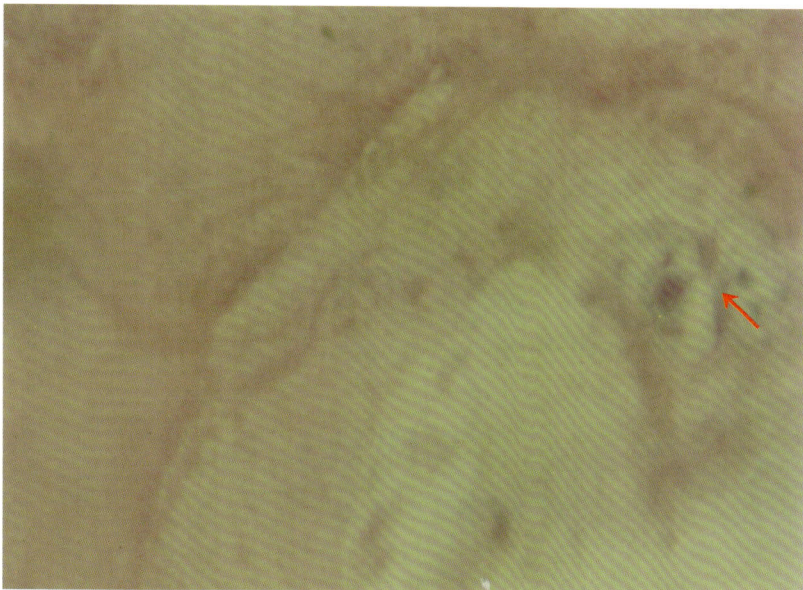

■ 图2-6 羊心室束细胞横隔式核分裂（6）

苏木素-伊红染色 ×1 000

示羊心室内膜下层束细胞核分隔并不完全。示新形成的两个子核之间仍有少量核质桥相连。

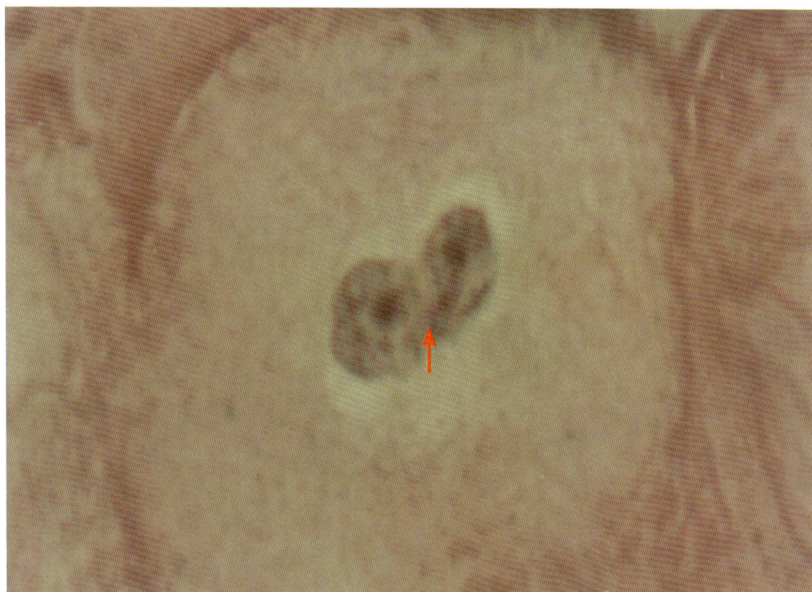

■ 图2-7　羊心室束细胞横隔式核分裂（7）

苏木素-伊红染色　×1 000

　　示羊心室内膜下层束细胞。↑示新形成的两个子核的分离面有凹凸嵌合痕迹。

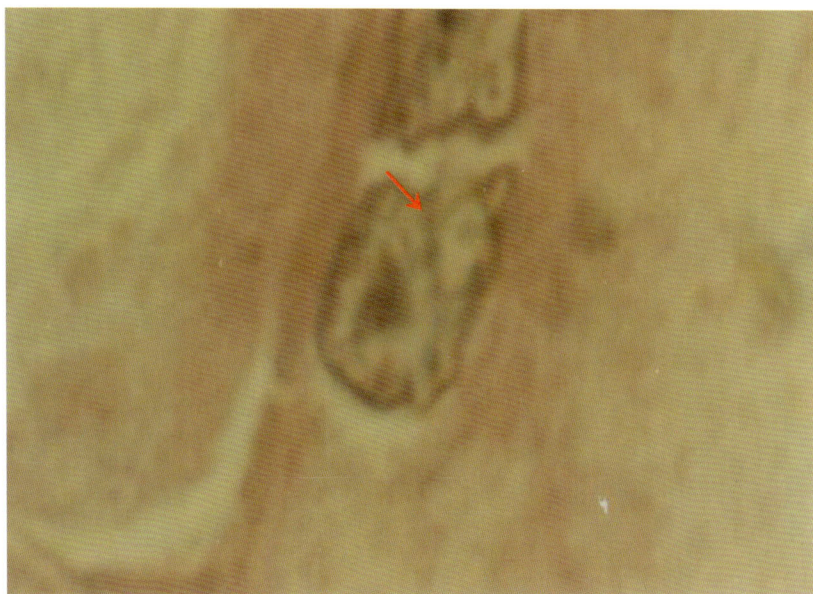

■ 图2-8　羊心室束细胞横隔式核分裂（8）

苏木素-伊红染色　×1 000

　　示羊心室内膜下层束细胞。↘示两个新核分离面有犬牙交错的嵌合痕迹。

（二）纵隔式核分裂

首先沿椭圆形束细胞核的纵轴由成行排列的致密颗粒逐渐形成纵向隔膜（图2-9、图2-10），而后隔膜逐渐增厚并从隔膜中间分开（图2-11、图2-12），最后成为两个细胞核（图2-13）。两个核之间夹塞越来越多的胞质浓缩物，也有助于两个细胞核纵向分隔开（图2-14～图2-16）。

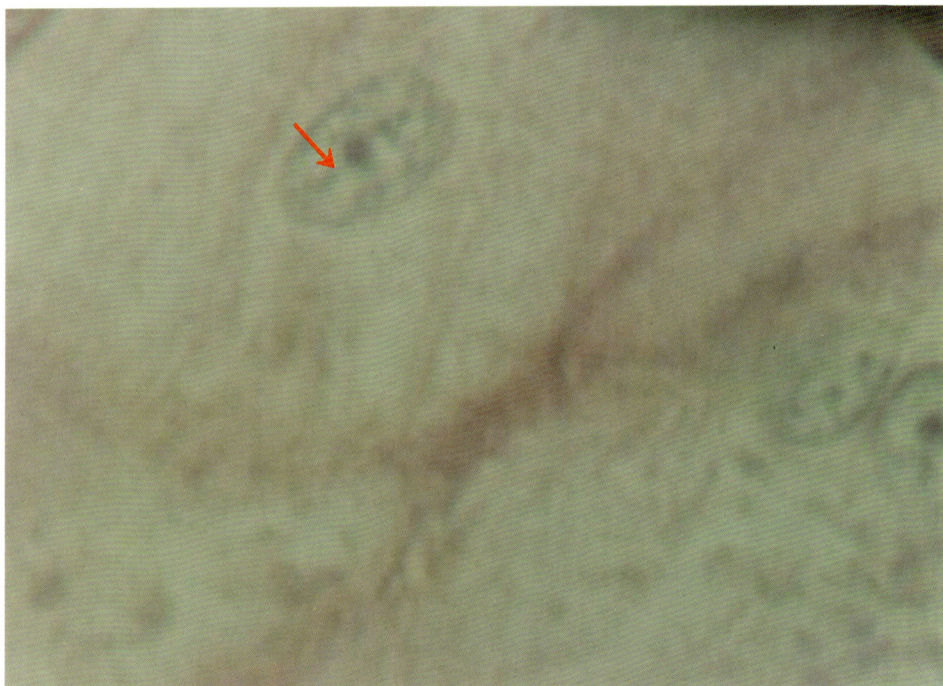

■ 图2-9　羊心室束细胞纵隔式核分裂（1）

苏木素-伊红染色　×1 000

示羊心室内膜下层束细胞纵隔式核分裂早期。示核内纵隔形成。

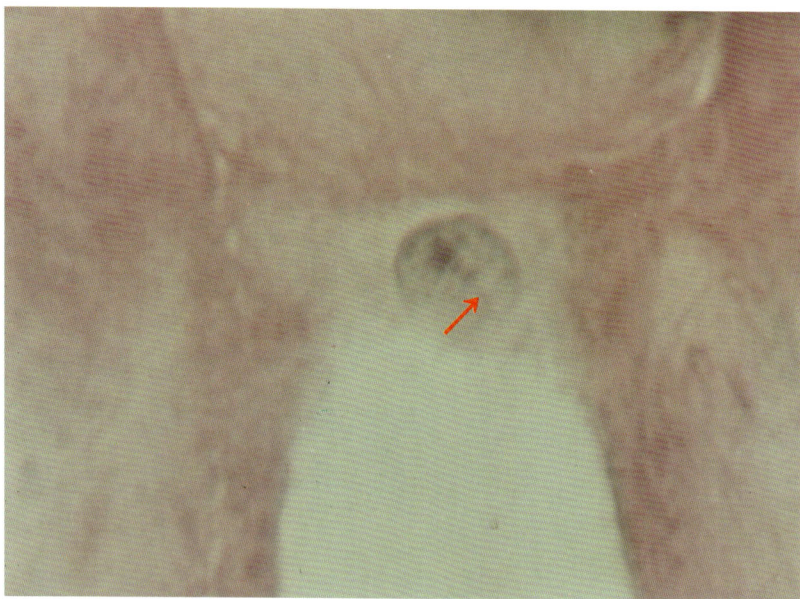

■ 图2-10 羊心室束细胞纵隔式核分裂（2）

苏木素–伊红染色 ×1 000

示羊心室内膜下层束细胞纵隔式核分裂早期。↗示核内纵隔形成。

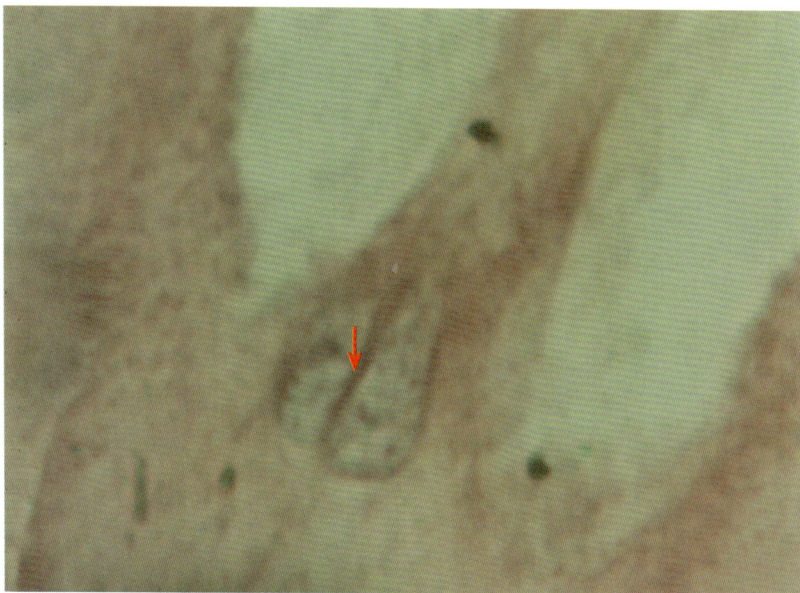

■ 图2-11 羊心室束细胞纵隔式核分裂（3）

苏木素–伊红染色 ×1 000

示羊心室内膜下层束细胞纵隔式核分裂中期。↓示部分纵隔已从中间分开。

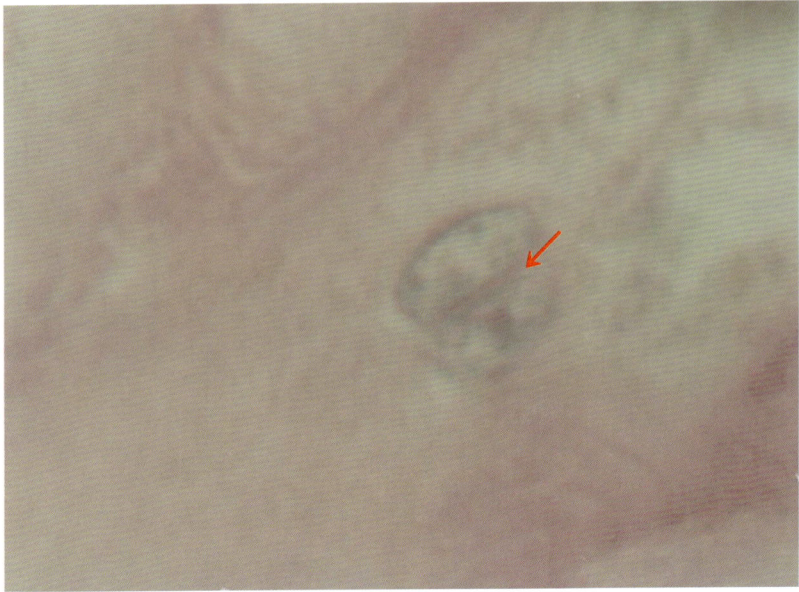

■ 图2-12　羊心室束细胞纵隔式核分裂（4）

苏木素-伊红染色　×1 000

　　示羊心室内膜下层束细胞纵隔式核分裂中期。←示细胞核已从纵隔中间分离开，成为两个细胞核。

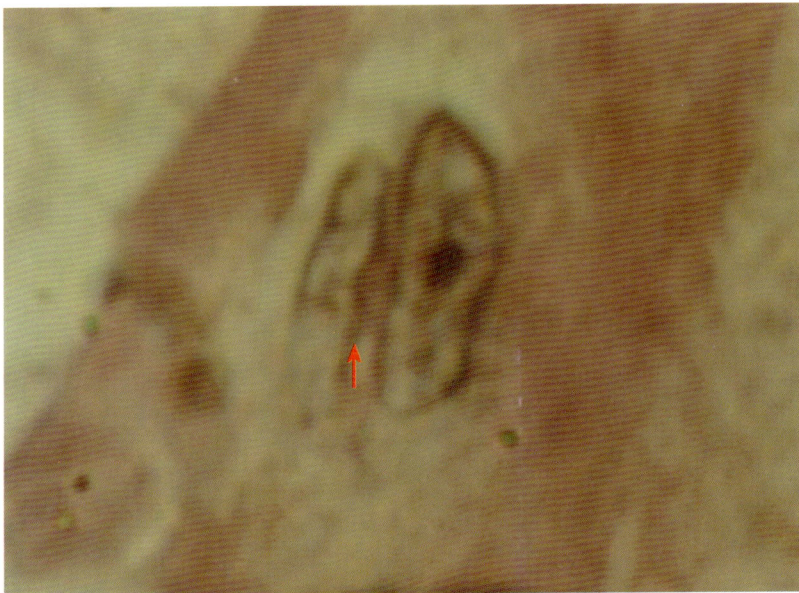

■ 图2-13　羊心室束细胞纵隔式核分裂（5）

苏木素-伊红染色　×1 000

　　示羊心室内膜下层束细胞纵隔式核分裂中期。↑示新形成两个细胞核之间裂隙明显加宽。

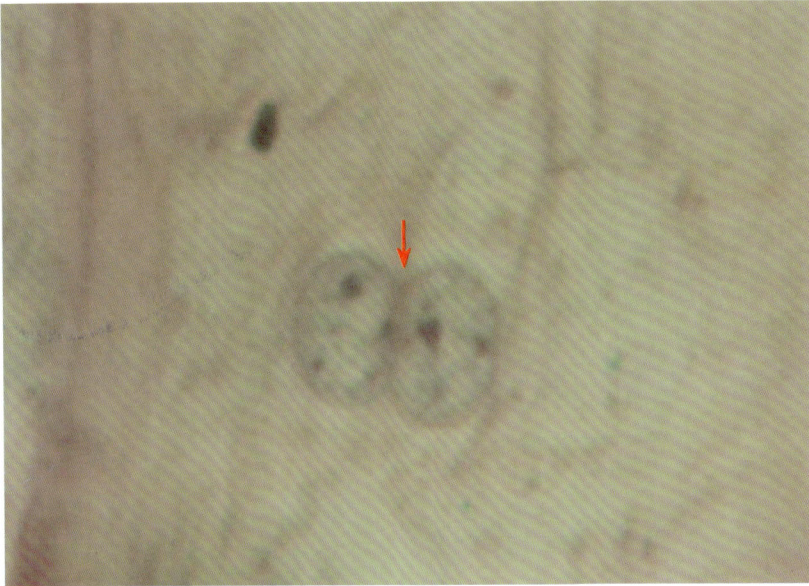

■ 图2-14 羊心室束细胞纵隔式核分裂（6）

苏木素–伊红染色 ×1 000

示羊心室内膜下层束细胞。↓示细胞质浓缩物开始积聚于分开的两个核之间。

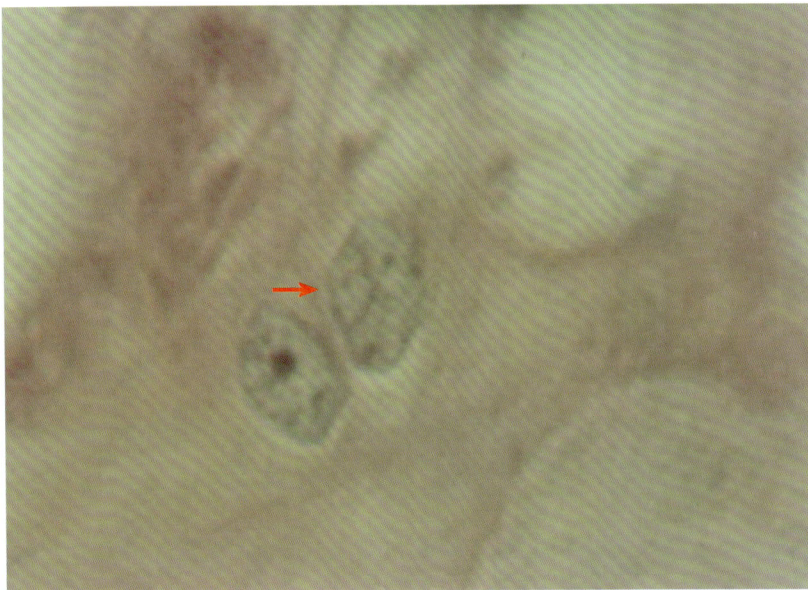

■ 图2-15 羊心室束细胞纵隔式核分裂（7）

苏木素–伊红染色 ×1 000

示羊心室内膜下层束细胞。→示细胞质浓缩物积聚加强新形成两个核的分隔。

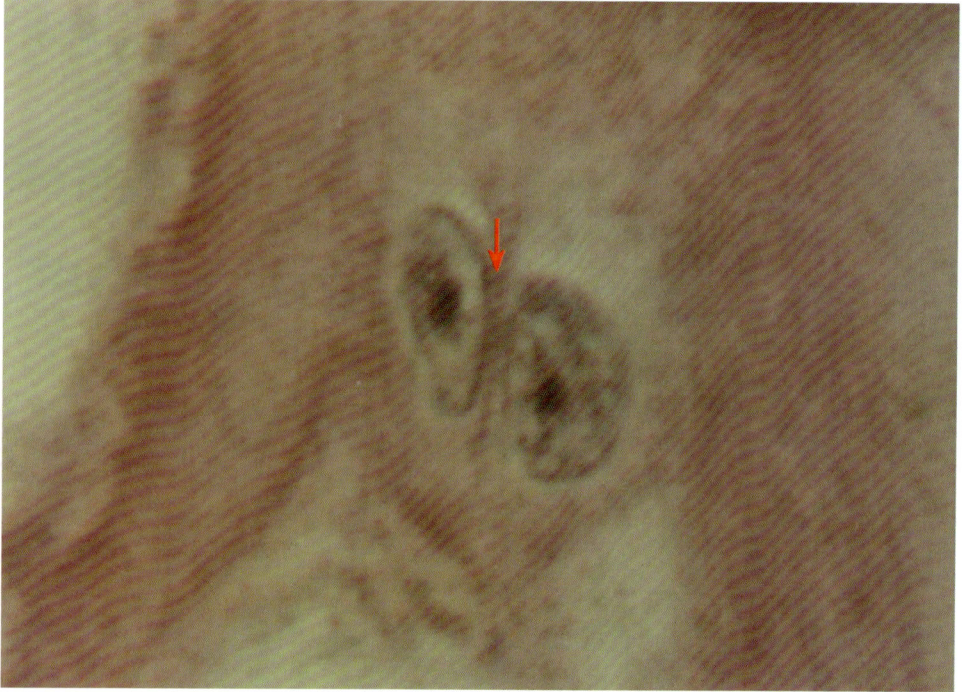

■ 图2-16 羊心室束细胞纵隔式核分裂（8）

苏木素-伊红染色 ×1 000

示羊心室内膜下层束细胞纵隔式核分裂晚期。↓示新形成的两个
细胞核之间逐渐积聚的细胞质浓缩物增多，加强两核之间的分隔。

（三）斜隔式核分裂

一个细胞核也可出现斜行隔膜（图2-17），继而分开成为两个细胞
核（图2-18）。隔膜型核分裂方式的共同特点是两核分开前已形成明显隔
膜。当两个核分开时，各自均有完整的核膜。随细胞核的形状及其中隔膜
的方位分为三种分裂方式，显然这种区分是相对的。

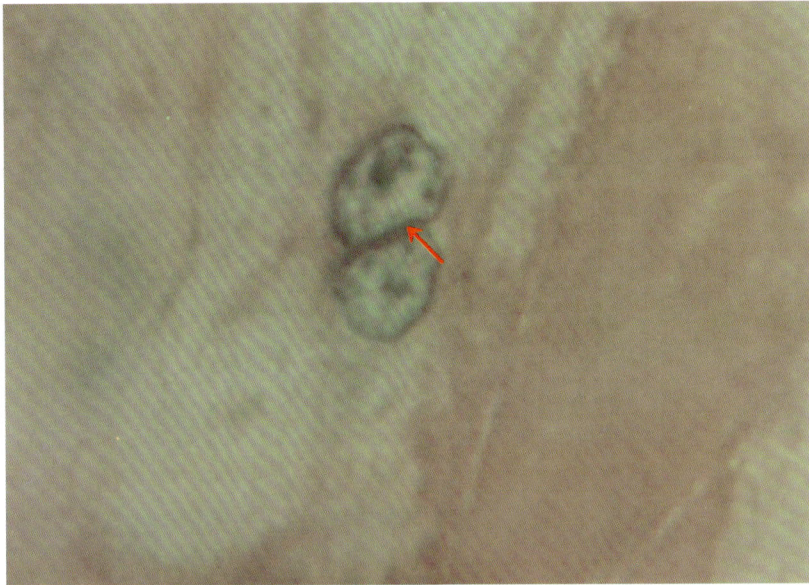

■ 图2-17　羊心室束细胞斜隔式核分裂（1）

苏木素–伊红染色　×1 000

　　示羊心室内膜下层束细胞斜隔式核分裂早期。↙示核内有较厚的斜行隔膜。

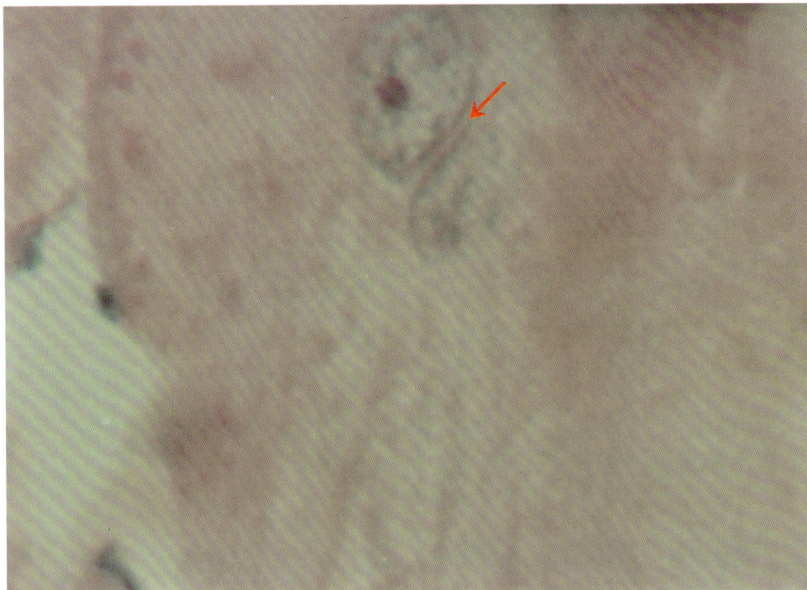

■ 图2-18　羊心室束细胞斜隔式核分裂（2）

苏木素–伊红染色　×1 000

　　示羊心室内膜下层束细胞斜隔式核分裂中晚期。↙示细胞核从斜行隔膜中间分裂，形成两个细胞核。

（四）多隔式核分裂

有时可见三裂与四裂的隔膜型核分裂（图2-19、图2-20）。有时，
一个束细胞核，甚至像巨核细胞被界膜分割形成血小板一样，可被分裂为
更多部分。有些核碎块显然无生存能力，这更近似于细胞凋亡的核碎裂
（图2-21、图2-22）。

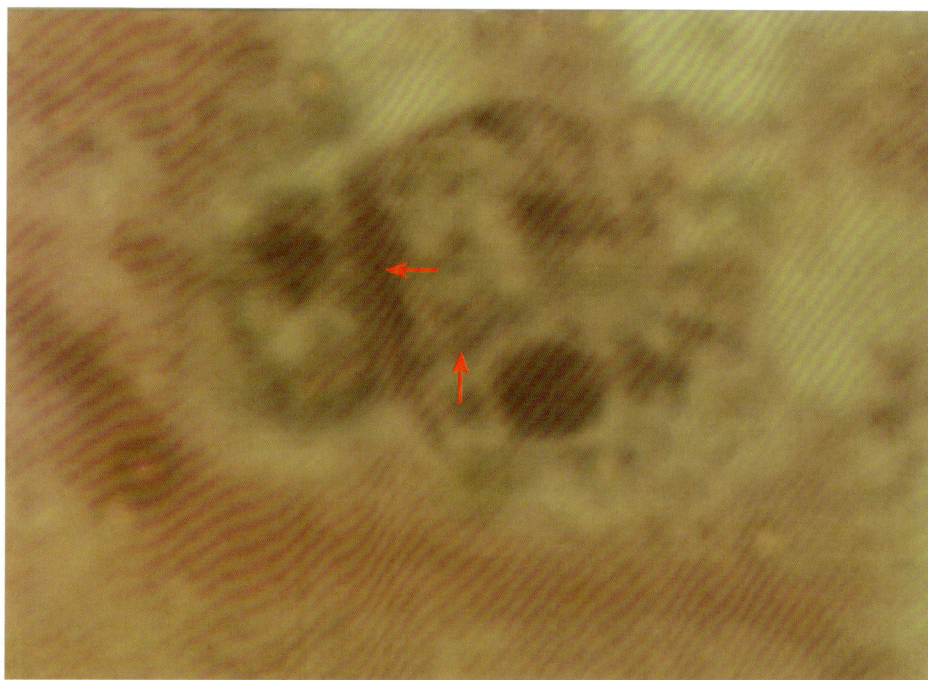

■ 图2-19　羊心室束细胞隔膜型三裂核分裂

苏木素-伊红染色　×1 000

←　和　↑　分别示羊心室内膜下层束细胞核内不同方位的隔膜，
将核分为三部分。

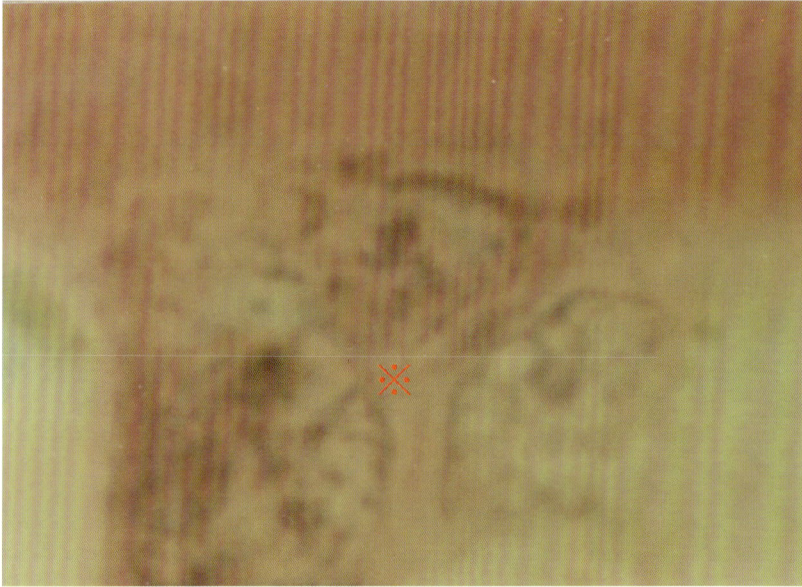

■ 图2-20　羊心室束细胞隔膜型四裂核分裂

苏木素–伊红染色　×1 000

※示羊心室内膜下层束细胞核由多个隔膜分割为四部分，形成四个细胞核。

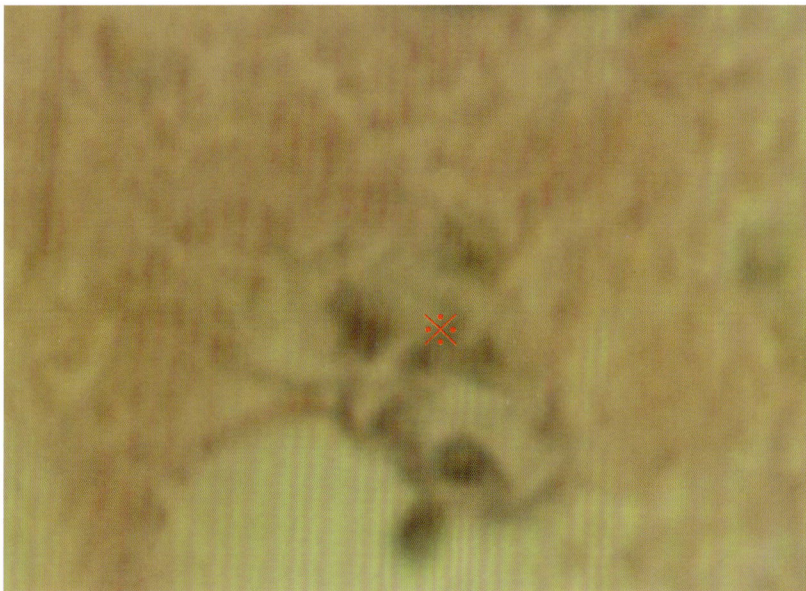

■ 图2-21　羊心室束细胞核碎裂（1）

苏木素–伊红染色　×1 000

※示羊心室内膜下层束细胞细胞核分裂为多个大小不等的核碎块。

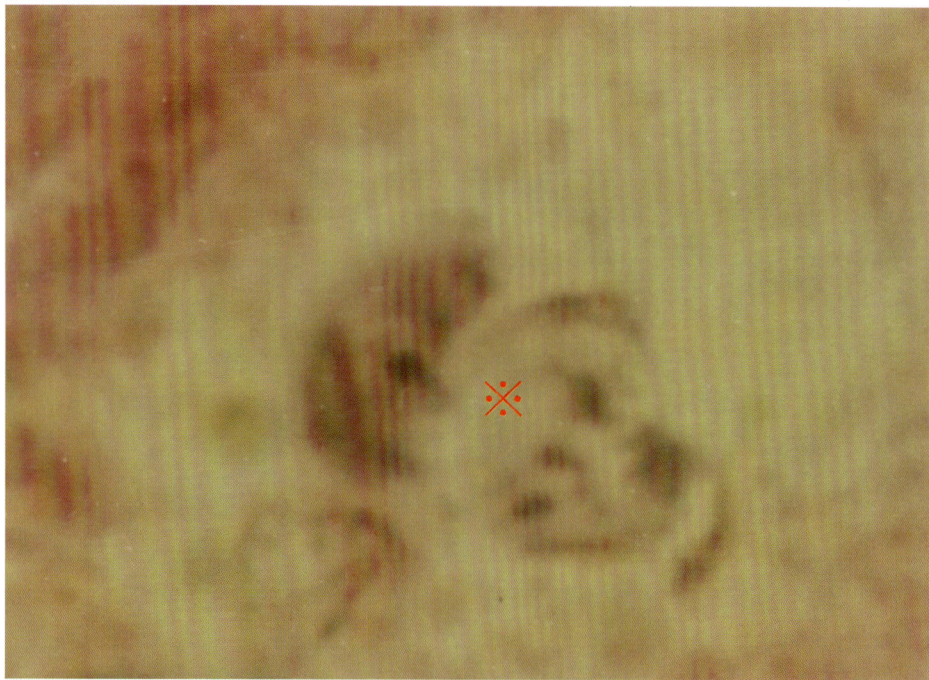

■ 图2-22　羊心室束细胞核碎裂（2）

苏木素-伊红染色　×1 000

※示衰亡束细胞核分裂为多个形状不规则、染色深浅不一的无生存能力核碎块。

二、束细胞非隔膜型核分裂

非隔膜型核分裂又有横缢型、侧凹型、劈裂型等不同类型。

（一）横缢型核分裂

细胞核中部形成越来越明显的缩窄环（图2-23、图2-24），而后从相连的最细处断开，形成两个细胞核（图2-25）。断端也可出现凸凹嵌合痕迹（图2-26），提示核的断开有两端背向牵拉力参与。

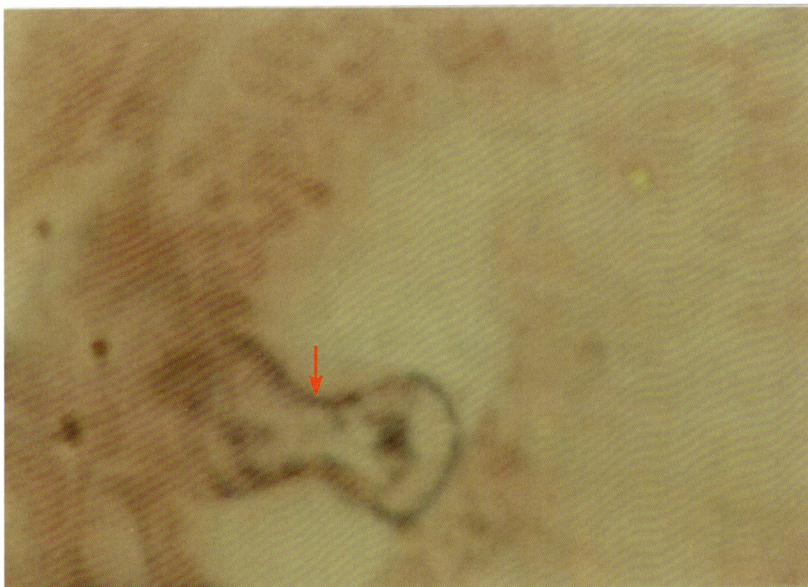

■ 图2-23　羊心室束细胞横缢型核分裂（1）

苏木素-伊红染色　×1 000

↓示羊心室内膜下层束细胞核中部出现环形缢痕，核仁分居两侧。

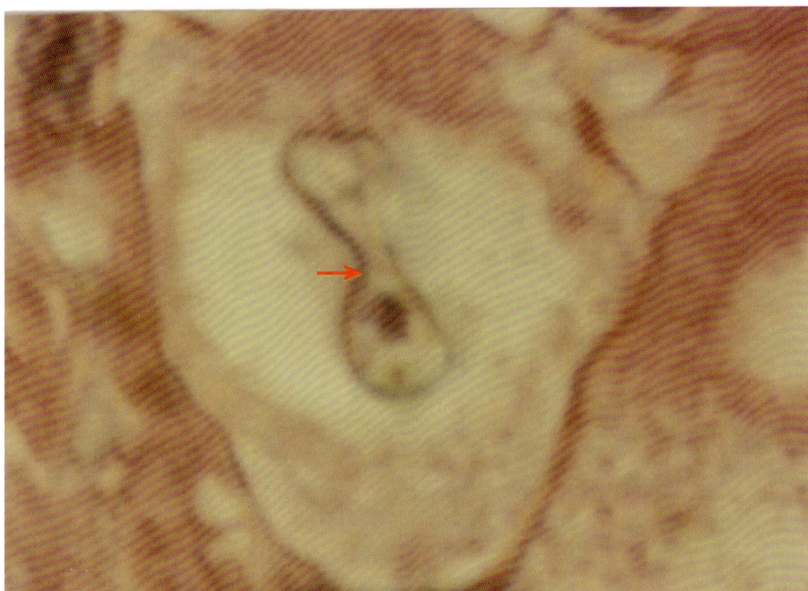

■ 图2-24　羊心室束细胞横缢型核分裂（2）

苏木素-伊红染色　×1 000

→示羊心室内膜下层束细胞核中部环形缢痕加深，使连接两部分的核质桥更加窄细。

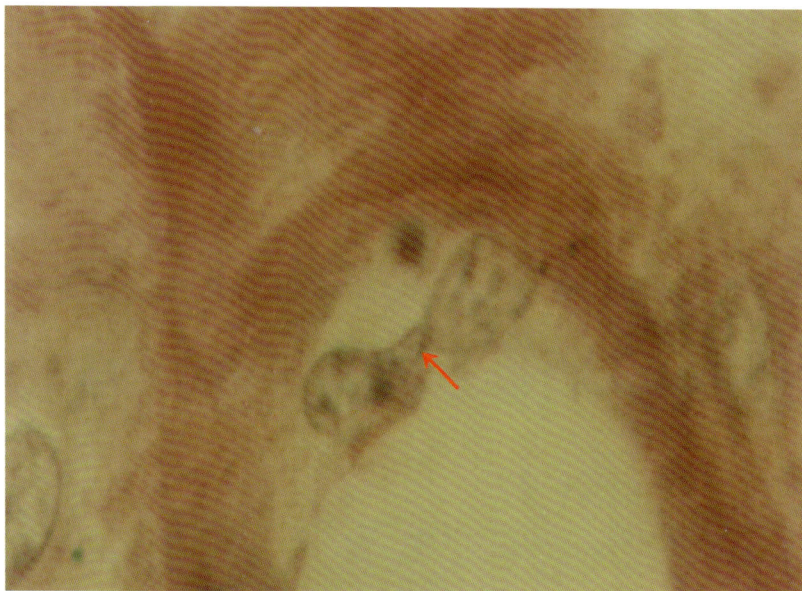

■ 图2-25　羊心室束细胞横缢型核分裂（3）

苏木素-伊红染色　×1 000

示羊心室内膜下层束细胞核。↖示连接两部分的核质桥断离。

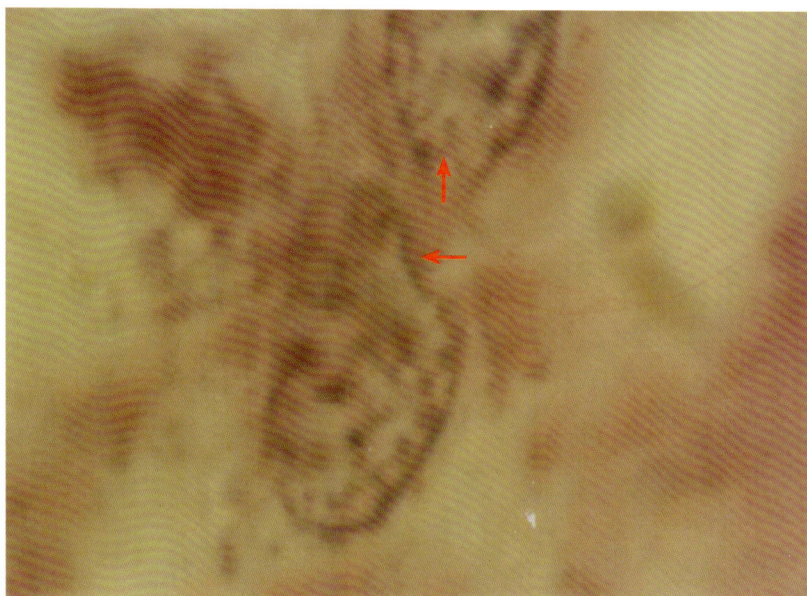

■ 图2-26　羊心室束细胞横缢型核分裂（4）

苏木素-伊红染色　×1 000

示羊心室内膜下层束细胞核不整齐断离。← 和 ↑示形成凸凹嵌合痕迹。

（二）侧凹型核分裂

侧凹型核分裂是核膜从一侧深陷，使细胞核裂为对称或不对称的两部分（图2-27）。有时可见完整的核仁影响侧凹型核分裂的进程（图2-28）。

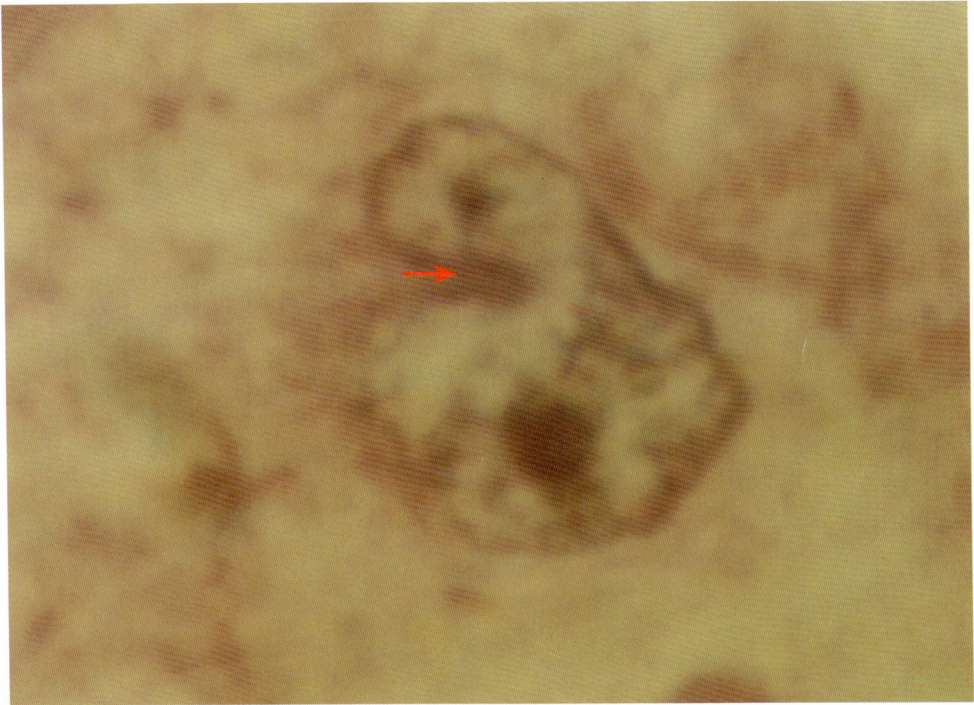

■ 图2-27　羊心室束细胞侧凹型核分裂（1）

苏木素-伊红染色　×1 000

示羊心室内膜下层束细胞核。 → 示核膜从一侧形成凹陷，因内陷部位偏于一侧，形成大小悬殊的两部分，将进行明显不对称性核分裂。

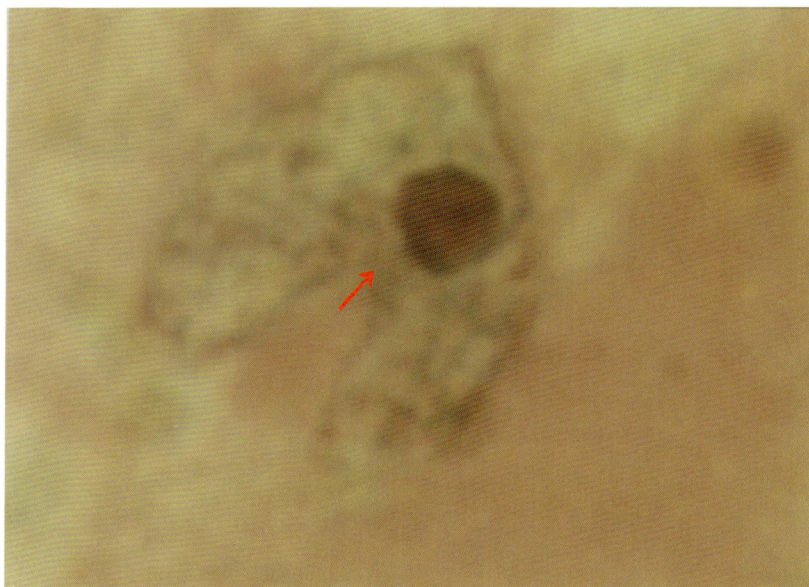

■ 图2-28　羊心室束细胞侧凹型核分裂（2）

苏木素–伊红染色　×1 000

示羊心室内膜下层束细胞核。核膜从一侧形成深的凹陷，但因遭遇核仁而受阻。

（三）劈裂型核分裂

细胞核出现横向空白带，将核分隔为两部分，空白带两侧无明显核膜形成（图2-29）。空白带也可为斜向及纵向（图2-30、图2-31）。而后细胞核从空白带处断开，形成两个细胞核（图2-32）。有时核的劈裂不整齐，留有连于一侧或两侧的核赘块（图2-33），或形成遗落于两核之间的无生存能力核碎块（图2-34）。

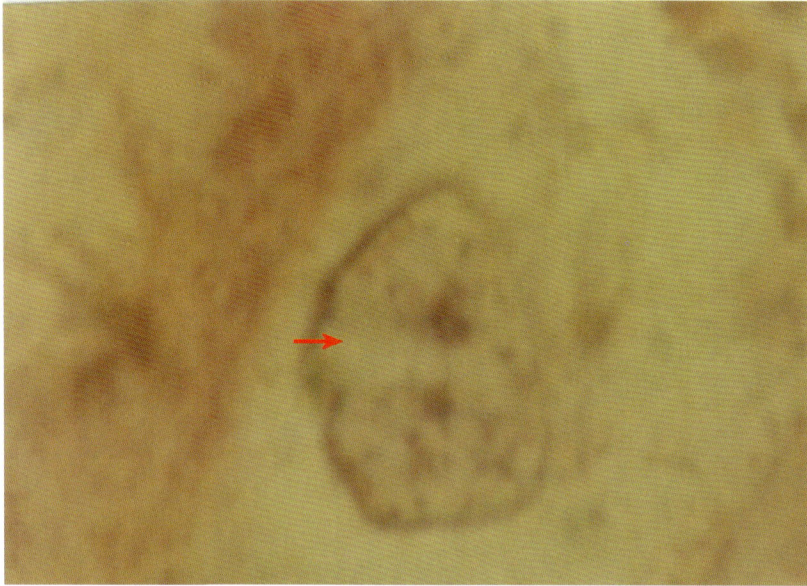

■ 图2-29　羊心室束细胞劈裂型核分裂（1）

苏木素–伊红染色　×1 000

➡示羊心室内膜下层束细胞核赤道部核质裂开，成横向空白带，核仁分居其两侧，劈裂面无隔膜覆盖。

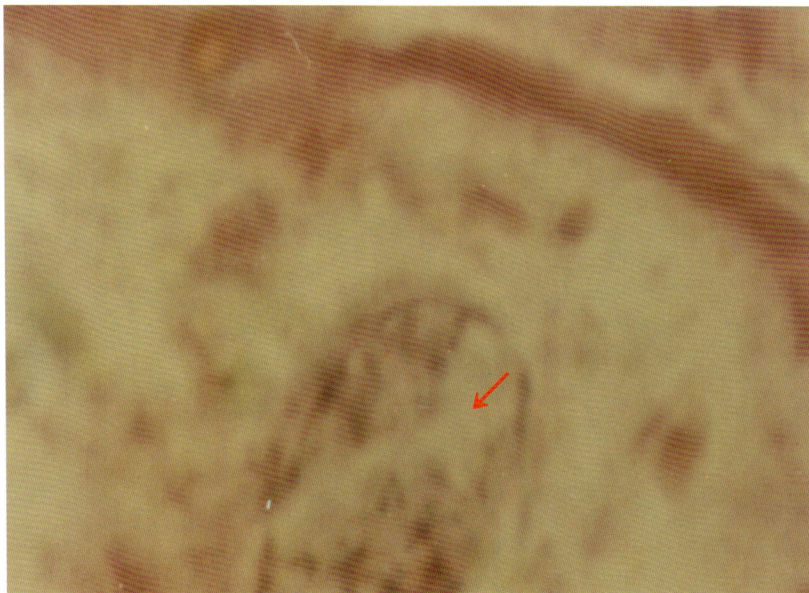

■ 图2-30　羊心室束细胞劈裂型核分裂（2）

苏木素–伊红染色　×1 000

↙示羊心室内膜下层束细胞核质斜向裂开，空白带劈开的两部分距离增加，劈裂面无隔膜覆盖。

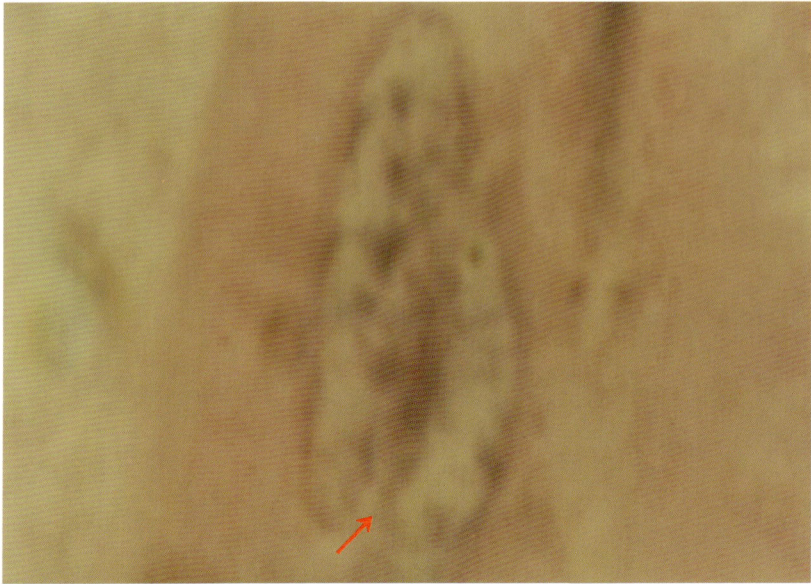

■ 图2-31　羊心室束细胞劈裂型核分裂（3）

苏木素-伊红染色　×1 000

示羊心室内膜下层束细胞核劈开的两部分距离更远，劈裂面尚无核膜覆盖。

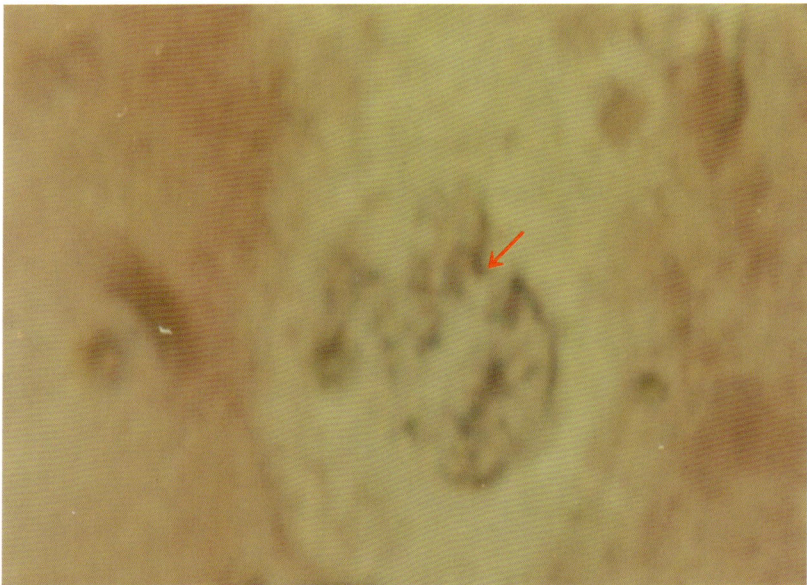

■ 图2-32　羊心室束细胞劈裂型核分裂（4）

苏木素-伊红染色　×1 000

示羊心室内膜下层束细胞劈裂的细胞核。示劈开的两部分藕断丝连，部分劈裂面有少量深染核质颗粒聚集。

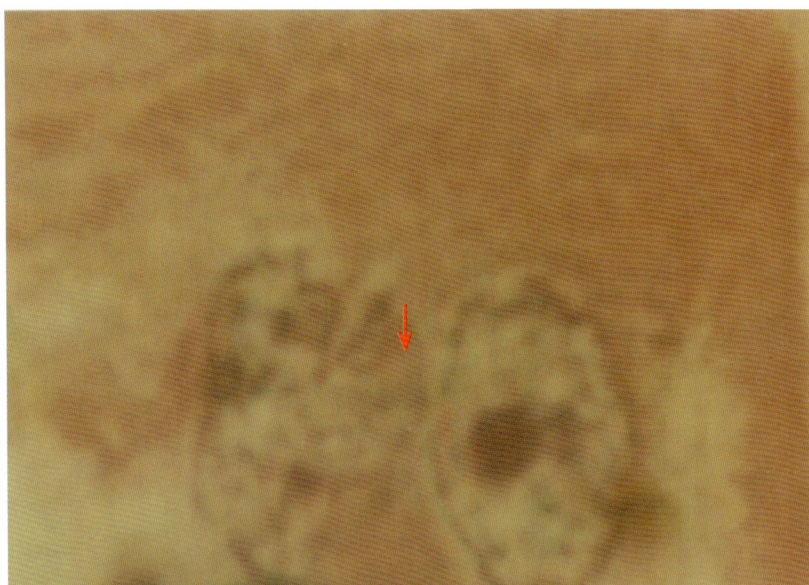

■ 图2-33　羊心室束细胞劈裂型核分裂（5）

苏木素-伊红染色　×1 000

示羊心室内膜下层束细胞核不完全劈裂。↓示连于一侧或两侧的核赘块。

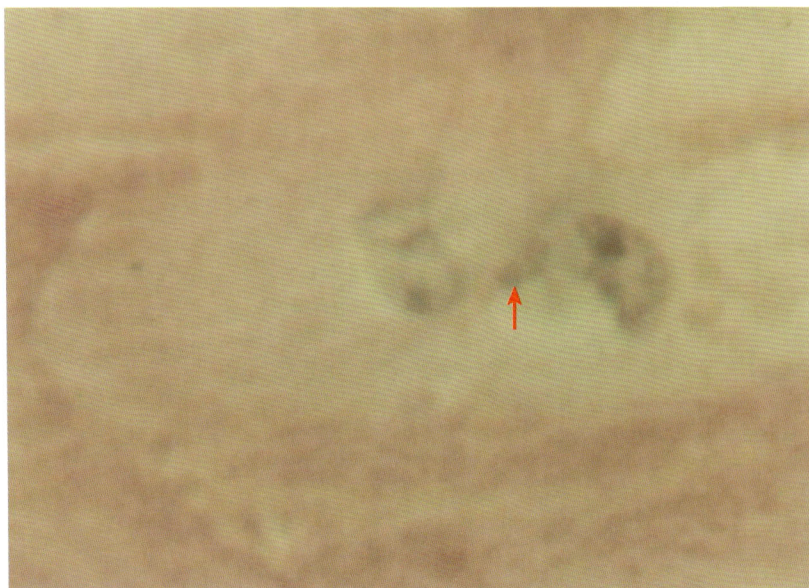

■ 图2-34　羊心室束细胞劈裂型核分裂（6）

苏木素-伊红染色　×1 000

↑示羊心室内膜下层束细胞核不整齐劈裂，产生遗落于两核之间的核碎块。

三、束细胞核直接分裂与核仁

在有丝分裂期核仁溶解，而在细胞直接分裂期核仁不消失。各种类型无丝核分裂的分裂早期，通常核仁即被预先平均分配于将要分开的两个部分中，而后成为新分开的两个细胞核的核仁。但有时难以平均分配而引起不对称核分裂。在撕裂型或劈裂型核分裂中，有时可见一个核仁正处于裂口处（图2-35、图2-36），结果造成核分裂后核仁裸露于新核的劈裂面（图2-37）或遗落于两个新核之间（图2-38）。

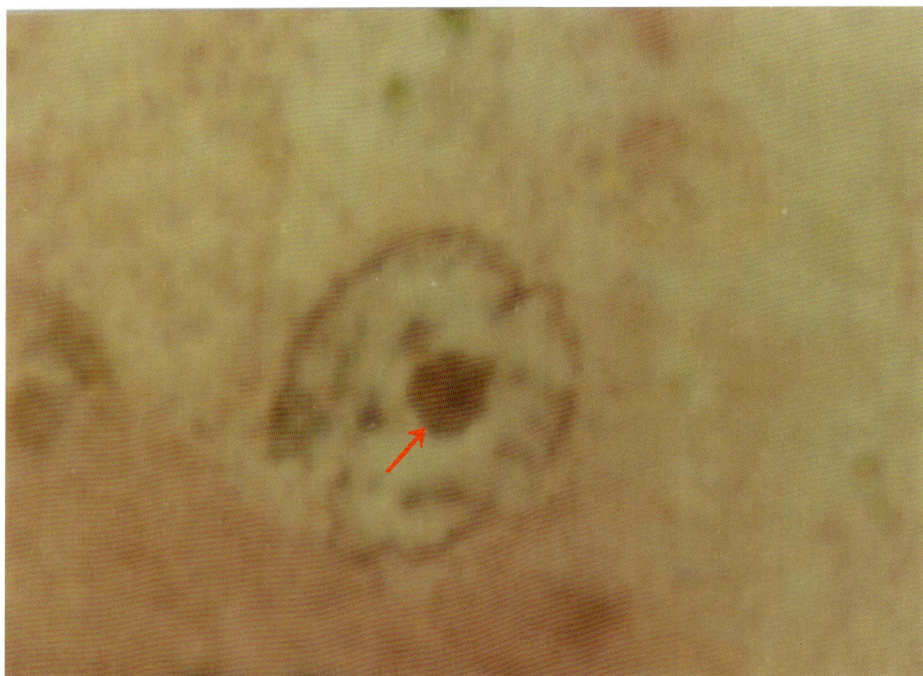

■ 图2-35　羊心室束细胞核直接分裂与核仁（1）
苏木素–伊红染色　×1 000
↗示核仁位于核劈裂处。

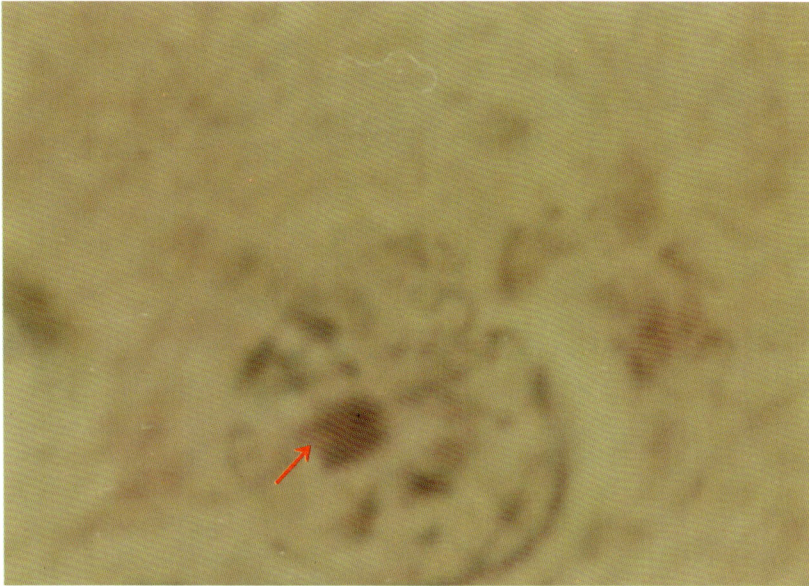

■ 图2-36　羊心室束细胞核直接分裂与核仁（2）
苏木素–伊红染色　×1 000
示核仁不属于裂开两部分的任何一方。

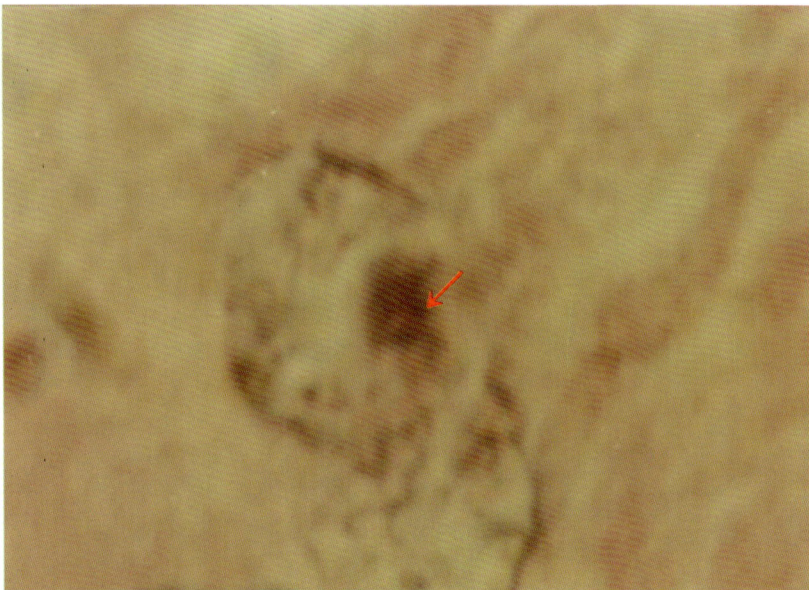

■ 图2-37　羊心室束细胞核直接分裂与核仁（3）
苏木素–伊红染色　×1 000
示核仁位于分开的两部分之间，不属于其中任何一方。

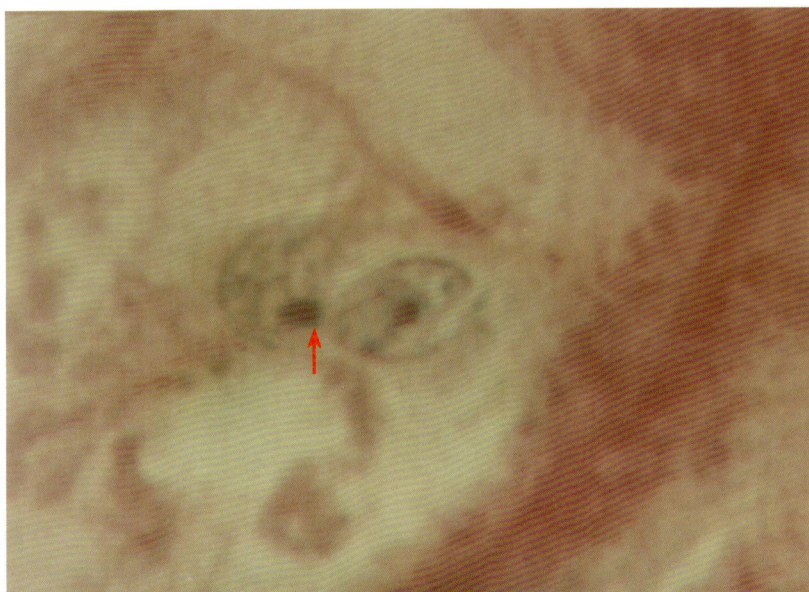

■ 图2-38　羊心室束细胞核直接分裂与核仁（4）

苏木素-伊红染色　×1 000

↑示一核仁遗落于分裂的两部分之间。

第二节　束细胞演化进程

　　仔细观察心脏传导系统的组成细胞可以发现，它们并不是同质性细胞群。羊心室心内膜下的束细胞更明显，易于观察。此处束细胞的形状、细胞核形状与大小、肌原纤维多少等显示明显差异（图2-39）。通过聚类分析得出连续递次演变序列，代表着束细胞演化进程。为描述方便，不按原有起搏细胞、移行细胞和浦肯野纤维的功能分类，而是按形态演化分为混沌型束细胞、团聚型束细胞和延伸型束细胞三个阶段。

一、混沌型束细胞阶段

混沌型束细胞是最原始的束细胞。细胞体巨大，孤立存在，呈圆球形；细胞质均质淡染，无肌原纤维；细胞核居中，核大而淡染（图2-40）。混沌型束细胞演化的最初征象是细胞中部出现不太规则的致密颗粒弧线，预示未来细胞分裂线（图2-41），而后形成嗜酸性的"S"形模糊分界（图2-42），将混沌型束细胞分成清区和浊区（图2-43），再据此分成两个细胞。这很像蛙受精卵第一次卵裂时的乾坤图样分裂方式。混沌型束细胞也可发生三裂、四裂或更多裂（图2-44、图2-45），形成多细胞团。

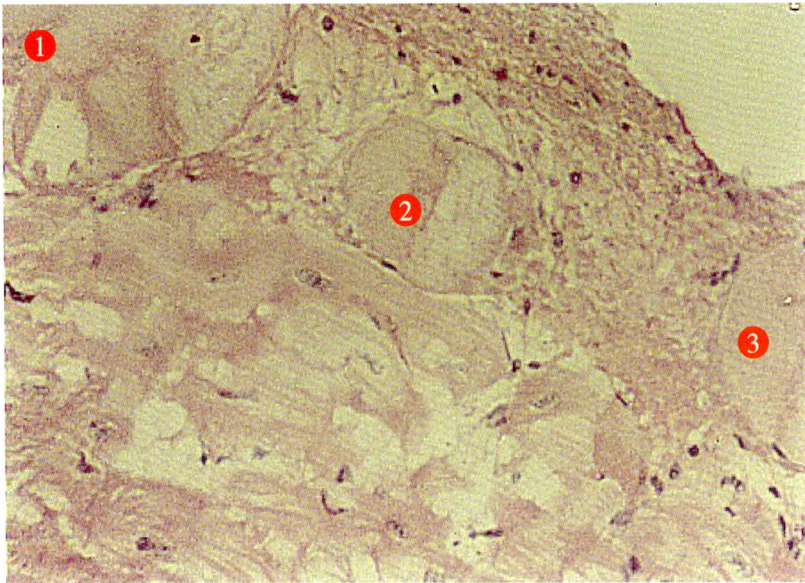

■ **图2-39 羊心室束细胞的异质性**
苏木素–伊红染色 ×100
❶、**❷**和**❸**示大小不等的羊心室心内膜下束细胞团，束细胞较大，细胞质染色较淡，无肌原纤维。

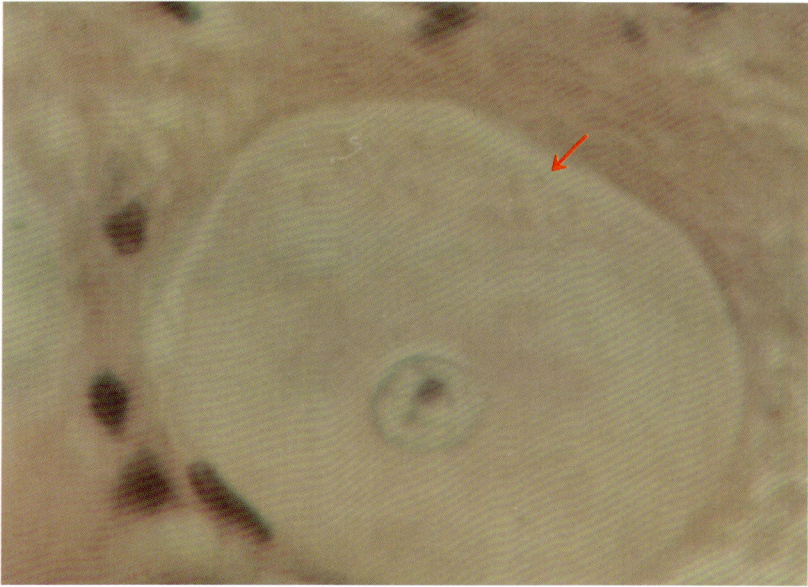

■ 图2-40　羊心室混沌型束细胞

苏木素-伊红染色　×1 000

示细胞巨大，细胞质淡染均质状。一个细胞核居中，染色淡。

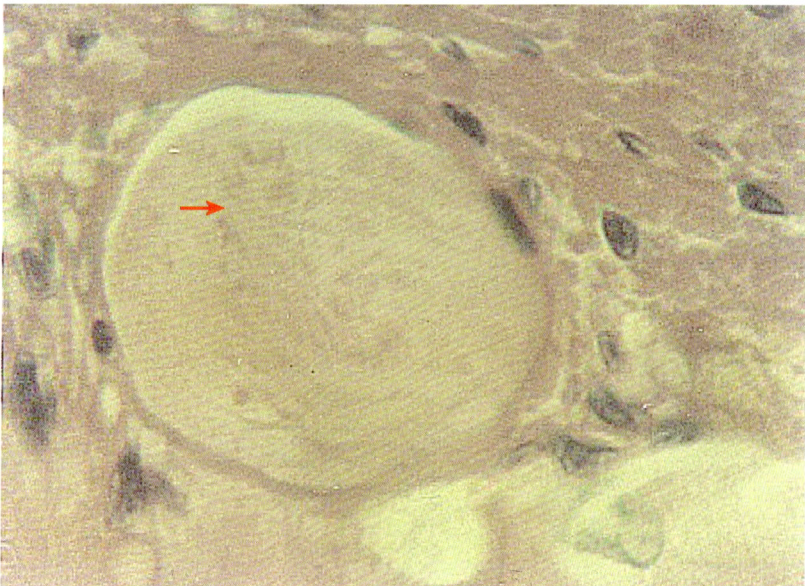

■ 图2-41　羊心室混沌型束细胞分裂（1）

苏木素-伊红染色　×400

示混沌型束细胞中部出现不太规则的致密颗粒弧线，预示未来细胞分裂线。

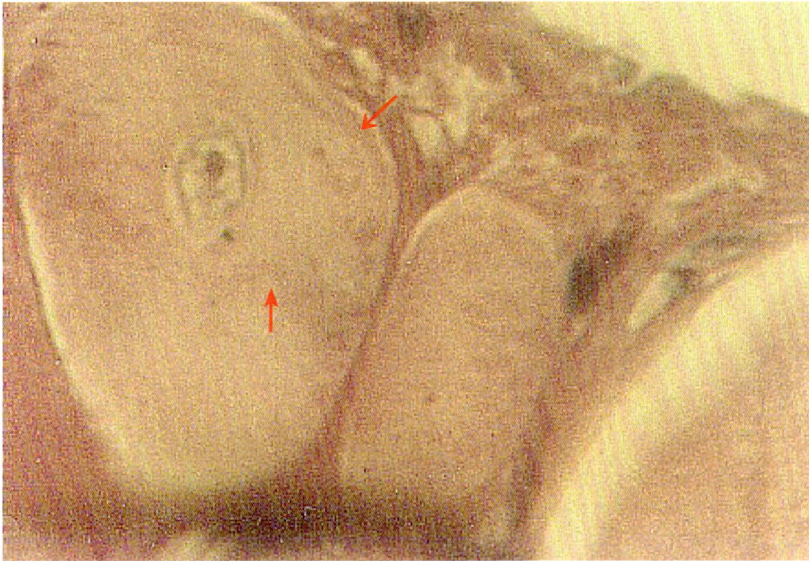

■ 图2-42　羊心室混沌型束细胞分裂（2）

苏木素–伊红染色　×1 000

↙示一单个存在、大致呈三角形的混沌型束细胞，细胞质淡染，无肌原纤维，细胞核大而淡染。↑示细胞质内隐约可见"S"形分裂线。

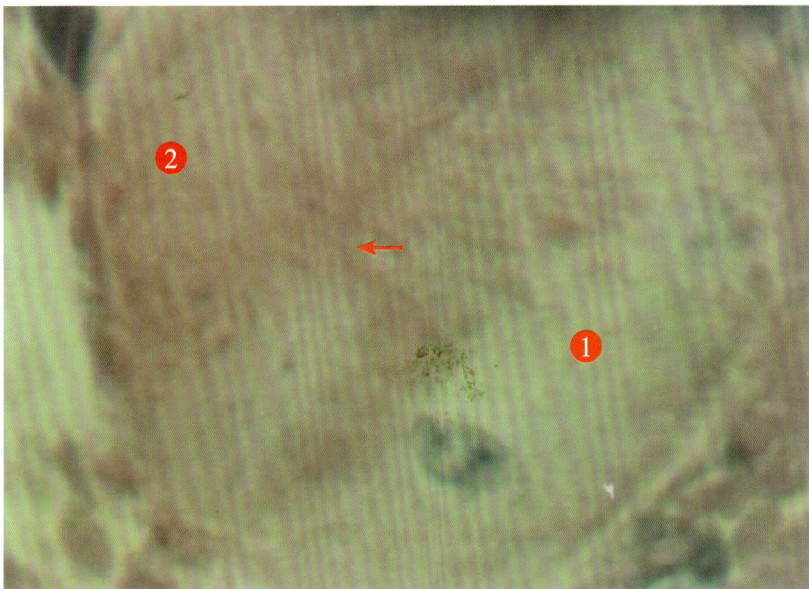

■ 图2-43　羊心室混沌型束细胞分裂（3）

苏木素–伊红染色　×1 000

示细胞质按乾坤图样式分为❶示清区和❷示浊区。←示"S"形曲折的分裂线，两个细胞核分别迁居于清区与浊区内。

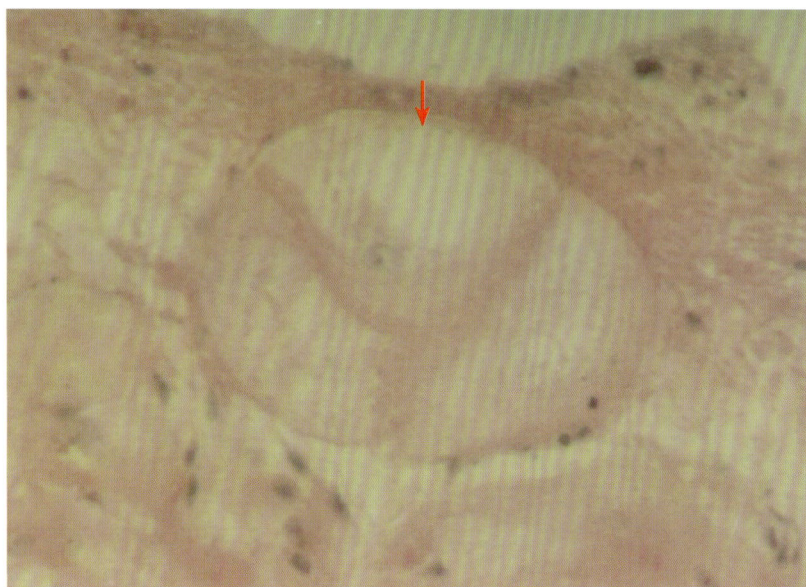

■ 图2-44 羊心室混沌型束细胞分裂（4）

苏木素-伊红染色 ×200

↓示束细胞的三裂式细胞分裂，细胞质被分为三个不同区域。

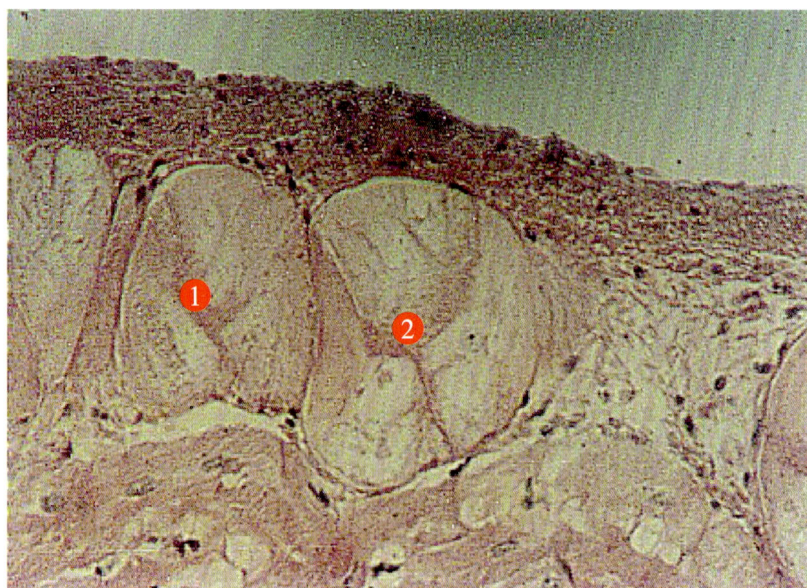

■ 图2-45 羊心室混沌型束细胞分裂（5）

苏木素-伊红染色 ×100

❶和❷示混沌型束细胞多裂型细胞分裂。

二、团聚型束细胞阶段

团聚型束细胞由混沌型束细胞分裂演化形成。子代细胞聚集成团，团内束细胞随细胞分裂由大变小，呈拼块形，细胞质弱嗜酸性，可分明区和暗区，无肌原纤维，细胞核居中，大而淡染，这种由束细胞组成的细胞团外周有少量结缔组织被膜包裹，是演化形成心肌细胞的基本单位，故称为心肌生成单位（图2-46、图2-47）。

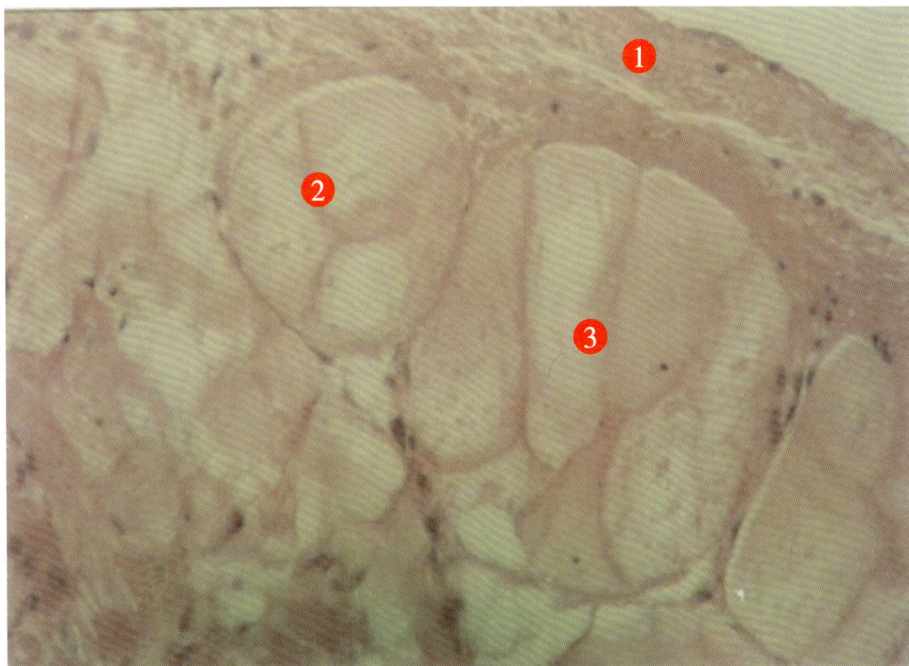

■ 图2-46　羊心室团聚型束细胞（1）

苏木素-伊红染色　×100

❶示心内膜内皮下层；❷示三裂混沌型束细胞；❸示多个团聚型束细胞组成的心肌生成单位。

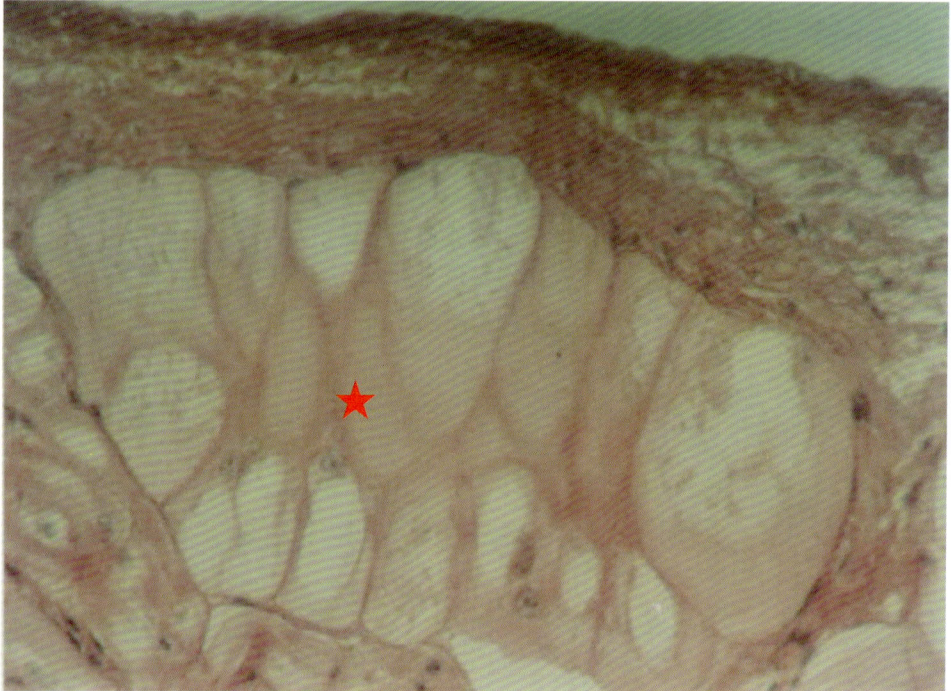

■ **图2-47 羊心室团聚型束细胞（2）**

苏木素-伊红染色 ×100

★示多个团聚型束细胞组成的巨大心肌生成单位，细胞挤压成拼块形，细胞质淡染，无肌原纤维，细胞核居中或偏位，核淡染。

三、延伸型束细胞阶段

偶然见到心肌生成单位边缘细胞横向演化形成延伸型束细胞。细胞较大，长宽比较小，细胞质嗜酸性略强，细胞质内无肌原纤维或很少，细胞核居中，较大而染色较浅。受牵拉力影响，心肌生成单位一端的束细胞逐渐伸长，成为延伸型束细胞，进而演化形成心肌细胞（图2-48）。演化受阻则成为早老的侏儒型心肌细胞（图2-49）。

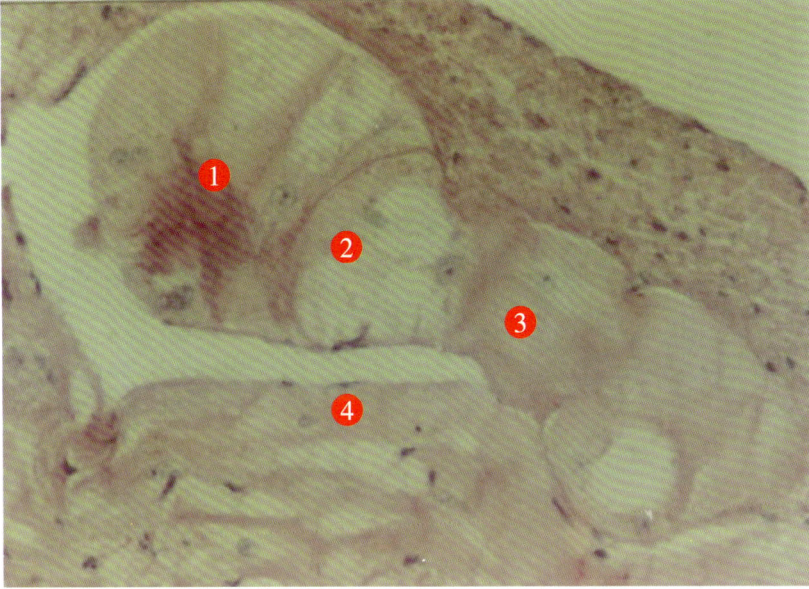

■ 图2-48 羊心室延伸型束细胞（1）

苏木素–伊红染色 ×100

❶示心肌生成单位；❷和❸示其边缘细胞横向演化形成延伸型束细胞；❹示幼稚心肌细胞。

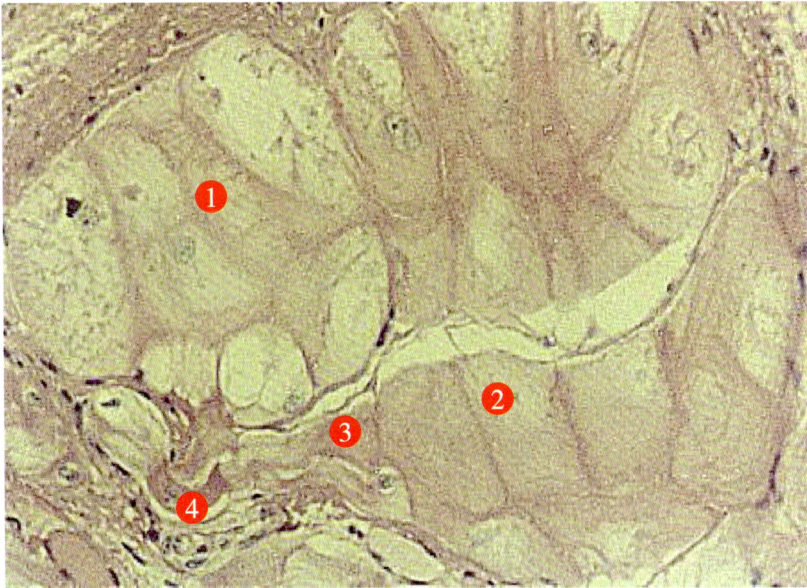

■ 图2-49 羊心室延伸型束细胞（2）

苏木素–伊红染色 ×100

❶示心肌生成单位；❷示束细胞趋于延长的心肌生成单位；❸示延伸型束细胞；❹示侏儒型心肌细胞。

第三节　束细胞-心肌细胞演化系

　　传统组织学认为，传导心肌与工作心肌是两种截然不同的心肌细胞，传导心肌像神经一样支配工作心肌。只有少数文献描述传导心肌和工作心肌之间的逐渐移行关系。其实，形态上传导心肌与工作心肌的区分是相对的，界限十分模糊，其间有许多过渡性细胞（图2-50、图2-51）。习惯称传导心肌细胞为特化的心肌细胞。而按细胞特征性成分从无到有、从少到多的一般演化规律，传导心肌是工作心肌的前体，即传导心肌细胞演化形成工作心肌细胞。延伸型束细胞比相似的幼稚心肌细胞更幼稚，肌原纤维更少。混沌型束细胞演化形成心肌生成单位。心肌生成单位以不同方式演化形成工作心肌。可见，不同类型束细胞与心室工作心肌细胞是一个连续演变的细胞系统，可称之为束细胞-心肌细胞演化系，实际就是广义的心肌细胞演化系。在此细胞系中，各种束细胞可改称更有实际意义的名称：混沌型束细胞相当于原心肌细胞，团聚型束细胞称为成心肌细胞，延伸型束细胞即前心肌细胞。

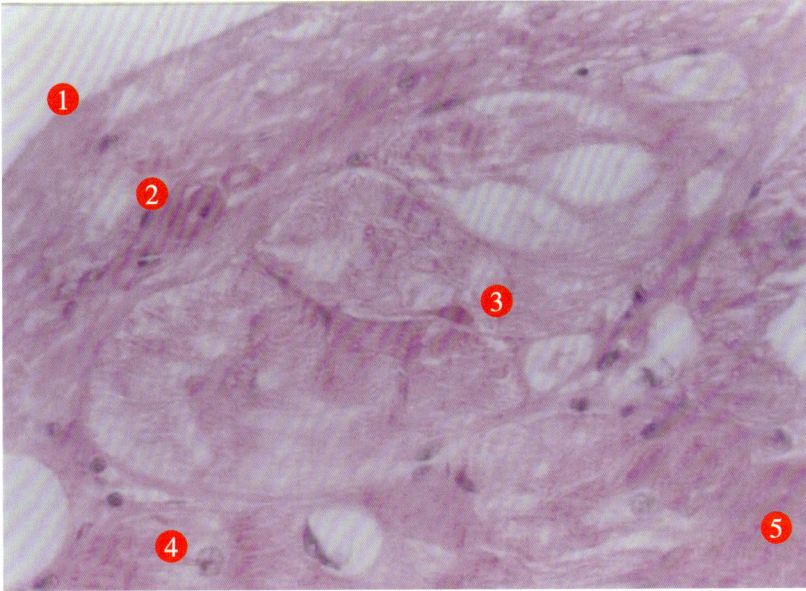

■ 图2-50　人心室束细胞–心肌细胞演化系

苏木素–伊红染色　×200

❶示内皮；❷示演化中的束细胞；❸示束细胞延伸中的心肌生成单位；❹示过渡性心肌细胞；❺示成熟心肌细胞。

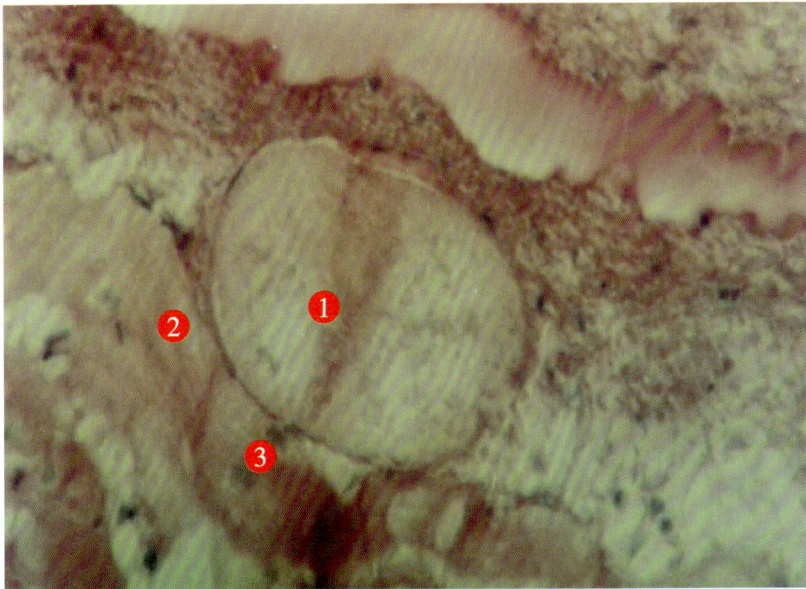

■ 图2-51　羊心室束细胞–心肌细胞演化系

苏木素–伊红染色　×200

❶示分裂中的混沌型束细胞；❷和❸示过渡性心肌细胞。

小　结

　　束细胞是所谓传导心肌细胞的统称。束细胞也以隔膜型和非隔膜型直接分裂方式增殖。束细胞隔膜型核分裂又可分为横隔式、纵隔式、斜隔式及多隔式等多种分裂方式。非隔膜型核分裂又有横缢型、侧凹型、劈裂型等不同类型。

　　束细胞演化包括混沌型束细胞、团聚型束细胞和延伸型束细胞三个阶段。混沌型束细胞是最初始的束细胞，以界膜分隔方式分裂成为团聚型束细胞。团聚型束细胞团就是生成心肌细胞的单位，称为心肌生成单位。心肌生成单位因生长性移位逐渐趋向心脏组织场。在微应力环境中束细胞伸长成为延伸型束细胞，后者继续演化形成心肌细胞。因此，束细胞与心肌细胞系是统一的，共同组成束细胞–心肌细胞演化系。其实，就是广义的心肌细胞演化系，束细胞是心肌细胞演化系上游细胞，工作心肌细胞是其下游细胞。

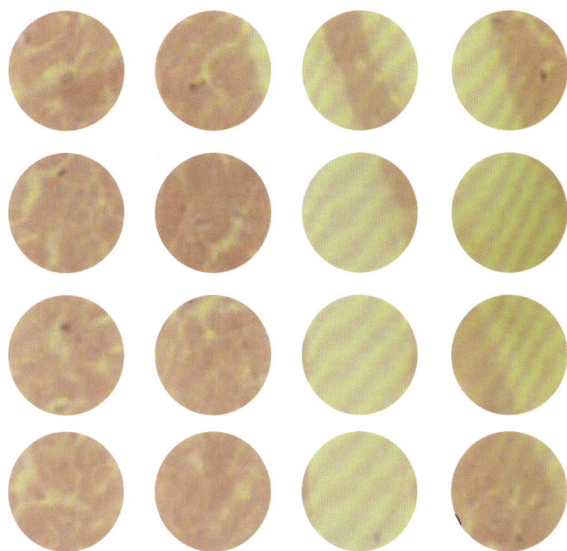

第三章
心脏组织动力学

　　传统组织学对心脏结构的经典描述是：心脏壁分为心内膜、心肌膜和心外膜三层。心内膜又分内皮、内皮下层和内膜下层。内皮是分隔血液和心脏壁的薄屏障。内皮下层起缓冲作用，内膜下层结缔组织内有浦肯野纤维。心肌膜由心肌组成，心外膜为结缔组织。这种各相分割的结构和功能描述与心脏作为有机整体的理念相去甚远。要将心脏理解为一个动态的有机系统整体，关键是心肌细胞的新生与死亡问题。第一章心肌细胞系，阐明心肌是既有细胞新生，又有细胞死亡的动态细胞群体；第二章束细胞-心肌细胞演化系，将细胞动态更替扩展到所有心脏实质细胞，包括工作心肌细胞和传导心肌细胞，实现了心脏结构在细胞水平的统一。但要解决心脏结构整体性问题还必须了解不同结构层次之间的内在联系，以及心脏干细胞的最初来源。组织动力学就是研究组织之间的演化关系，即不同细胞之间跨组织、跨层次、跨结构的演化的科学。心脏组织动力学研究的主要内容就是心脏干细胞的发生来源及其跨组织的演化过程，即心脏构建过程。本书以心室组织动力学为主要研究对象。心室肌由不同演化途径而来的心肌细胞系共同构建而成，包括心内膜源心室肌演化途径、肌层内源心室肌演化途径、心外膜源心室肌演化途径和房室间区源心室肌演化途径。心肌有多种不同的发生来源，显然有利于在各种病理条件下，心室肌系统的适应性和结构的稳定性。

第一节 心内膜源心室肌演化途径

心内膜是心室肌重要的演化来源。心内膜源心室肌演化途径是心室肌构建的主要途径。心内膜源心室肌演化途径是由心脏干细胞形成心室肌的一系列演化过程。大致可分为心脏干细胞内化演化和心内膜细胞-心肌细胞演化两个阶段。各阶段除优势演化通路还可有便捷演化支路，优势演化通路又有不同演化方式。

一、心脏干细胞内化阶段

血源性心脏干细胞是心内膜源心室肌演化途径的主体始动者。心脏干细胞演化形成心肌的第一步是干细胞内化，而干细胞内化与内皮密切相关。深入了解心内皮细胞是研究心脏干细胞-内膜细胞演化的基础。心脏干细胞内化是心脏干细胞演变成为心脏壁构成组分的过程。心脏干细胞的内化方式包括锚着式内化和沉积式内化。内化的干细胞可首先演化成为内皮细胞和心内膜细胞。

（一）内皮细胞

心内膜内皮并非由固定不变的单层扁平细胞组成的薄膜。内皮细胞本身有新生与衰亡的细胞动力学过程，有不同演化来源与不同转归，在不同条件下呈现明显表型异质性。

1. 内皮细胞异质性 内皮有静息区和活跃区区域性差异，不同区域的内皮细胞在细胞大小、形状及细胞核的形状、染色深浅等方面呈现明显异质性（图3-1、图3-2）。

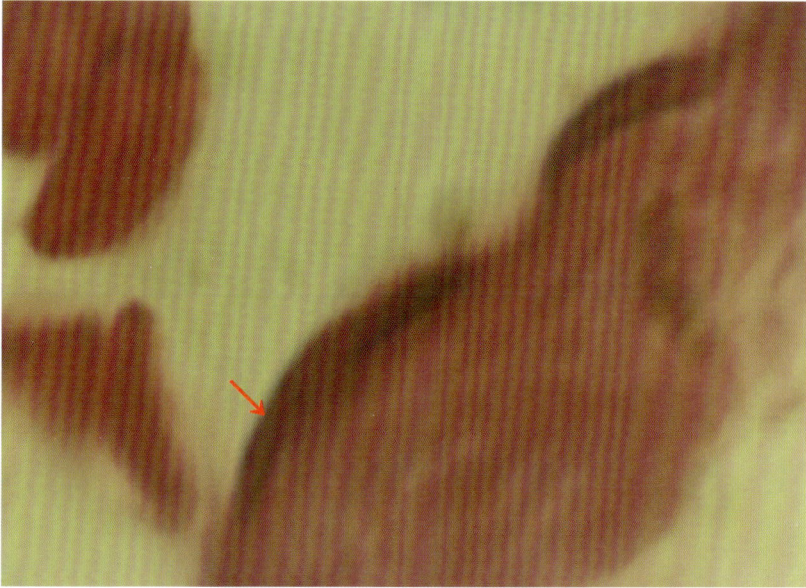

■ 图3-1　人心室心内皮静息区

苏木素-伊红染色　×1 000

示心内皮静息区较成熟的内皮细胞。细胞扁平，长梭形深染的细胞核靠近心室腔面。

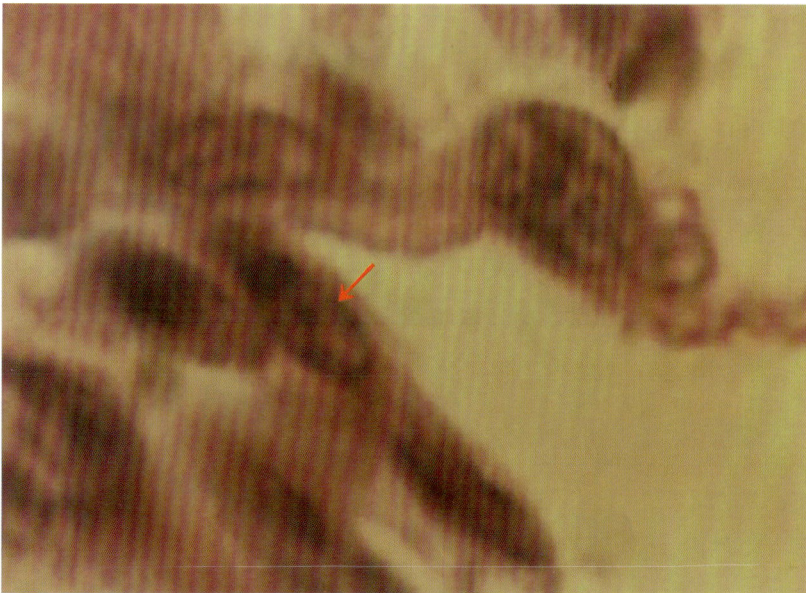

■ 图3-2　人心室心内皮活跃区

苏木素-伊红染色　×1 000

示心内膜活跃区，细胞核较密。示幼稚内皮细胞核呈扁椭圆形，染色较浅。

2. 内皮细胞直接分裂 内皮细胞具有细胞增殖能力。内皮细胞直接核分裂方式包括横裂与纵裂，以核横裂为主（图3-3、图3-4）。不但幼稚的内皮细胞可进行直接分裂（图3-5），较成熟的内皮细胞也有直接分裂增殖能力(图3-6)。内皮细胞核的纵裂是沿细胞核纵轴一分为二（图3-7）。

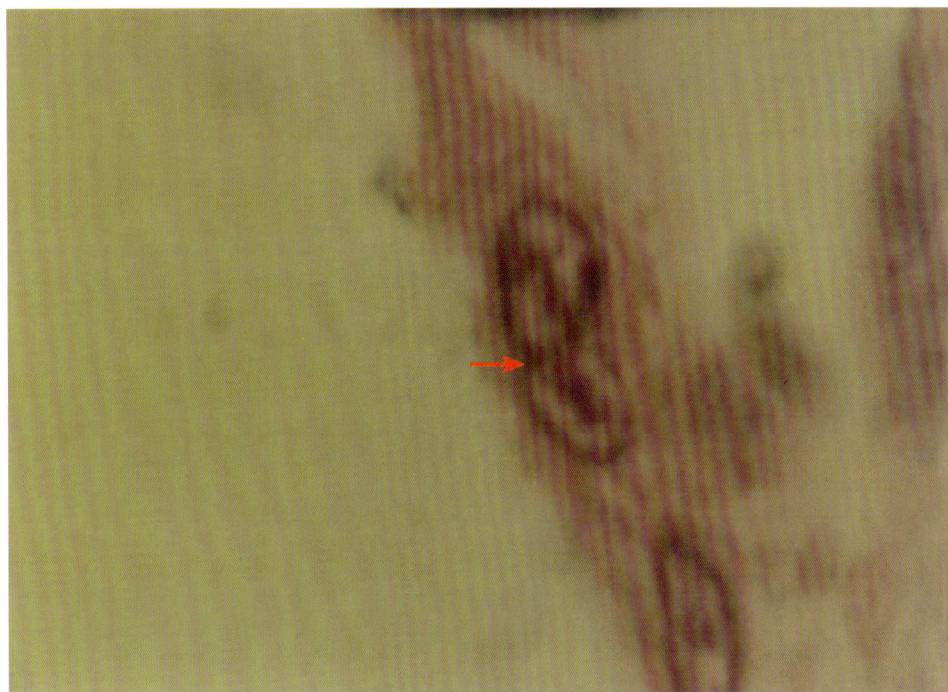

■ **图3-3 人心室内皮细胞核横裂（1）**

苏木素-伊红染色 ×1 000

→示心内膜较幼稚的内皮细胞横隔式核分裂，横隔形成。

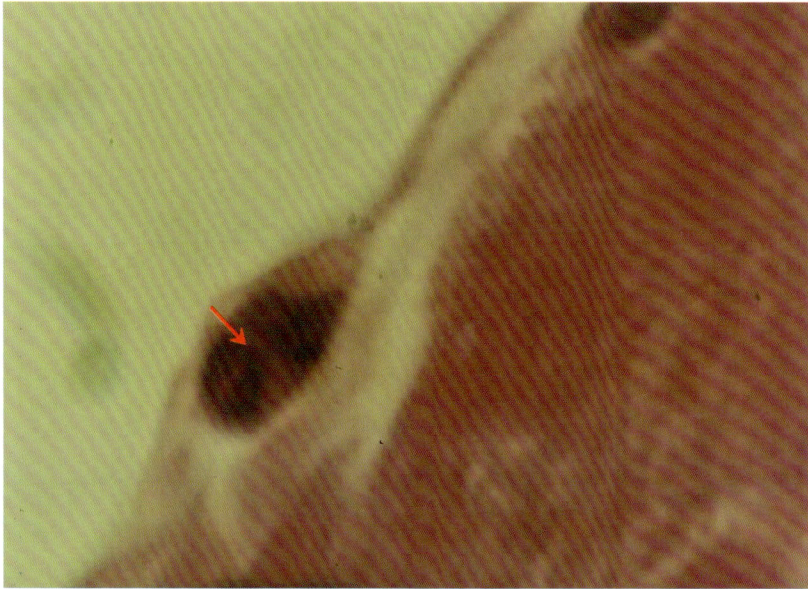

■ 图3-4　人心室心内皮细胞核横裂（2）
苏木素-伊红染色　×1 000
示心内膜内皮直接分裂形成的较幼稚的双核内皮细胞。

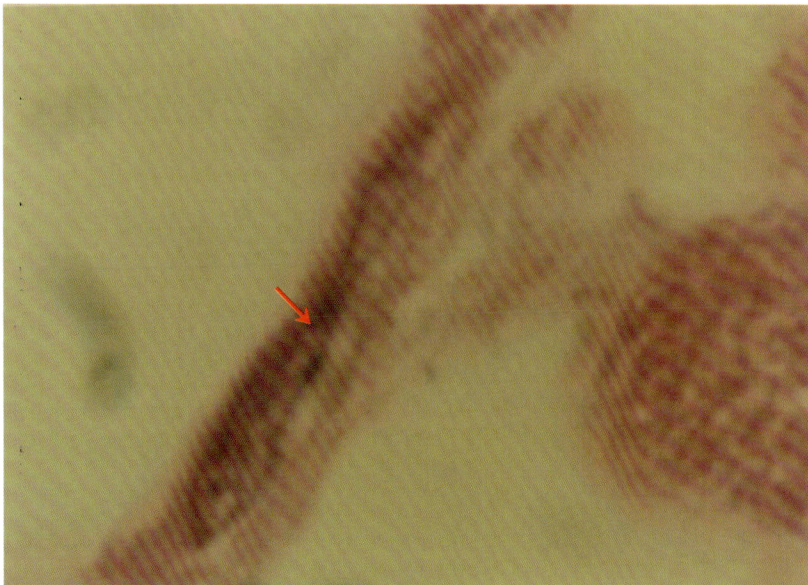

■ 图3-5　人心室心内皮细胞核横裂（3）
苏木素-伊红染色　×1 000
示心内膜较成熟的内皮细胞核拉伸型分裂，细胞核因受两端牵拉，连接部变细、断离。

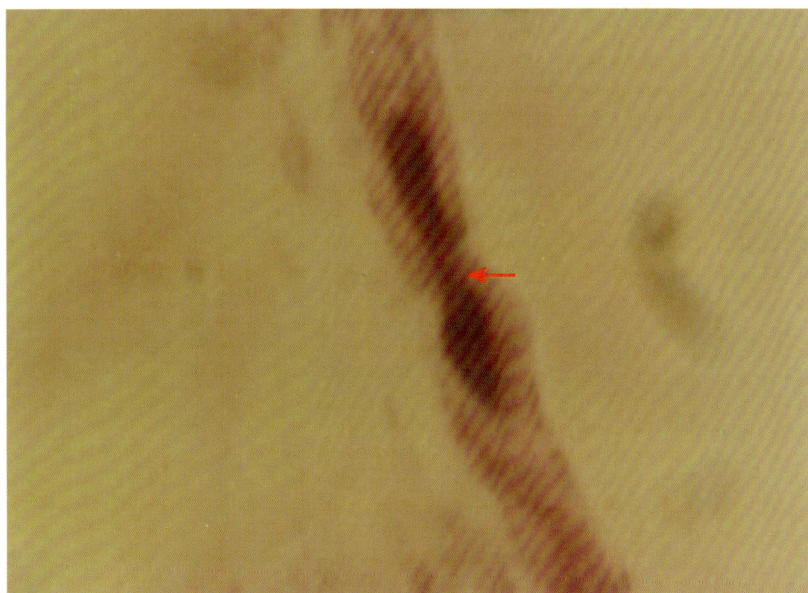

■ 图3-6　人心室心内皮细胞核横裂（4）

苏木素-伊红染色　×1 000

←示心内膜较幼稚的内皮细胞拉伸型核分裂，细胞核因受两端牵拉，导致连接部变细，逐渐断离。

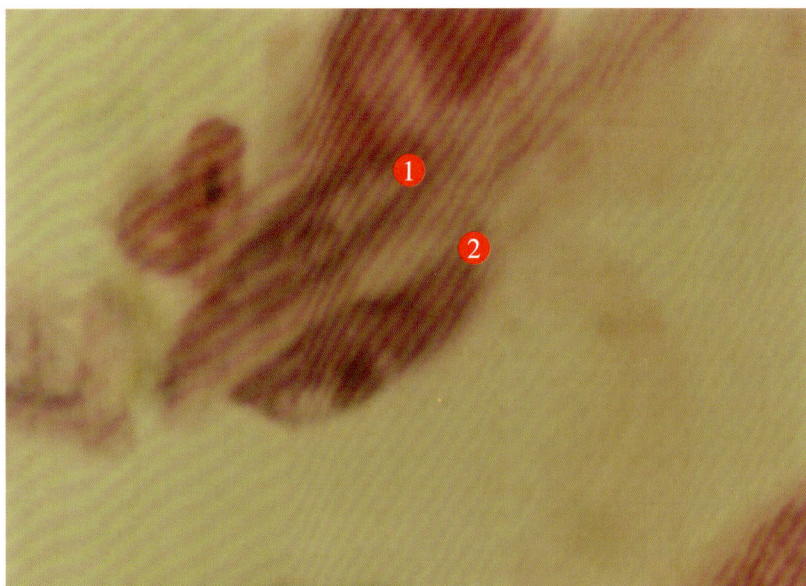

■ 图3-7　人心室心内皮细胞核纵裂

苏木素-伊红染色　×1 000

❶和❷示心内皮细胞纵式核分裂形成的上、下两个新核。

3. 内皮细胞的转归　内皮细胞核纵裂，常是内皮细胞内化形成内膜细胞的途径之一。上方新核保留上皮原位，下方新核下移，成为内膜细胞核（图3-8）。内皮陷窝将原来的内皮细胞埋于内膜内，以及细胞增生、核迁移是上皮细胞内膜化的另一种途径（图3-9）。

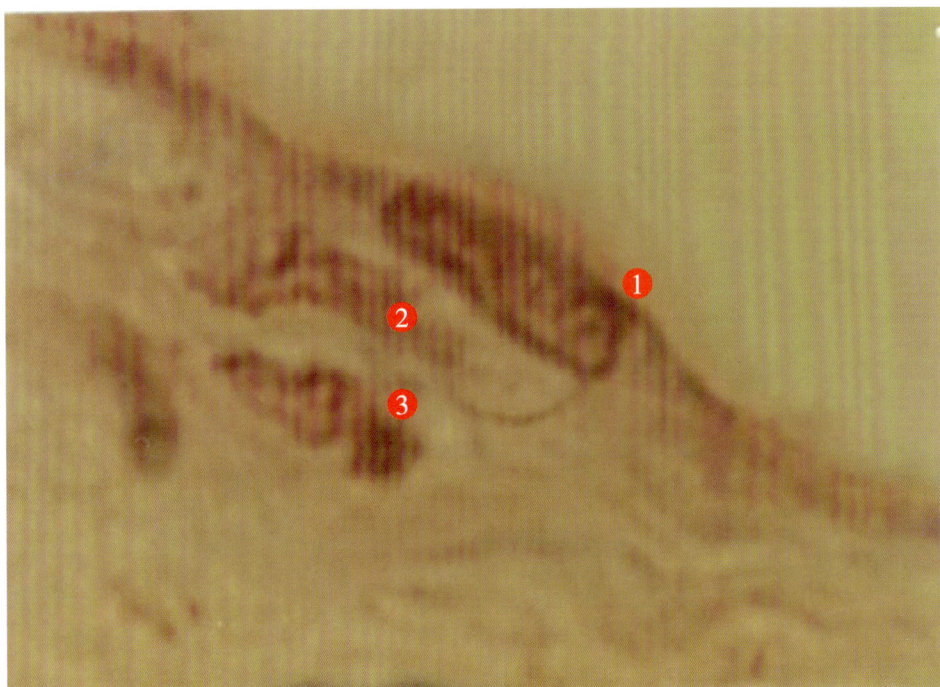

■ **图3-8　人心室心内皮细胞**
苏木素-伊红染色　×1 000
❶示心内膜表层内皮细胞；❷和❸示核纵裂后内迁为内膜细胞核。

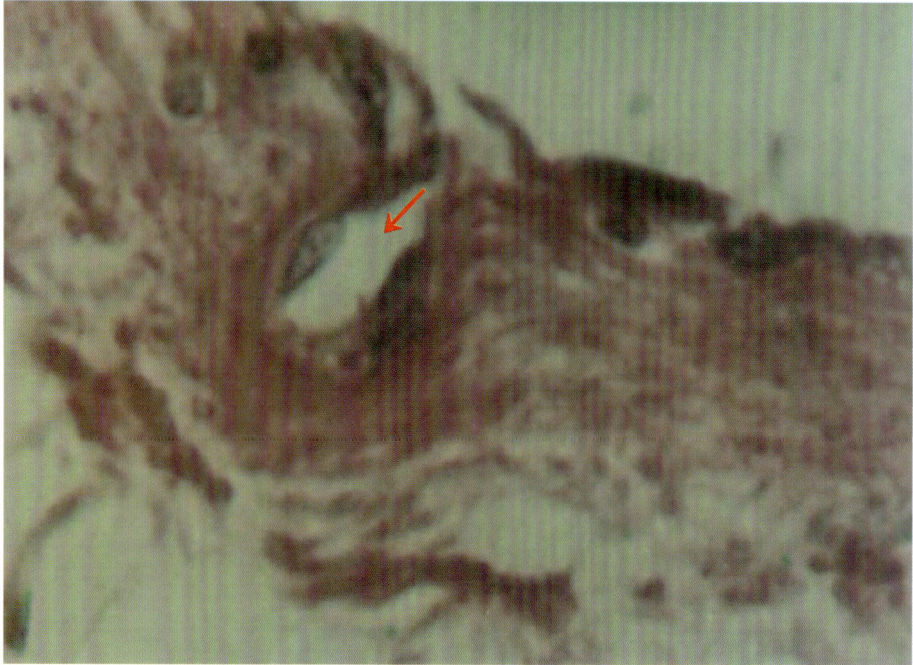

■ **图3-9 羊心室心内膜陷窝**

苏木素-伊红染色 ×400

示内皮陷窝，内皮细胞埋入内膜内。

（二）心脏干细胞内化方式

心脏干细胞内化常见锚着式和沉积式两种方式。

1. 锚着式内化 包括心脏干细胞锚着、心脏干细胞内皮化、心脏干细胞穿越内皮、心脏干细胞-内膜细胞演化和心脏干细胞-心肌细胞演化等过程。

（1）心脏干细胞锚着 心脏干细胞可在血流剪切力较弱的内皮表面通过细胞识别锚着于内皮表面（图3-10）。

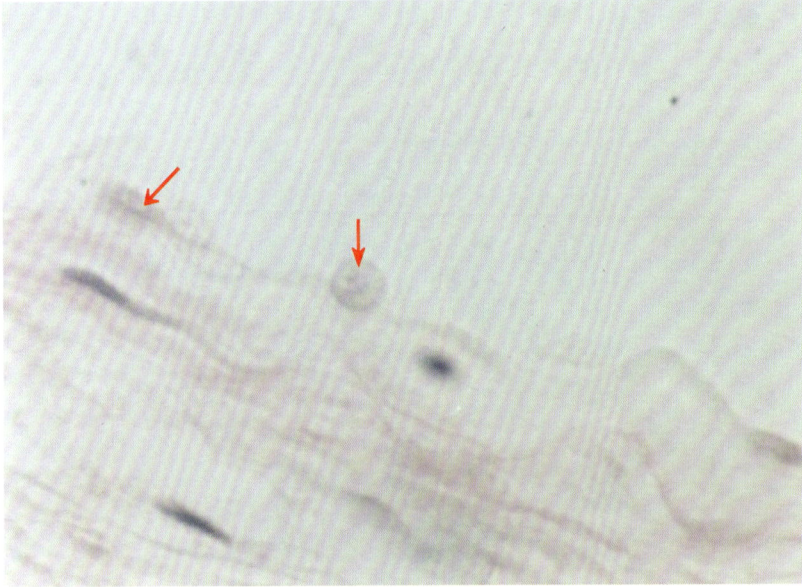

■ 图3-10　人心脏干细胞锚着

苏木素–伊红染色　×400

↙示内皮细胞。↓示锚着于心内皮的心脏干细胞。

（2）心脏干细胞内皮化　锚着的心脏干细胞延展、扁平化演化形成内皮细胞（图3-11），于此心脏干细胞可称为内皮干细胞。

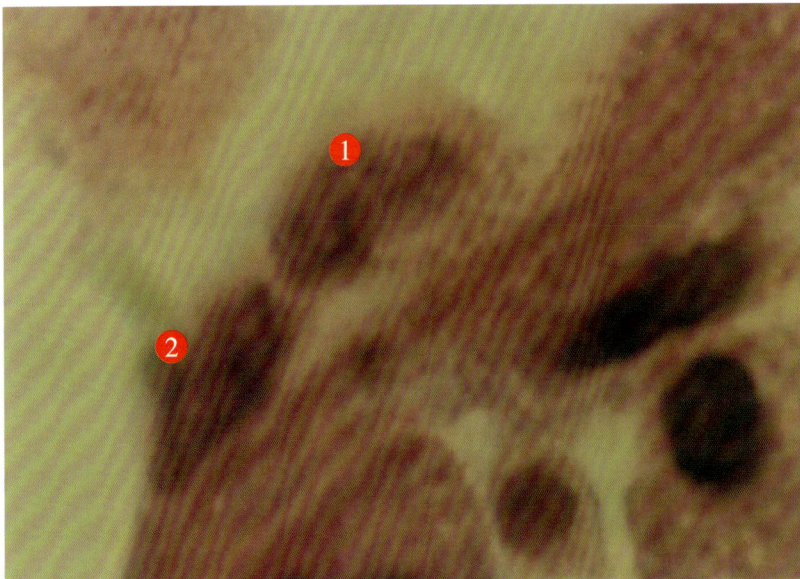

■ 图3-11　人心脏干细胞锚着与内皮化

苏木素–伊红染色　×1 000

❶示心内膜表面的细胞正在锚着；❷示已基本锚着，开始扁平化。

（3）心脏干细胞穿越内皮　锚着的心脏干细胞可不同程度地嵌入内皮层（图3-12、图3-13），最后主动向下穿越内皮，埋入内皮之下（图3-14）。

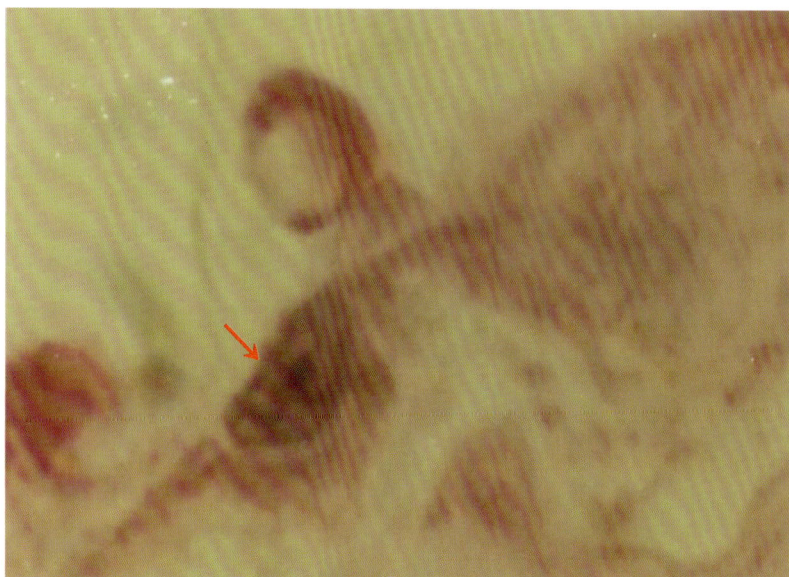

■ 图3-12　人心脏干细胞穿越内皮（1）

苏木素-伊红染色　×1 000

示心脏干细胞正在深陷并穿越内皮成为心内膜细胞。

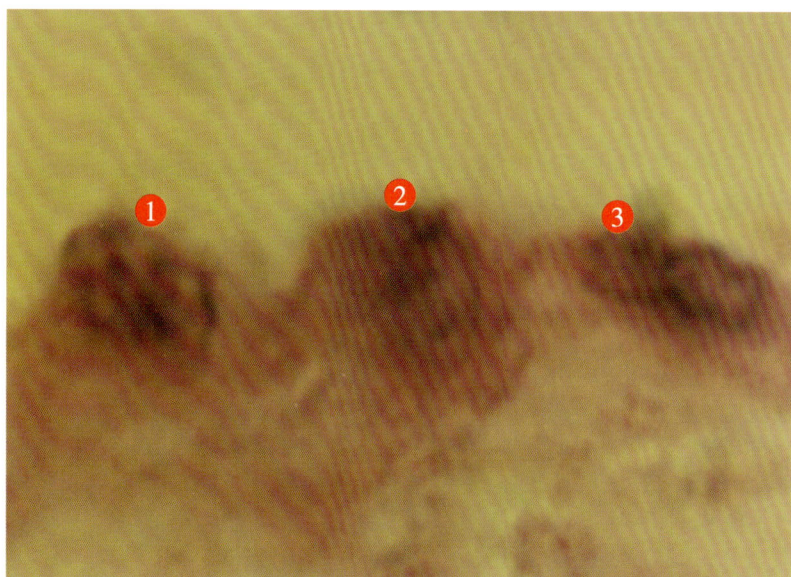

■ 图3-13　人心脏干细胞穿越内皮（2）

苏木素-伊红染色　×1 000

❶和❷示不同程度陷入心内皮的心脏干细胞；❸示已扁平化为内皮细胞。

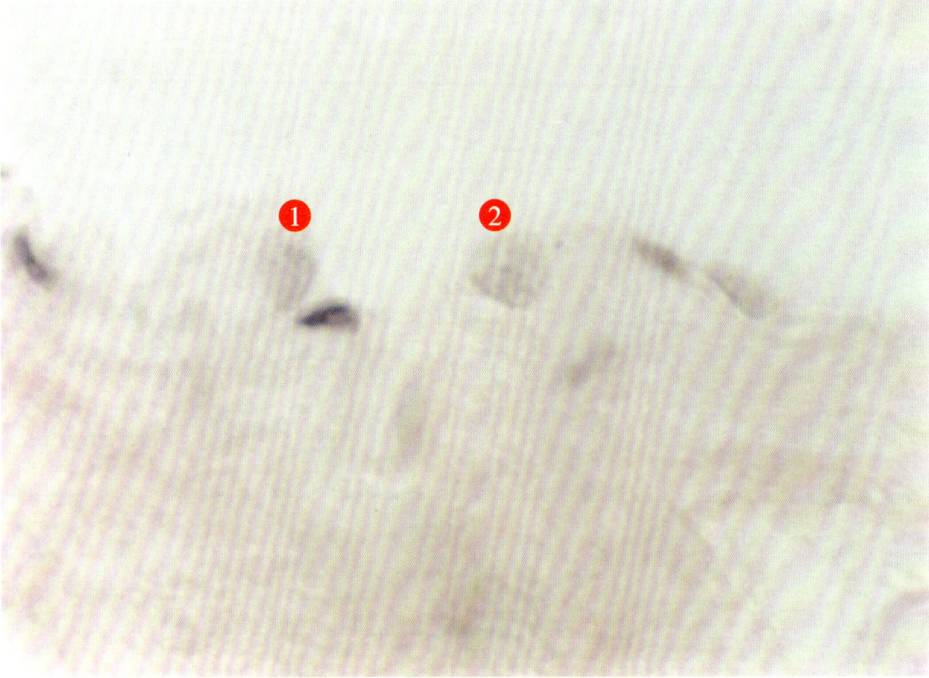

■ 图3-14　人心脏干细胞穿越内皮（3）

苏木素–伊红染色　×400

❶示正在穿越心内皮的心脏干细胞；❷示将完成穿越心内皮的心脏干细胞。

（4）心脏干细胞–内膜细胞演化　心脏干细胞进入内膜层内皮下的可演化为内膜细胞，一些内膜细胞仍保留有较多干细胞特征（图3-15），之后增殖演化成为静息内膜细胞。

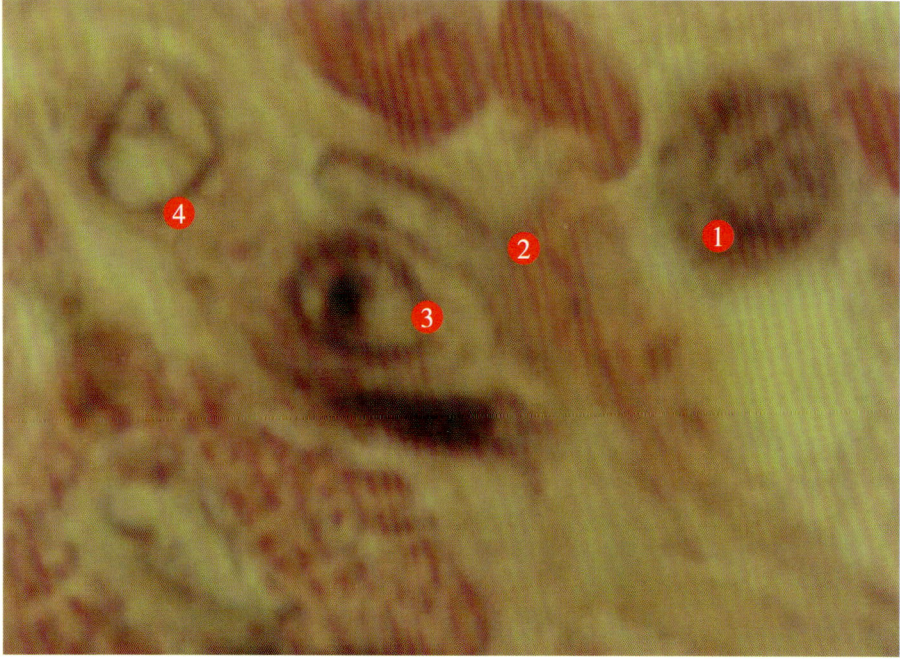

■ 图3-15　人心脏干细胞–内膜细胞演化
苏木素–伊红染色　×1 000
❶示心室腔内血源单个核细胞；❷示内皮细胞；❸和❹示保有
干细胞特征的内膜细胞。

（5）心脏干细胞–心肌细胞演化　穿越内皮保有干细胞特征的内膜细
胞，可经或不经细胞透明化并逐步合成肌收缩成分，逐渐向心肌细胞演化
（图3-16、图3-17）。

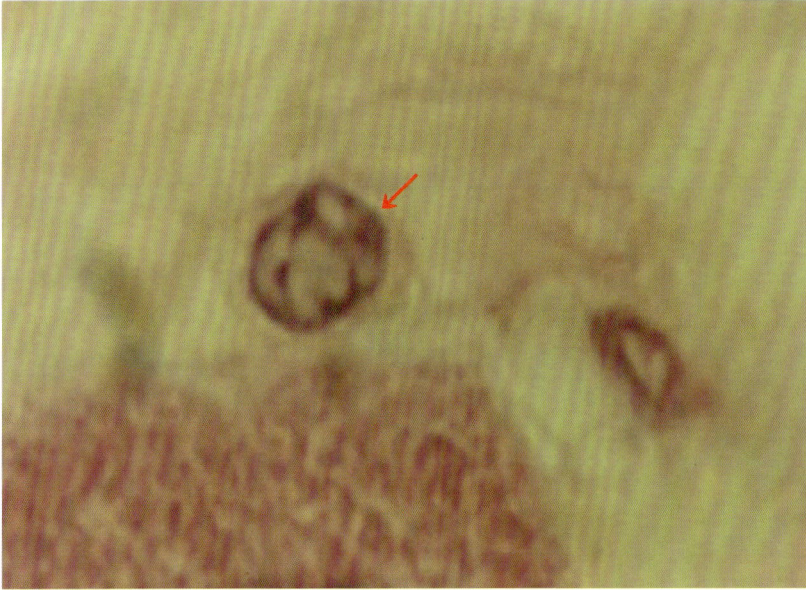

■ 图3-16 人心脏干细胞–心肌细胞演化（1）
苏木素–伊红染色 ×1 000
示心内膜细胞开始合成自己的细胞质、透明化。

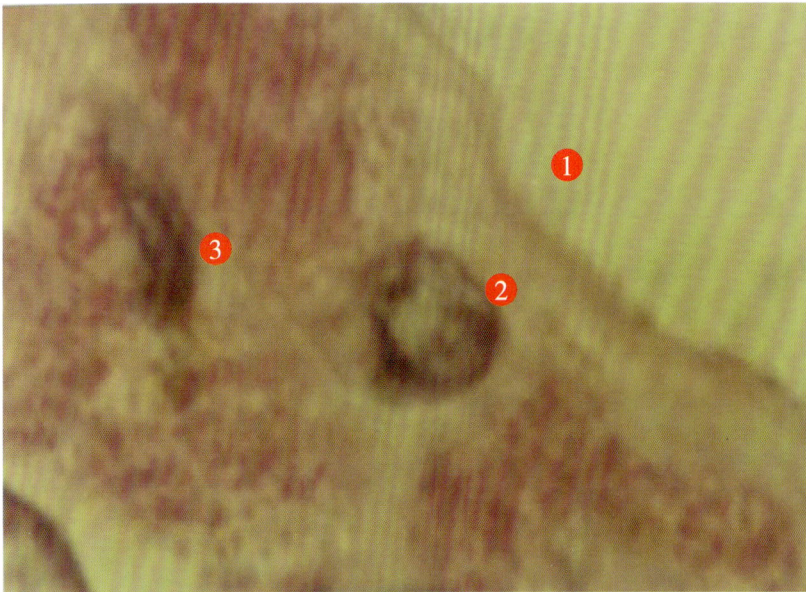

■ 图3-17 人心脏干细胞–心肌细胞演化（2）
苏木素–伊红染色 ×1 000
❶示心室腔；❷示刚穿越到内皮下的单个核细胞；❸示进一步
内迁，合成肌原纤维的细胞。

2. 沉积式内化 心内膜腔面凹陷处血流剪切力较小，血流最外层的心脏干细胞可随少量血浆群聚于凹陷的心室心内膜表面（图3-18）。最表层心脏干细胞逐渐扁平化，成为内皮细胞，较深在者则成为内膜细胞（图3-19）。心房心内膜表面的沉积层更明显，常伴随较多血浆蛋白沉积。最表面的心脏干细胞逐渐铺展成为内皮细胞，被埋于下面的干细胞则形成静息内膜细胞（图3-20、图3-21），使心房内膜由浅至深呈现逐层沉积叠加的模式（图3-22）。

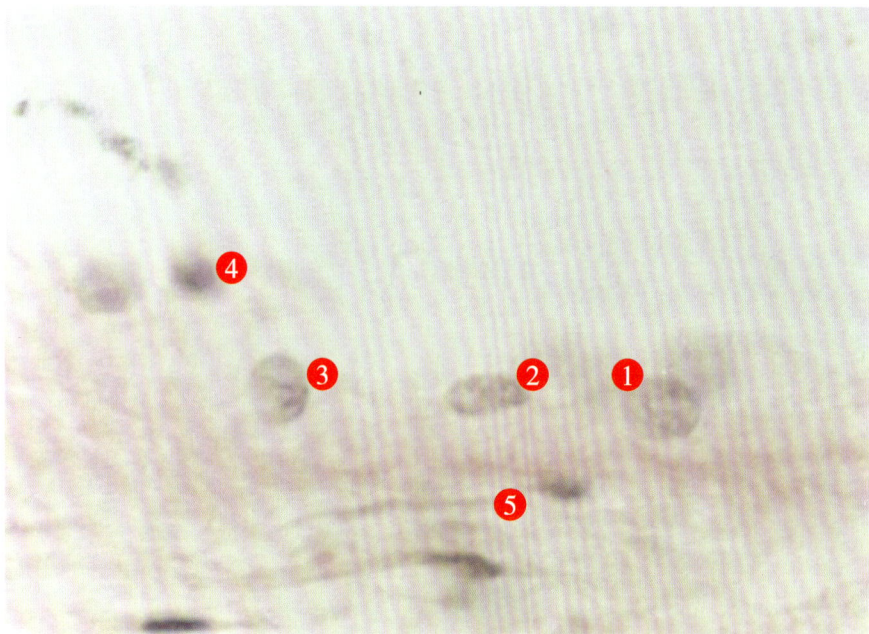

■ 图3-18 人心室心内膜心脏干细胞沉积（1）

苏木素-伊红染色 ×400

❶和❷示干细胞逐渐扁平化；❸示可能向内膜细胞演化的干细胞；❹示沉积不牢而衰亡的干细胞；❺示原有内膜内皮。

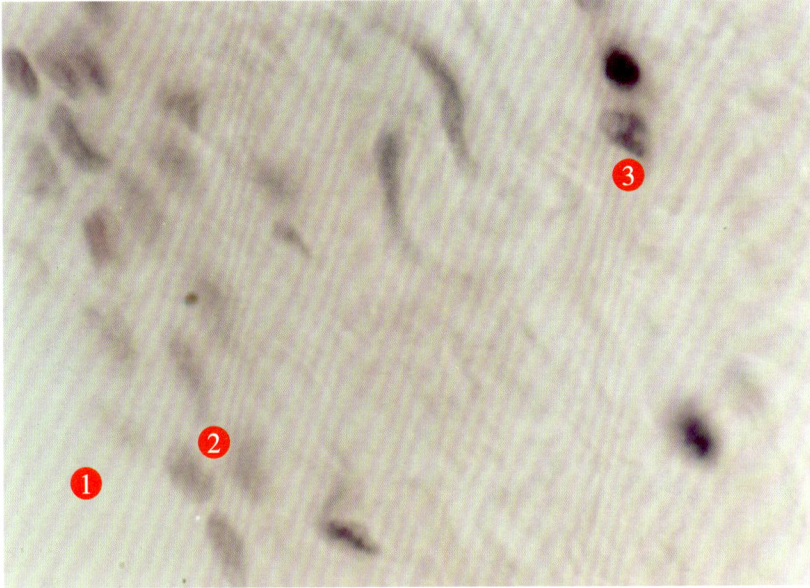

■ 图3-19　人心室心内膜心脏干细胞沉积（2）

苏木素–伊红染色　×400

❶示心室腔；❷示沉积的心脏干细胞群；❸示内膜细胞。

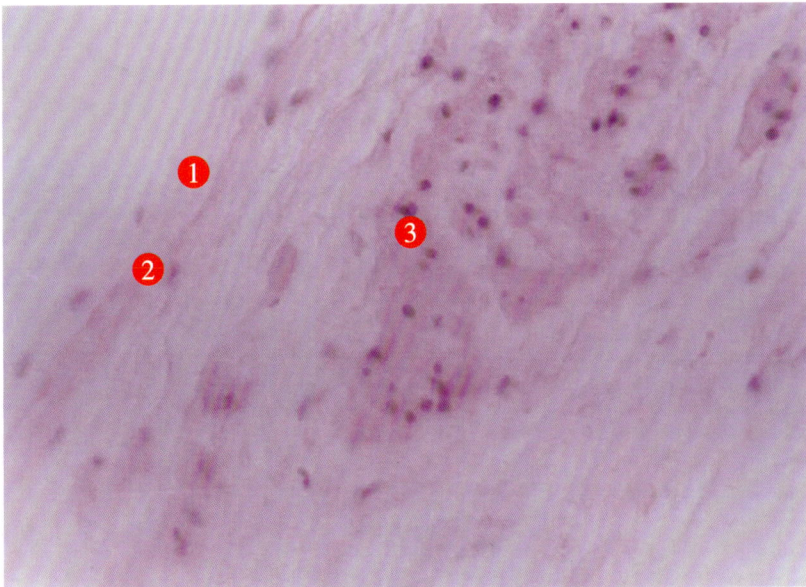

■ 图3-20　人心房心内膜心脏干细胞沉积（1）

苏木素–伊红染色　×200

❶示新沉积层；❷示旧沉积层；❸示内膜平滑肌。

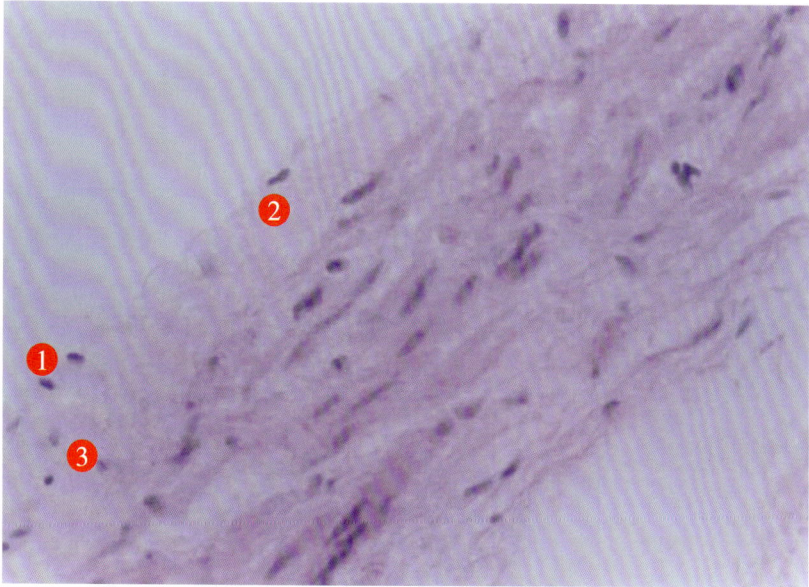

■ 图3-21 人心房心内膜心脏干细胞沉积（2）

苏木素-伊红染色 ×200

①示新沉积内皮干细胞；②示表层细胞核扁平化；③示深埋的干细胞。

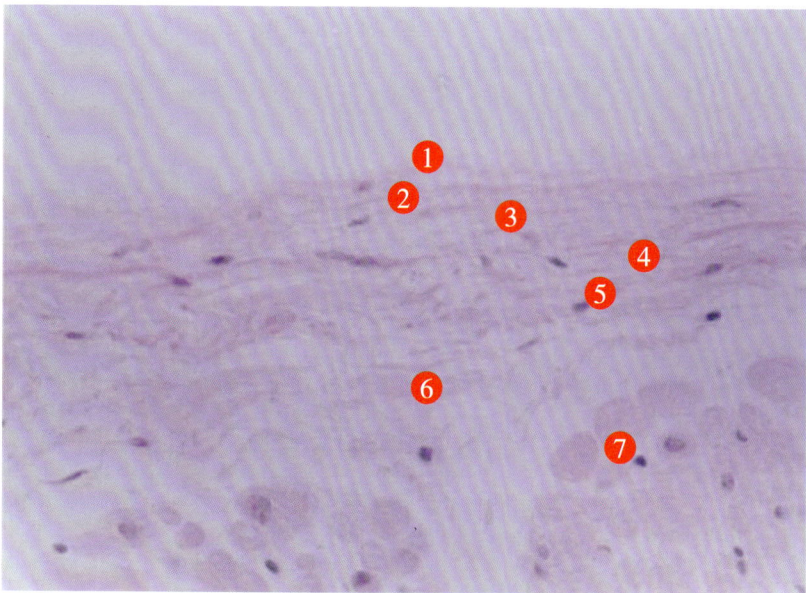

■ 图3-22 人心房心内膜沉积式更新

苏木素-伊红染色 ×100

①、②、③、④、⑤和⑥示逐次的沉积层；⑦示心房肌。

二、心内膜细胞-心肌细胞演化阶段

心内膜包括内皮、内皮下层和内膜下层。内皮下层和内膜下层并非真正意义上的结缔组织，其实是多种来源的异质细胞群，笼统称为心内膜细胞。其中一些心内膜细胞具有演化形成心肌的能力，实为心肌干细胞，包括前述保持有干细胞特点且刚穿越内皮形成的内膜细胞和静息内膜细胞。后者的特点是细胞小，细胞质较少，细胞核小，不像纤维细胞核为梭形，而多为圆球形或椭圆形（图3-23）。心内膜细胞-心肌细胞演化因中间过渡细胞类型多少不同而有多种途径，包括心内膜细胞-心肌细胞演化途径（简称直捷演化途径）、心内膜细胞-亮细胞-心肌细胞演化途径（简称亮细胞演化途径）、心内膜细胞-亮细胞-束细胞-心肌细胞演化途径（简称束细胞演化途径）。

（一）直捷演化途径

直捷演化途径即心内膜细胞-心肌细胞演化途径。羊心室内膜心肌生成单位间区，可见受激发的内膜细胞并无明显透明化，只是细胞核周围出现少许透明间隙，直捷演化为心肌细胞（图3-24~图3-26）。偶尔可见，心肌生成单位间区内膜细胞流向心肌层内，受激发启动后续演化（图3-27）。人心室内膜细胞演化以非亮细胞途径为主，表现为邻近诱导作用，邻近的内膜细胞核可合成心肌收缩蛋白，逐步成为心肌细胞（图3-28）。甚至，可见心肌细胞的肌原纤维捕获内膜细胞核的超强诱导现象（图3-29、图3-30）。

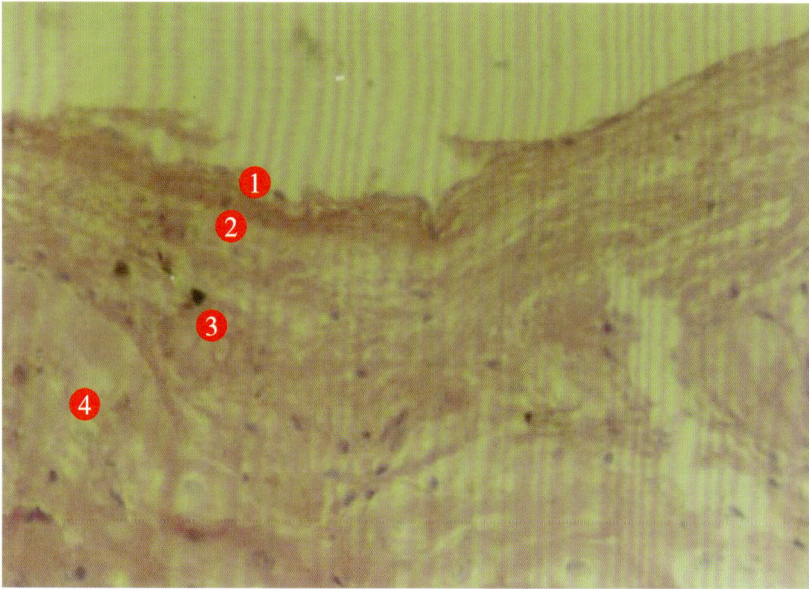

■ 图3-23　羊心室心内膜细胞及其演化

苏木素-伊红染色　×100

❶示内皮；❷示内膜细胞；❸示内膜透明细胞团；❹示幼稚心肌细胞。

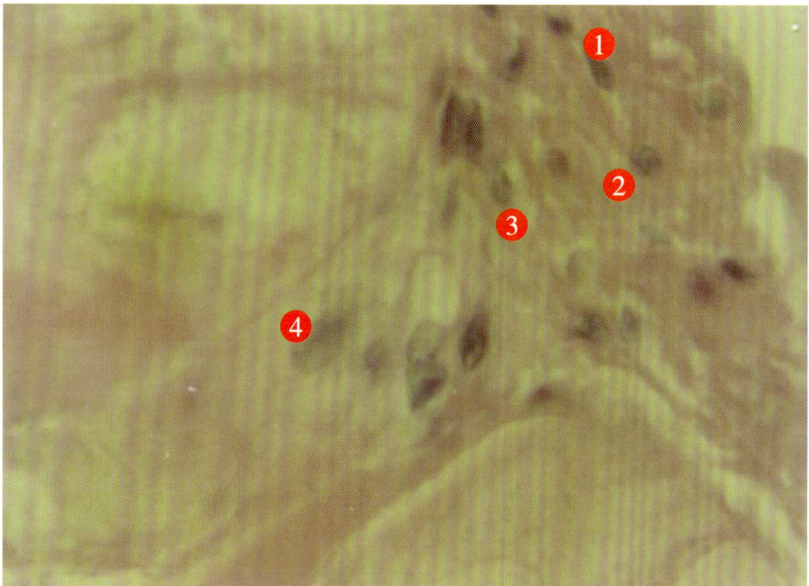

■ 图3-24　羊心室心内膜细胞-心肌细胞途径演化（1）

苏木素-伊红染色　×400

❶示心内膜下层静息内膜细胞；❷示激发的内膜细胞；❸示内膜细胞核周略有透明间隙；❹示演化中的心肌细胞核。

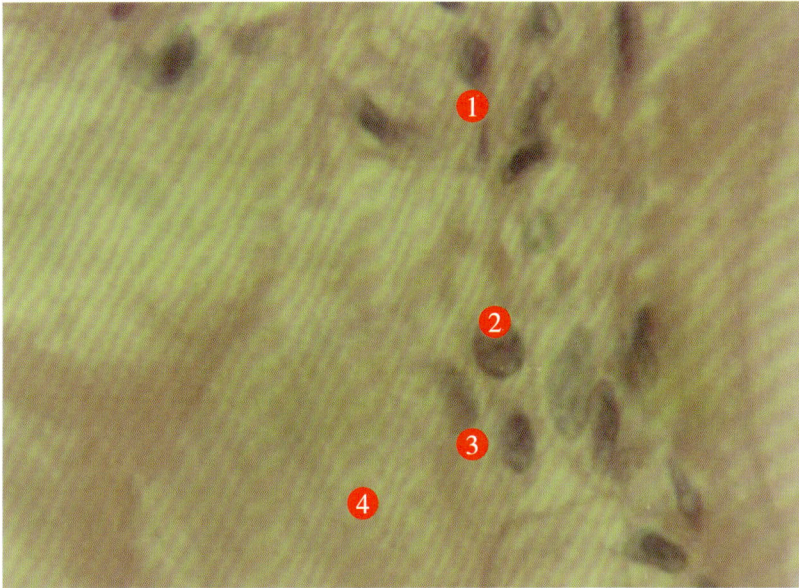

■ 图3-25　羊心室心内膜细胞-心肌细胞途径演化（2）

苏木素-伊红染色　×1 000

❶示激发的内膜细胞；❷示略有透明间隙的内膜细胞；❸示开始表达心肌收缩蛋白的准心肌细胞；❹示心肌细胞。

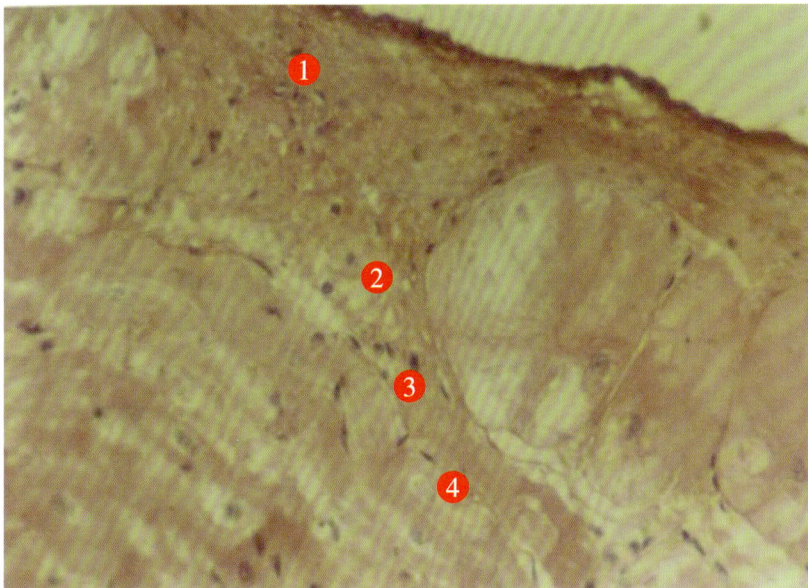

■ 图3-26　羊心室心内膜细胞-心肌细胞途径演化（3）

苏木素-伊红染色　×100

❶示静息内膜细胞；❷示激发的内膜细胞；❸示过渡性细胞；❹示幼稚心肌细胞。

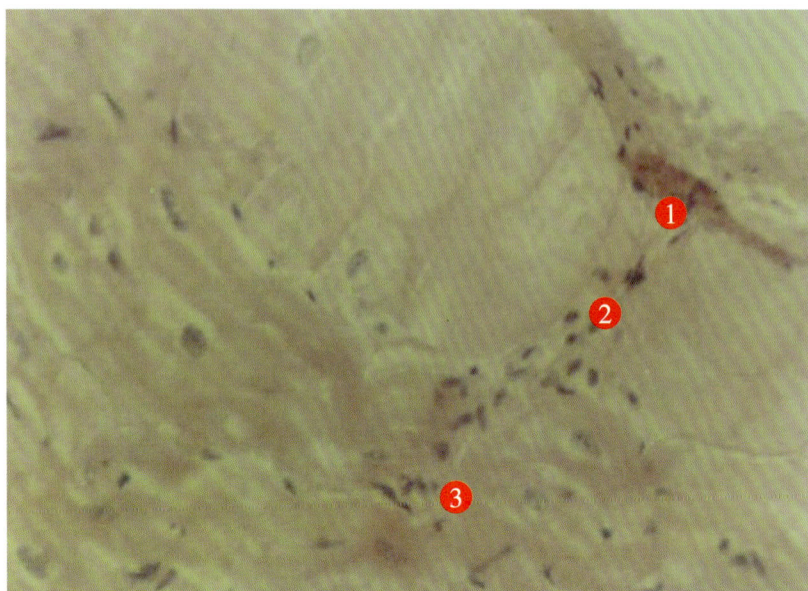

■ 图3-27　羊心室心内膜细胞内迁

苏木素-伊红染色　×100

❶示内皮下层内膜细胞；❷示向下迁移中的内膜细胞；❸示迁入肌层的内膜细胞。

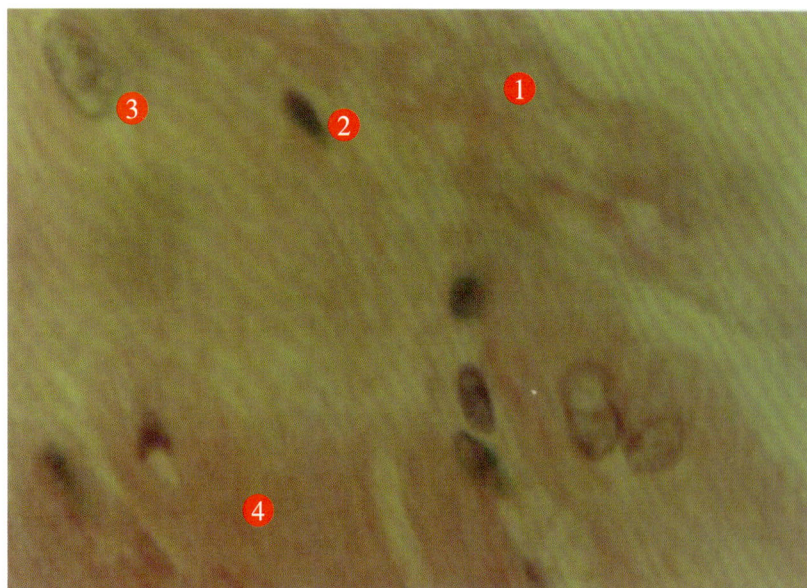

■ 图3-28　人心室心内膜细胞-心肌细胞途径演化（1）

苏木素-伊红染色　×400

❶示心内膜；❷示受诱导激发的内膜细胞核；❸示新生心肌细胞的核；❹示心肌细胞。

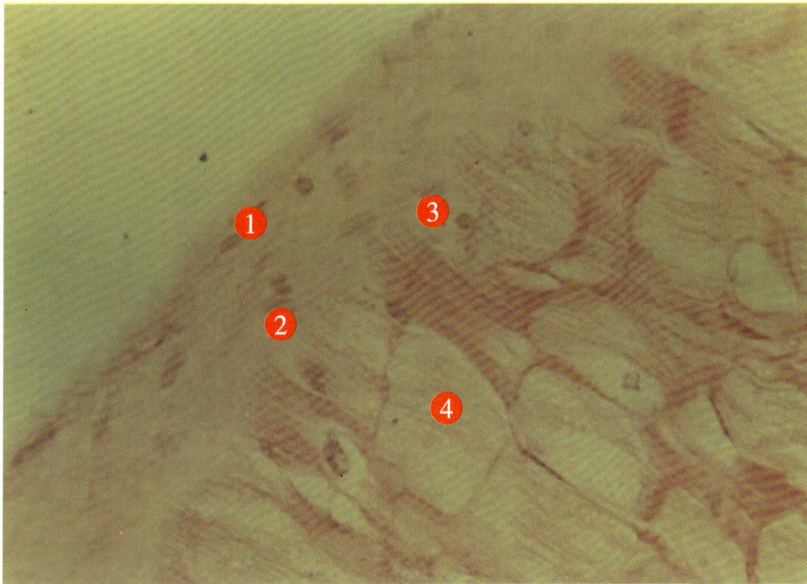

■ 图3-29　人心室心内膜细胞-心肌细胞途径演化（2）

苏木素-伊红染色　×400

❶示内皮；❷示将被捕获的内膜细胞核；❸示被捕获的细胞核；❹示心肌细胞。

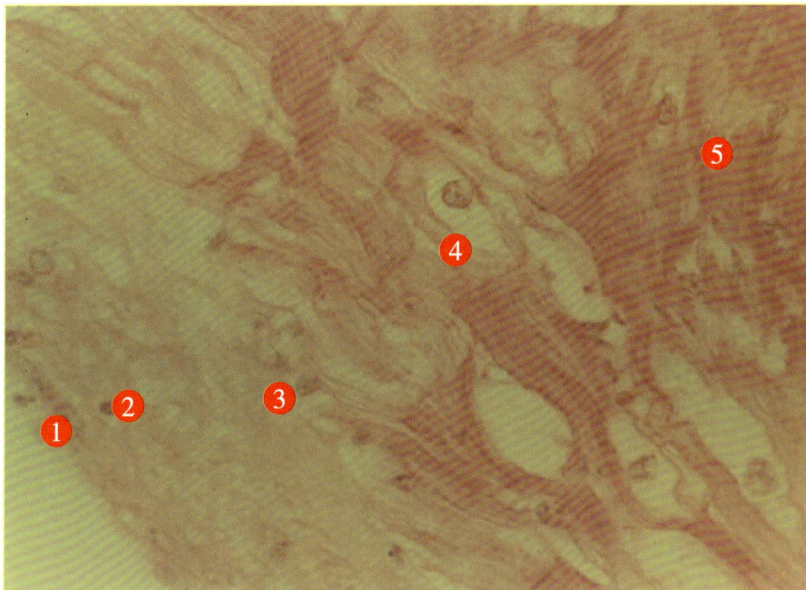

■ 图3-30　人心室心内膜细胞-心肌细胞途径演化（3）

苏木素-伊红染色　×400

❶示内皮；❷示激发的内膜细胞；❸示将被捕获的内膜细胞核；❹示幼稚心肌细胞；❺示成熟心肌细胞。

（二）亮细胞演化途径

亮细胞演化途径即心内膜细胞-亮细胞-心肌细胞演化途径。有时内皮下层心内膜细胞透明化形成的亮细胞，并不增大形成明显的束细胞和心肌生成单位，而只聚集成为内膜亮细胞团（图3-31、图3-32），或以散在透明细胞演化为心肌细胞（图3-33）。人心内膜更常见散在内膜细胞经透明化逐渐演化为心肌细胞（图3-34），从内膜到肌层呈现内膜细胞、透明细胞、幼稚心肌细胞、成熟心肌细胞梯级分布模式（图3-35）。

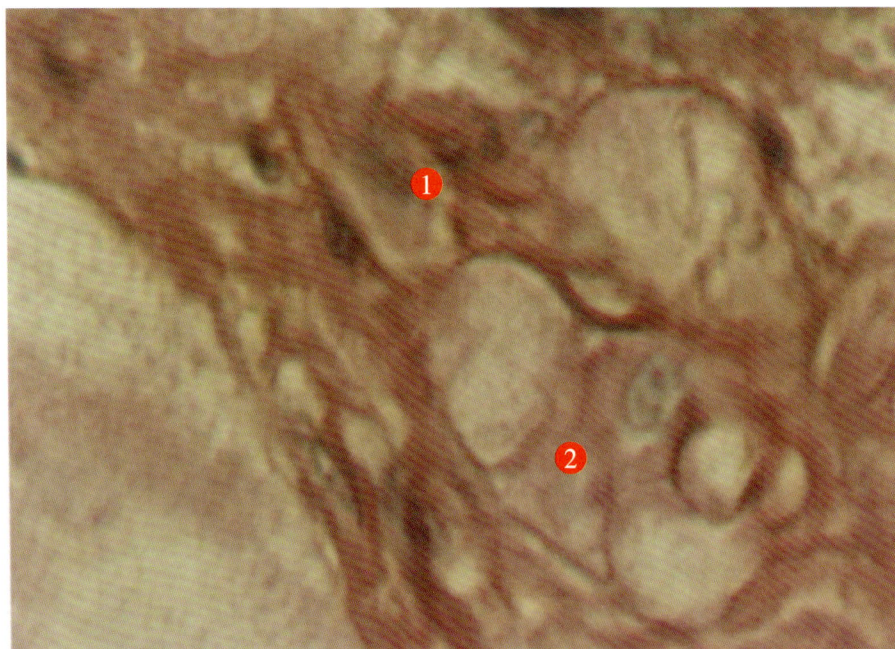

■ 图3-31 羊心室心内膜细胞及其演化

苏木素-伊红染色 ×1 000

❶示内膜细胞开始透明化；❷示内膜下层亮细胞团，即心肌生成单位的前身。

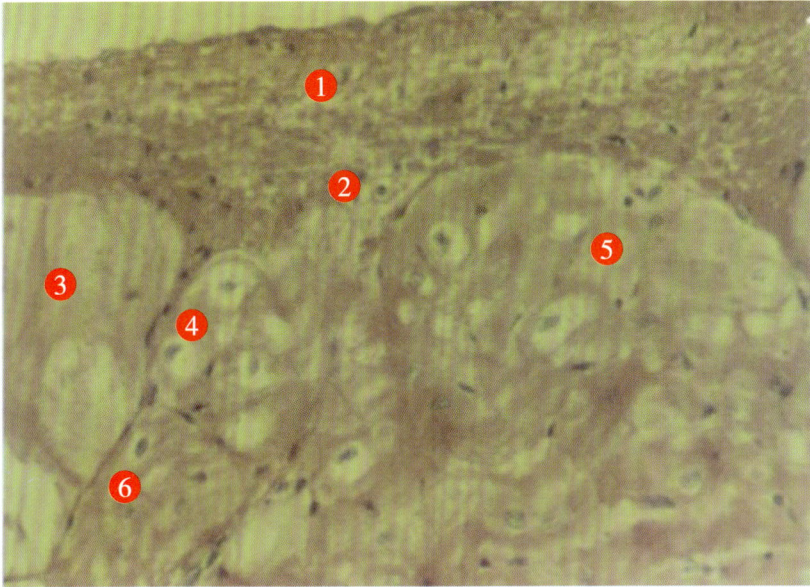

■ 图3-32　羊心室心内膜细胞经亮细胞途径演化（1）

苏木素-伊红染色　×100

❶示心内膜下层细胞透明化；❷示透明细胞；❸示心肌生成单位；❹示亮细胞团；❺示另一亮细胞团；❻示幼稚心肌细胞。

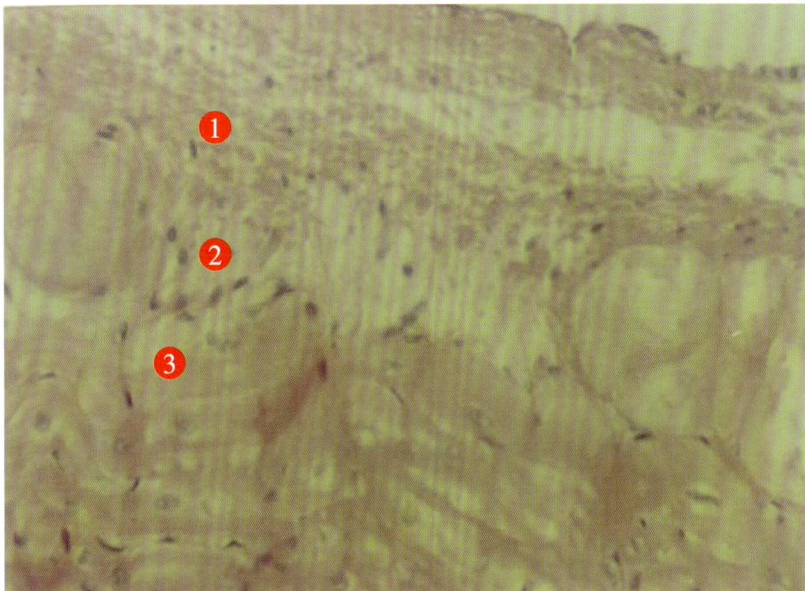

■ 图3-33　羊心室心内膜细胞经亮细胞途径演化（2）

苏木素-伊红染色　×100

❶示内膜细胞；❷示透明化内膜细胞；❸示新形成的心肌细胞。

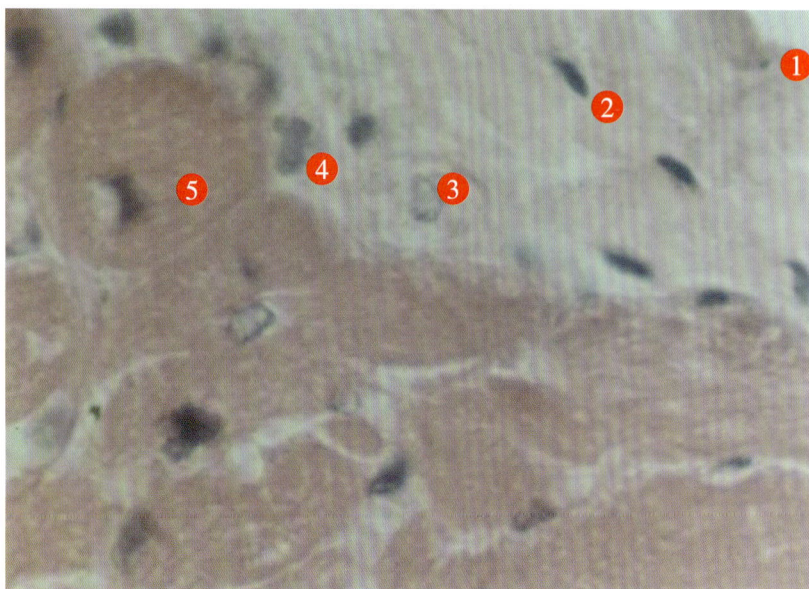

■ 图3-34　人心室心内膜细胞经亮细胞途径演化（1）

苏木素-伊红染色　×400

❶示内皮；❷示静息内膜细胞；❸示透明化内膜细胞；❹示开始肌样化细胞；❺示心肌细胞。

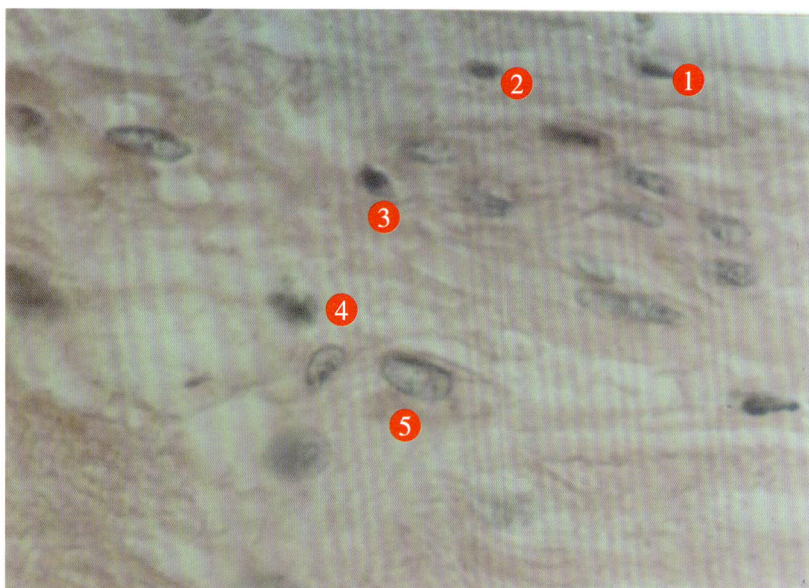

■ 图3-35　人心室心内膜细胞经亮细胞途径演化（2）

苏木素-伊红染色　×400

❶示心内膜细胞；❷示受激心内膜细胞；❸示心内膜细胞透明化；❹示亮细胞；❺示幼稚心肌细胞。

（三）束细胞演化途径

束细胞演化途径即心内膜细胞-亮细胞-束细胞-心肌细胞演化途径。又因束细胞常以心肌生成单位形式存在并演化，束细胞演化途径实际上主要是心内膜细胞-亮细胞-束细胞-心肌生成单位-心肌细胞演化途径。羊心室心内膜细胞演化形成的单个亮细胞，也可演变为一个混沌型束细胞（图3-36）。混沌型束细胞以特殊方式分裂（图3-37），形成大小不等的心肌生成单位（图3-38）。心肌生成单位常成群存在。许多心肌生成单位成层排列，在心室心内膜下呈大小不等的斑片状心肌生成单位群。各心肌生成单位之间有结缔组织相隔（图3-39、图3-40）。长期以来，心肌生成单位一直被误认为所谓浦肯野纤维的横断面。但条索样结构的圆形断面出现概率小，而这里却几乎全是圆形断面。可见这些结构的三维形状是球形或长球形，这很容易通过体视显微镜观察验证。人心内膜下心肌生成单位比羊少得多，且远不如羊心肌生成单位那样肥大，又多呈纤细条索状。一些教科书将羊心室内膜下束细胞指认为浦肯野纤维，实为不妥。心肌生成单位-心肌细胞演化，是羊心室肌的优势演化来源途径。心肌生成单位可以横向演化和纵向演化的不同方式演化形成心肌细胞群。

1. 心肌生成单位横向演化　心肌生成单位群边缘的心肌生成单位横向演化形成演化梯度差异（图3-41、图3-42）；羊心室内膜下心肌生成单位的横向演化多为顿挫型演化，生成的心肌细胞扩增能力及功能意义很小。而人心室内膜下心肌生成单位，常因受沿纵轴传递的牵拉力作用而演化为更细、更长的浦肯野纤维，常被误指为心电传导结构（图3-43、图3-44）。特别是心肌生成单位端端融合相接，其间的结缔组织间隔消失时更是如此（图3-45）。但仔细深入观察，会看到这是一种多细胞条索，不具备神经纤维轴索传导生物电的连续生物膜结构。浦肯野纤维上有大量细胞间隙和残留的原心肌生成单位之间的结缔组织间隔，成为心电传导不可逾越的障碍（图3-46、图3-47）。

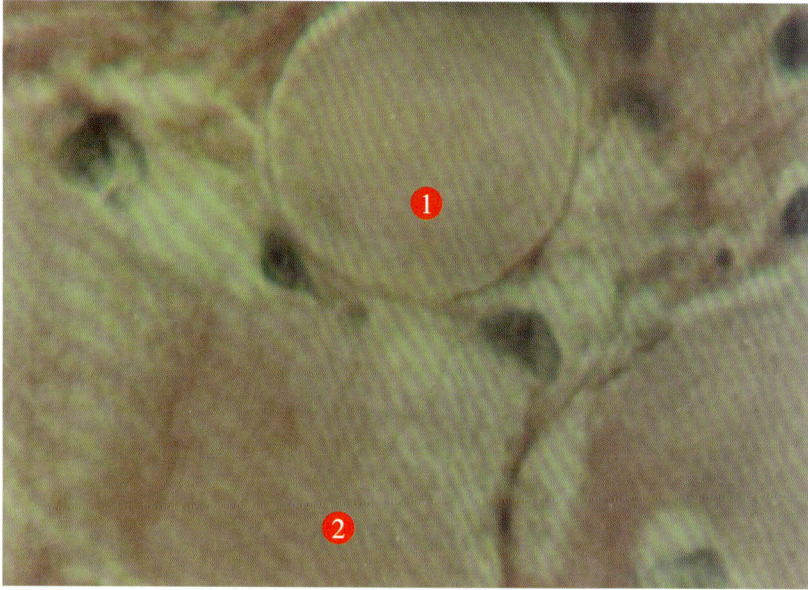

图3-36 羊心室心内膜细胞经束细胞途径演化（1）

苏木素-伊红染色 ×1 000

❶示单个早期混沌型束细胞；❷示幼稚心肌细胞。

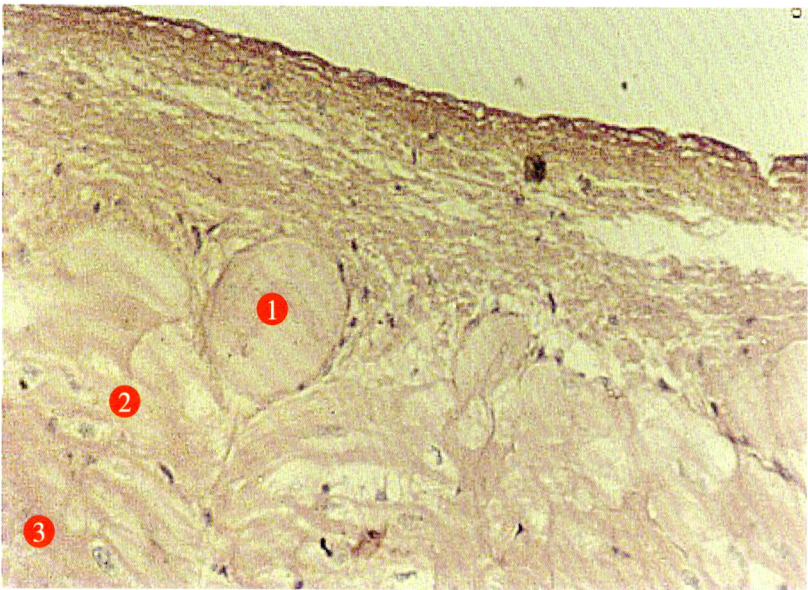

图3-37 羊心室心内膜细胞经束细胞途径演化（2）

苏木素-伊红染色 ×100

❶示分裂中混沌束细胞；❷示幼稚心肌细胞；❸示成熟心肌细胞。

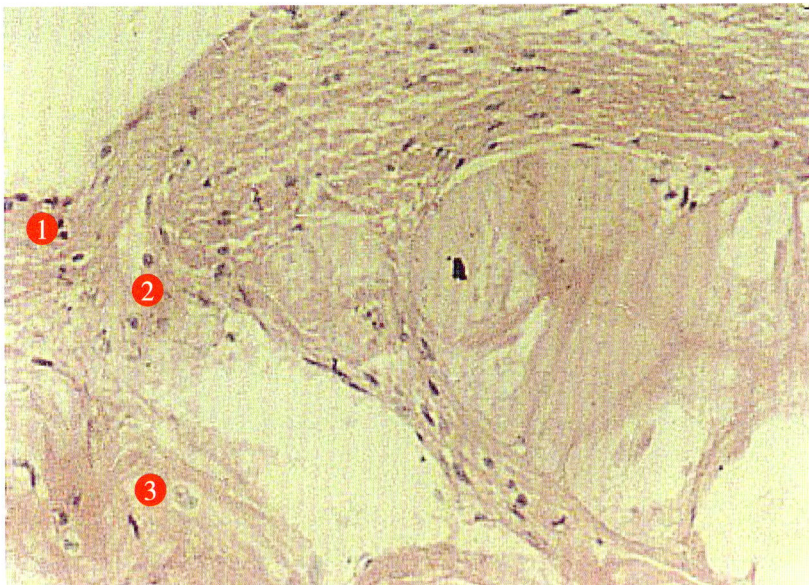

■ 图3-38　羊心室心内膜细胞经束细胞途径演化（3）

苏木素–伊红染色　×100

❶示内膜细胞；❷示过渡性细胞；❸示幼稚心肌细胞。

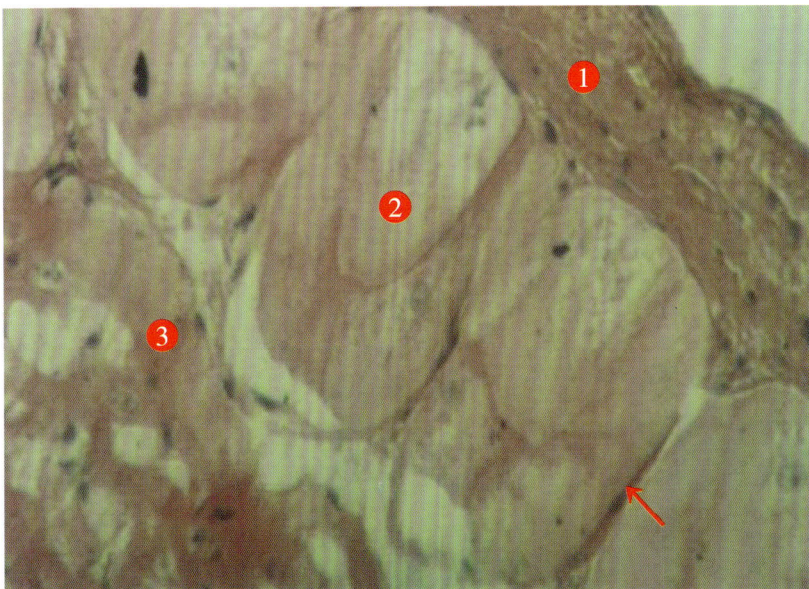

■ 图3-39　羊心室心肌生成单位（1）

苏木素–伊红染色　×100

❶示心内膜；❷示并列心内膜下的多个心肌生成单位层；❸示过渡性心肌细胞。↖示每个心肌生成单位周围都有结缔组织包绕。

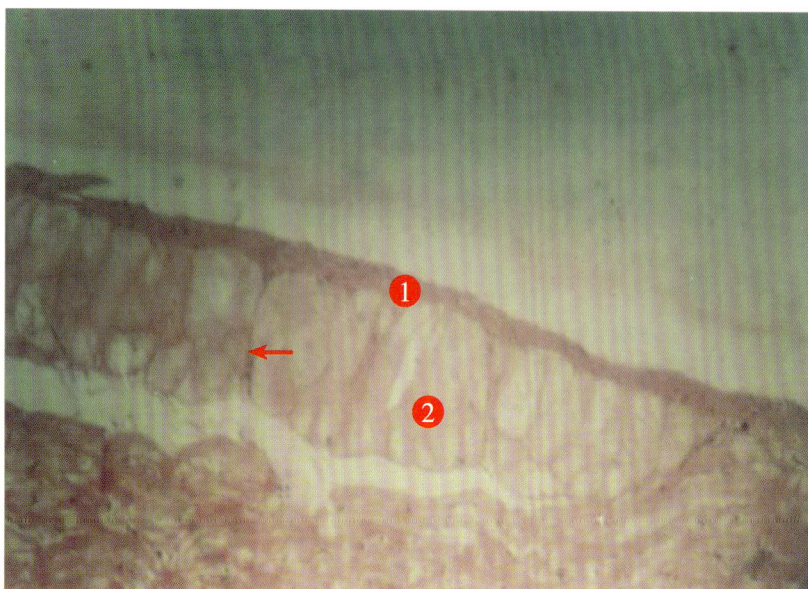

■ 图3-40　羊心室心肌生成单位（2）

苏木素-伊红染色　×100

❶示心内膜；❷示多个心肌生成单位组成的心肌生成单位层。
←示心肌生成单位之间残留的少量结缔组织。

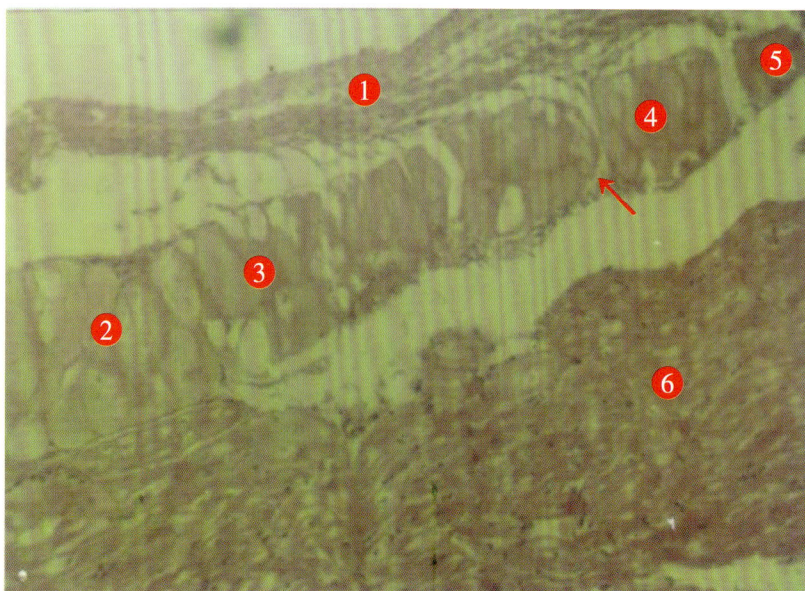

■ 图3-41　羊心室心肌生成单位横向演化（1）

苏木素-伊红染色　×100

❶示心内膜；❷、❸、❹和❺示横向融合递次演化的心肌生成
单位；❻示成熟心室肌。　←示心肌生成单位层间间隔。

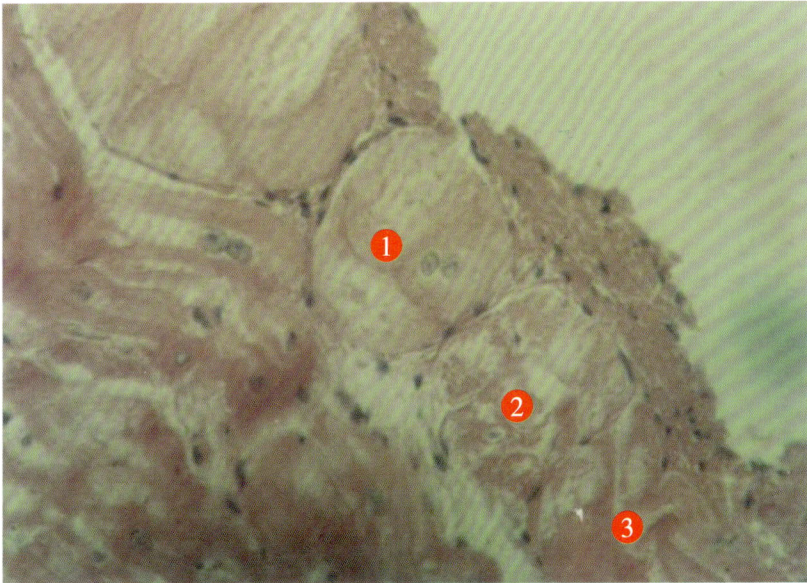

■ 图3-42　羊心室心肌生成单位横向演化（2）

苏木素-伊红染色　×200

❶示早期心肌生成单位；❷示演化中的心肌生成单位；❸示前心肌细胞。

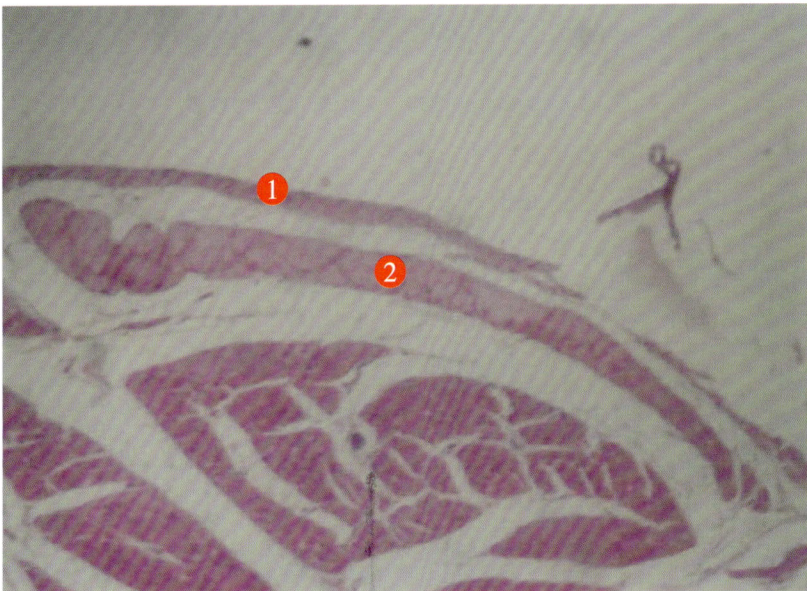

■ 图3-43　人心内膜心肌生成单位横向演化（1）

苏木素-伊红染色　×100

❶示心内膜；❷示横向延伸的拼块型浦肯野纤维。

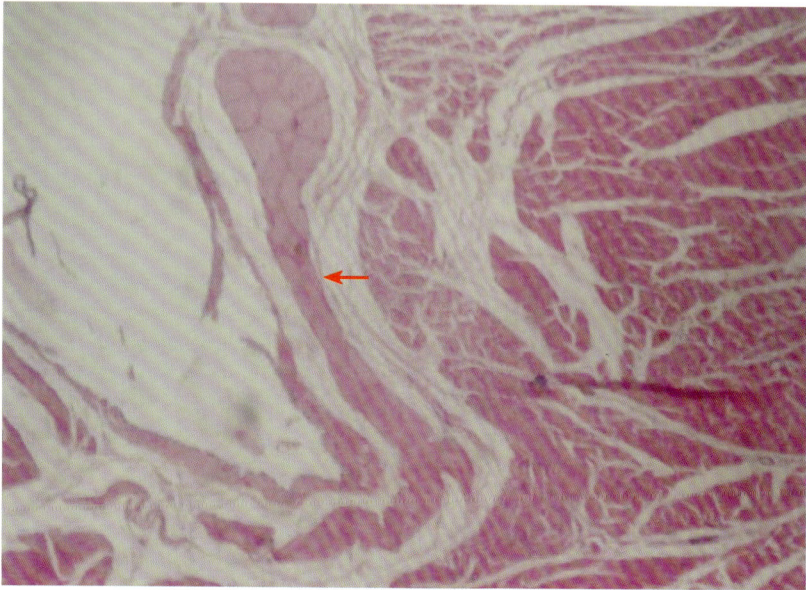

■ 图3-44　人心内膜心肌生成单位横向演化（2）

苏木素–伊红染色　×100

←示心肌生成单位一端横向延伸形成的拼块型浦肯野纤维。

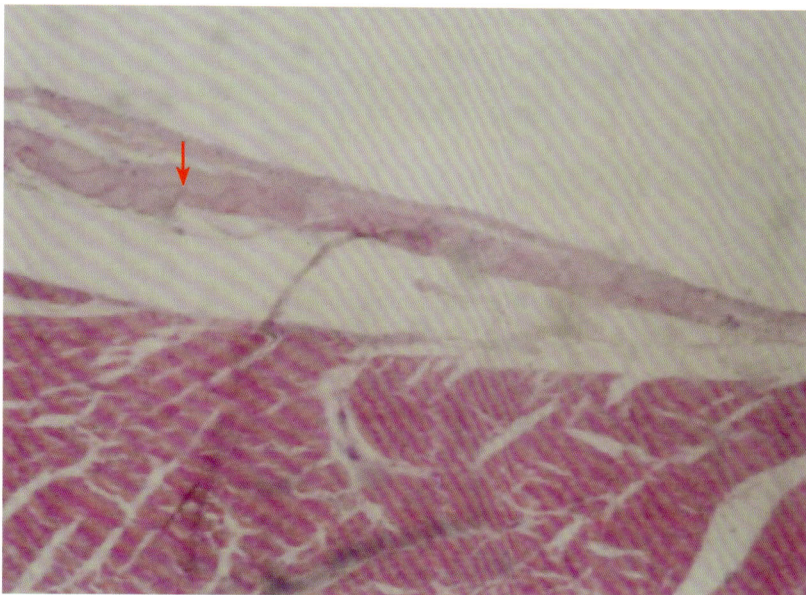

■ 图3-45　人心内膜心肌生成单位横向演化（3）

苏木素–伊红染色　×100

↓示与心内膜平行的纵长拼块型浦肯野纤维。

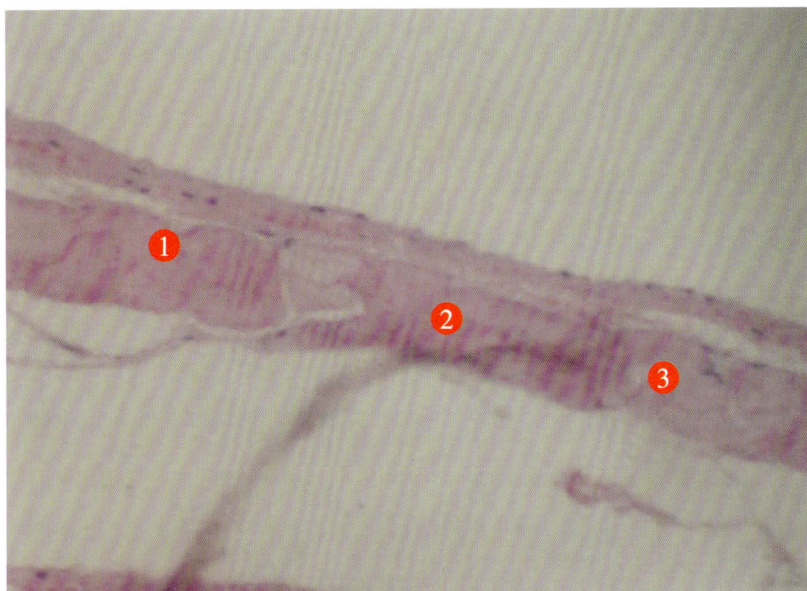

■ 图3-46　人心内膜心肌生成单位横向演化（4）

苏木素–伊红染色　×200

①、**②**和**③**示浦肯野纤维上三个原心肌生成单位；**①**和**②**示未融合连接；**②**和**③**示完全融合连接。

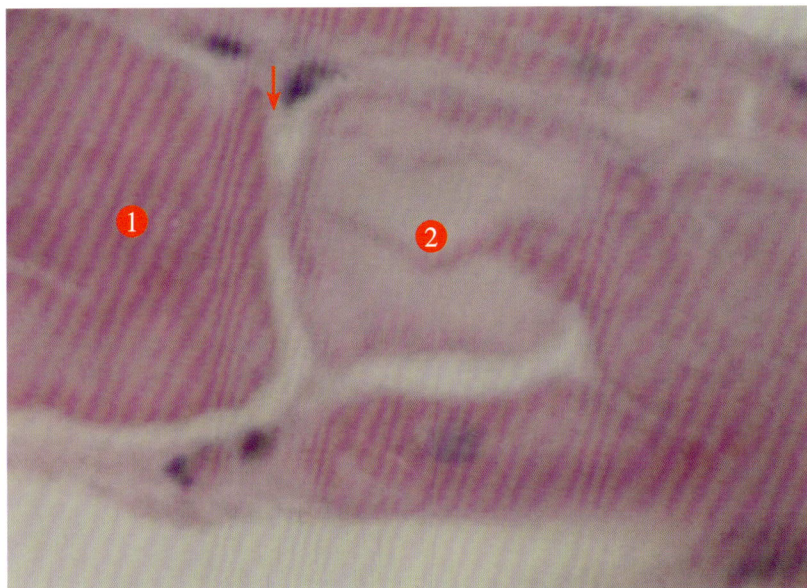

■ 图3-47　人心内膜心肌生成单位横向演化（5）

苏木素–伊红染色　×1 000

①和**②**示浦肯野纤维上未融合连接的两个原心肌生成单位。↓示**①**和**②**之间的结缔组织间隔。

2. 心肌生成单位纵向演化　包括心肌生成单位层递演化、心肌生成单位内梯度演化和心肌生成单位纵长演化。

（1）心肌生成单位层递演化　各心肌生成单位群（层）之间呈现逐层演化关系。这是心肌生成单位演化为心肌组织的主要形式，是一种集群式的组织嬗变过程。

早期，平行排列的同一心肌生成单位层内各心肌生成单位之间及各心肌生成单位层之间，都有明显的结缔组织相隔。而后，心肌生成单位之间的结缔组织间隔逐渐减少（图3-48、图3-49）。因受深部心脏组织场诱导强度不同，先后演化形成的各心肌生成单位层的演化程度有明显差异，呈现出类似于表皮细胞的叠加层递演化模式。相邻心肌生成单位层之间，结缔组织间隔也逐渐减少（图3-50、图3-51）。而后，随着各层心肌生成单位逐渐演化成熟，各层演化程度的差异逐渐缩小，成为常见的心肌分布梯度（图3-52）。由于同层心肌生成单位细胞迅速增生，而横向扩展空间受限，从而使心肌生成单位层呈波浪形弯曲状（图3-53）。而后，相邻心肌生成单位之间的间隔逐渐消失。结果，许多心肌生成单位相互融合连接成一体，形成波浪形心肌细胞条索（图3-54）。在心肌增生更旺盛部位，心肌生成单位更加拥挤，不同层的心肌生成单位相互嵌插，其后代同源细胞群界限难以分辨（图3-55）。人心室内膜下层很少见心肌生成单位，其细胞比羊心室肌生成单位较早出现肌原纤维。但其演化过程与之相似，沿水平方向伸长，相互连接（图3-56）。因其演化有先后，故也导致人心室肌的梯度分布（图3-57）。

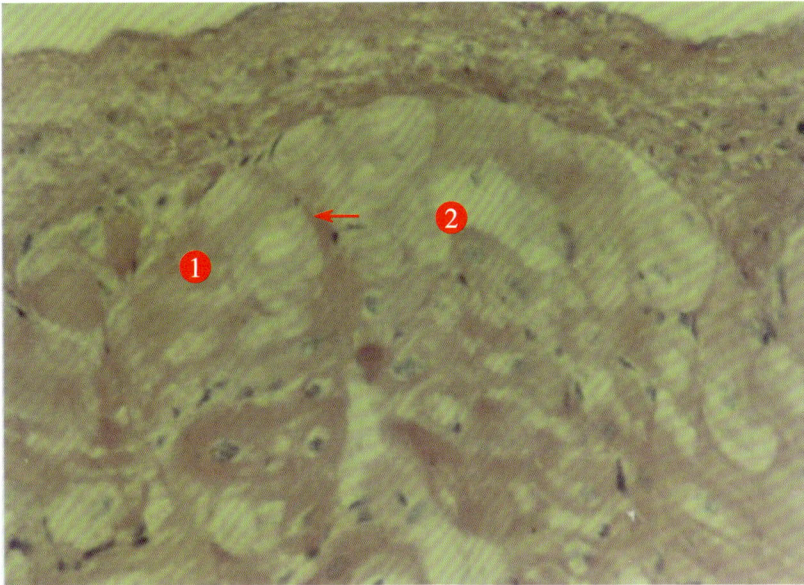

■ 图3-48 羊心室心肌生成单位层递演化（1）

苏木素–伊红染色 ×100

❶和❷示水平扩展的中期心肌生成单位。 ←示残留于相邻心肌生成单位的少量间隔结缔组织。

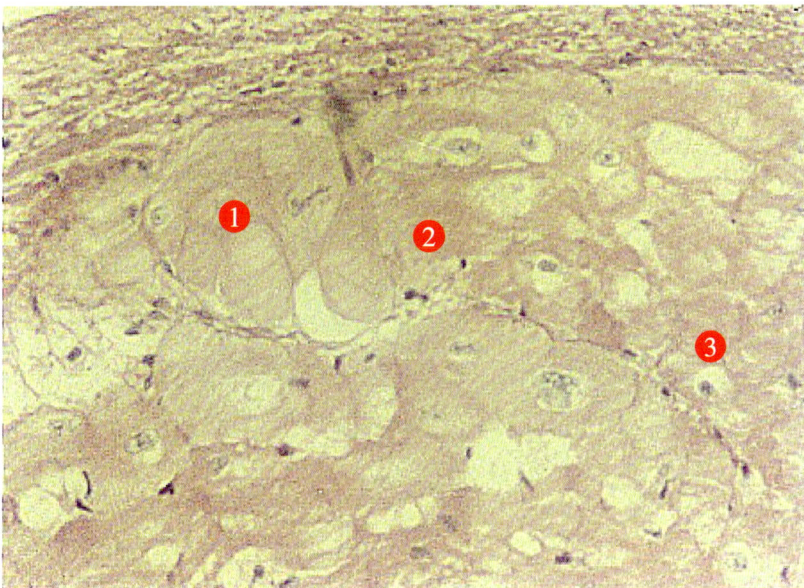

■ 图3-49 羊心室心肌生成单位层递演化（2）

苏木素–伊红染色 ×100

❶示演化中的心肌生成单位；❷示过渡性心肌细胞；❸示幼稚心肌细胞。

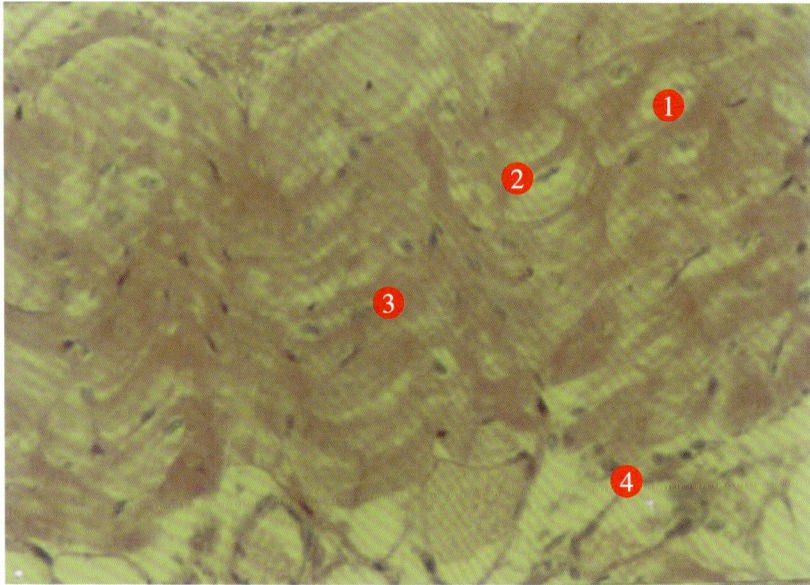

■ 图3-50　羊心室心肌生成单位层递演化（3）

苏木素–伊红染色　×200

❶、❷和❸示三个心肌生成单位已相互融合，其间已无明显的结缔组织间隔；❹示层间结缔组织间隔。

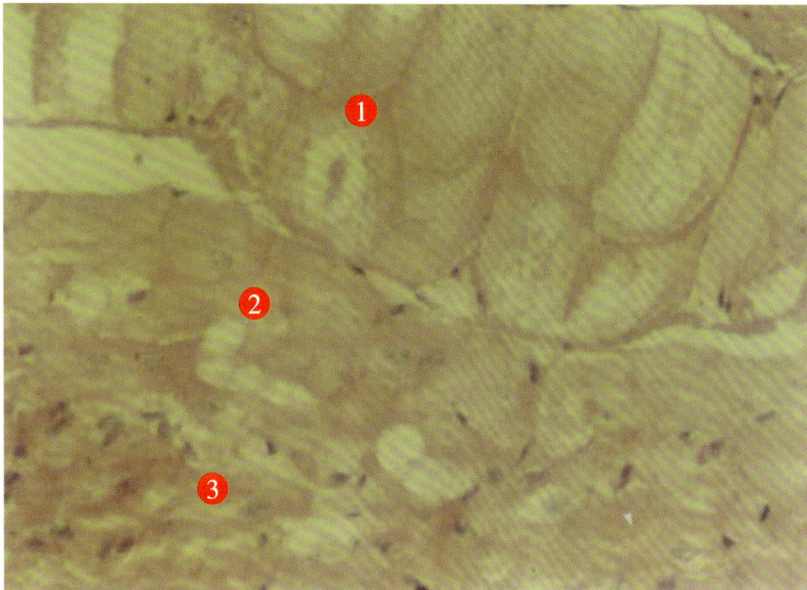

■ 图3-51　羊心室心肌生成单位层递演化（4）

苏木素–伊红染色　×200

❶示成心肌细胞层；❷示幼稚心肌细胞层；❸示较成熟心肌细胞层。各层细胞分化程度差异明显。

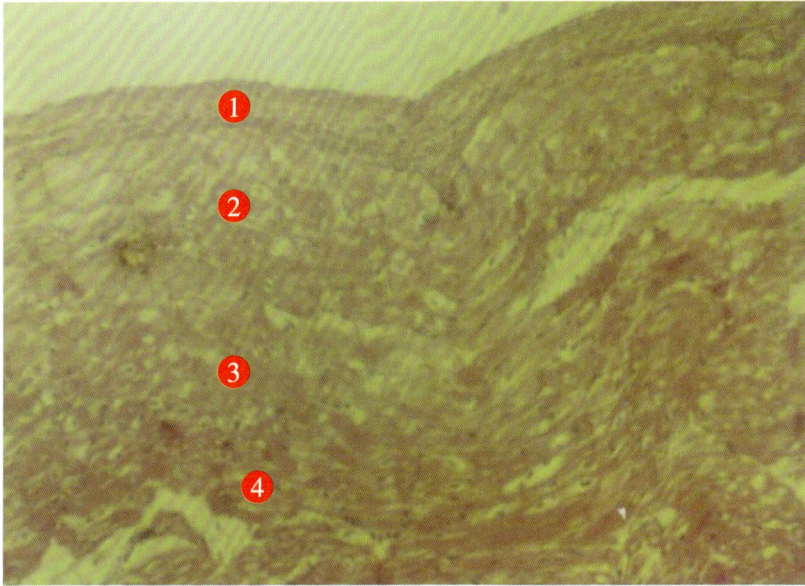

■ 图3-52　羊心室心肌生成单位层递演化（5）
苏木素-伊红染色　×100
❶示心内膜；❷示前心肌细胞层；❸示幼稚心肌细胞层；❹示
成熟心肌细胞层。

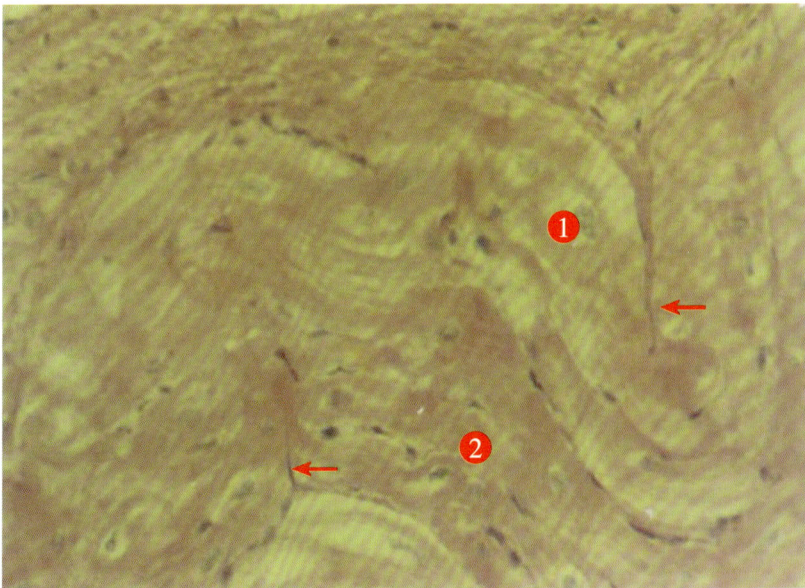

■ 图3-53　羊心室心肌生成单位层递演化（6）
苏木素-伊红染色　×200
示演化心肌层呈波浪状。←示心肌生成单位之间不完全的间
隔。❶示前心肌细胞层；❷示成熟心肌细胞层。

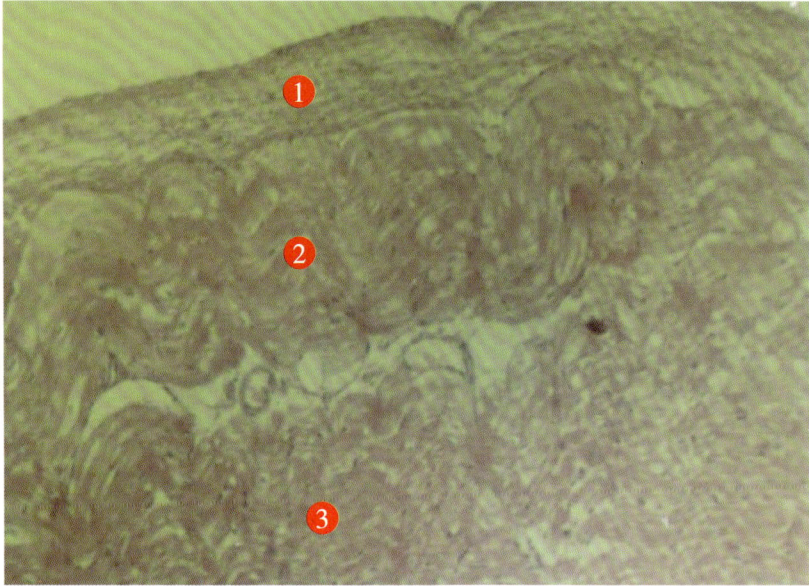

■ 图3-54 羊心室心肌生成单位层递演化（7）
苏木素-伊红染色 ×100

❶示心内膜；❷示多个心肌生成单位连接形成的波浪状幼稚心肌细胞层；❸示成熟的心室肌层。

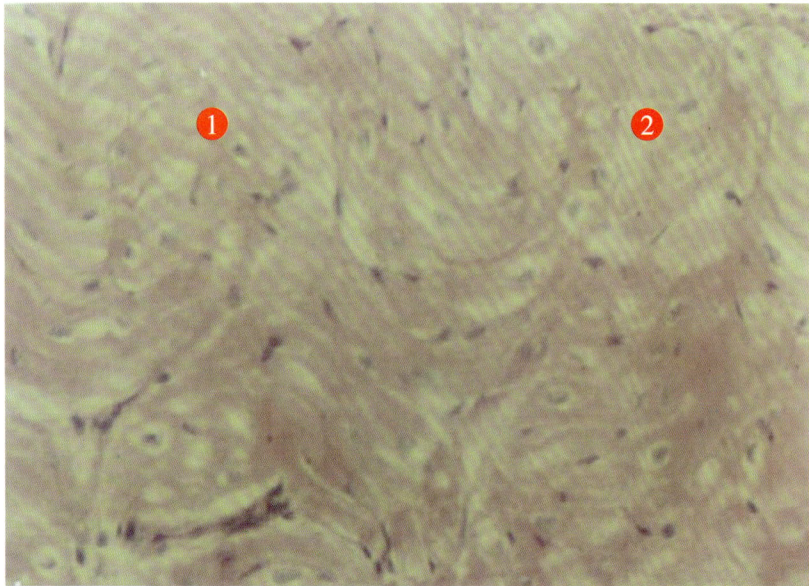

■ 图3-55 羊心室心肌生成单位层递演化（8）
苏木素-伊红染色 ×200

❶和❷示逐步纵向演化的心肌生成单位。

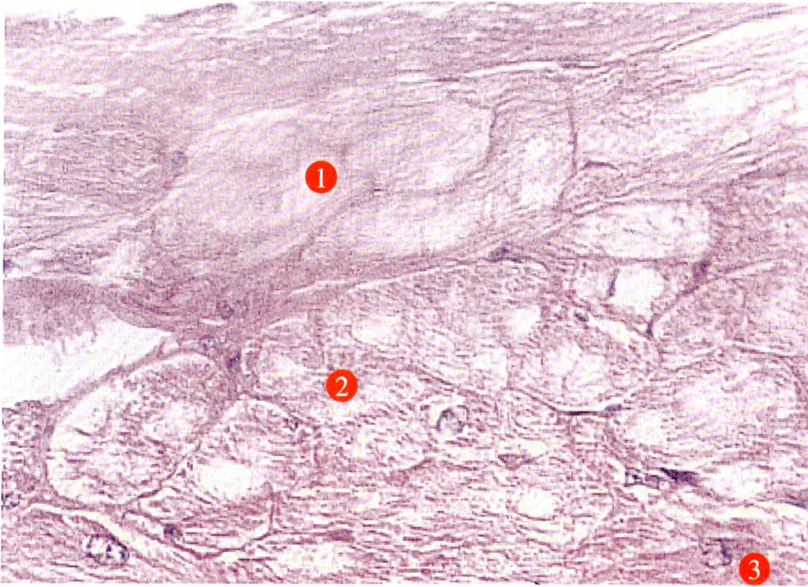

■ 图3-56　人心室心肌生成单位层递演化（1）

苏木素-伊红染色　×400

❶示前心肌细胞仍成团存在，呈挤压拼块形，但细胞体延长；
❷示幼稚心肌细胞层；❸示成熟心肌细胞层。

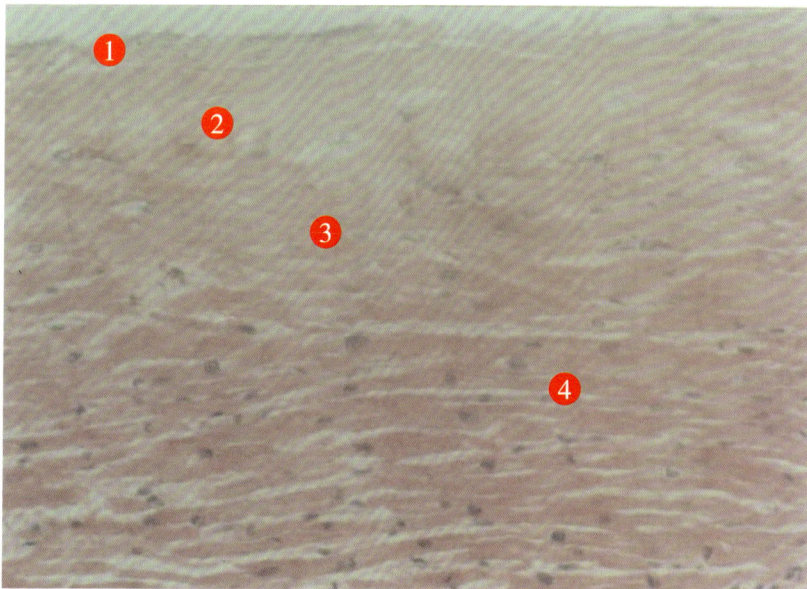

■ 图3-57　人心室心肌生成单位层递演化（2）

苏木素-伊红染色　×200

❶示心内膜；❷示前心肌细胞层；❸示幼稚心肌细胞层；❹示
成熟心肌细胞层。

（2）心肌生成单位内梯度演化　在深层心肌组织诱导作用较强的区域，同一心肌生成单位内细胞纵向增生明显，呈现由上向下逐级演化梯度（图3-58）。多个单位演化同步，且单位间隔下段消失，相邻单位细胞相互连接，形成大范围上下演化梯度（图3-59）。所有心肌细胞的演化都是在心脏组织场影响下进行的。这种场效应的实质，包括应力效应、电磁效应及其他理化效应。常表现为组织诱导作用，随距离由远到近其效应由弱到强。因此，各种心肌演化方式最终均形成与内膜平行、多重的心肌纤维层，呈现出从浅到深的演化梯度。心肌生成单位肌层间和心肌生成单位内梯级演化常同时进行。

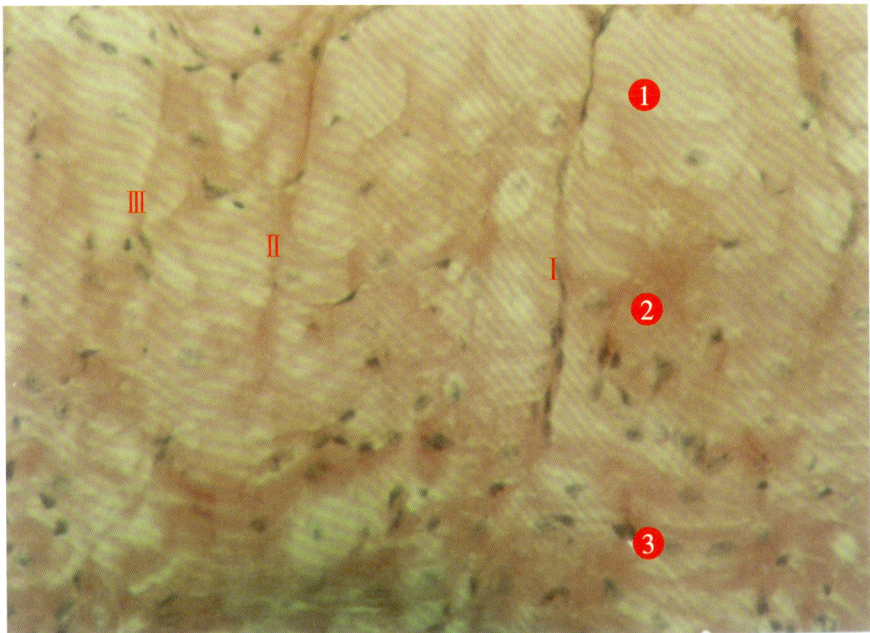

■ **图3-58　羊心室心肌生成单位内梯级演化（1）**
苏木素-伊红染色　×200
❶、❷和❸示心肌生成单位内心肌细胞呈纵向演化程度逐渐增高，相邻心肌生成单位下端心肌细胞水平连接。Ⅰ、Ⅱ、Ⅲ示心肌生成单位之间间隔组织逐渐减少。

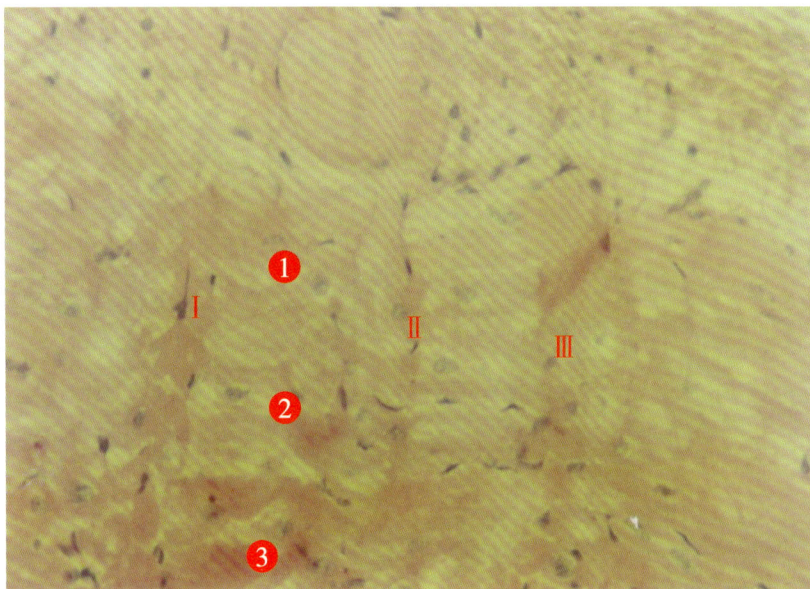

■ 图3-59　羊心室心肌生成单位内梯级演化（2）

苏木素–伊红染色　×200

❶、❷和❸示心肌生成单位内心肌细胞呈纵向演化程度逐渐增高，心肌生成单位相互横向融合。Ⅰ、Ⅱ、Ⅲ示心肌生成单位层间的结缔组织间隔逐渐消失。

（3）心肌生成单位纵长演化　　羊、牛、马等心脏肌层内，常可观察到一种细胞条索结构，称为浦肯野纤维。长期以来，浦肯野纤维给人以神秘感，使人们对其功能颇多联想。深入认识浦肯野纤维的演化来源、结构本质及其与心肌的真正关系，对消除心脏结构与功能的错误认识非常重要。心肌层内浦肯野纤维可由间质源干细胞演化形成，部分浦肯野纤维形成则与心肌生成单位纵长演化有关。

1）浦肯野纤维形成　　心肌生成单位纵长延伸，逐渐形成细长条索结构，即浦肯野纤维（图3-60）。透明细胞团也可向心肌层延伸，形成由幼稚心肌细胞组成的浦肯野纤维（图3-61）。肌层浦肯野纤维主要由内膜心肌生成单位纵向演化而来。粗细不等的束细胞条索向肌层深部延伸，演化成为浦肯野纤维（图3-62、图3-63）。

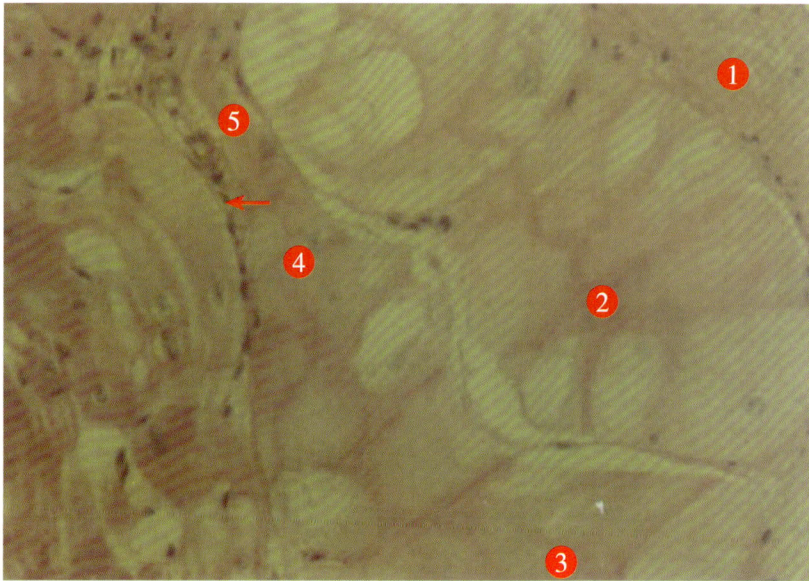

■ 图3-60　羊心室浦肯野纤维形成（1）

苏木素–伊红染色　×200

❶示心内膜；❷示心肌生成单位层；❸示心肌生成单位；❹示心肌生成单位延伸部；❺示浦肯野纤维。←示包裹浦肯野纤维的结缔组织。

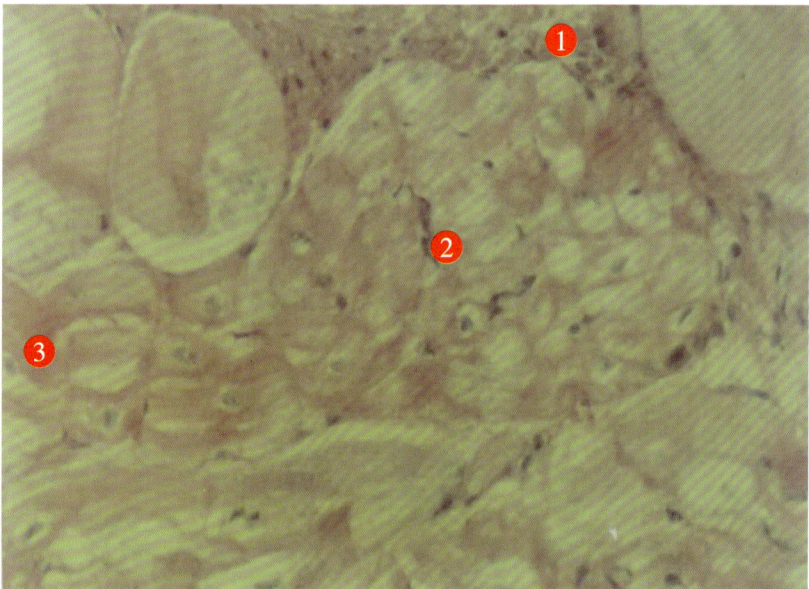

■ 图3-61　羊心室浦肯野纤维形成（2）

苏木素–伊红染色　×200

❶示心内膜；❷示透明细胞团；❸示幼稚心肌细胞条索——浦肯野纤维。

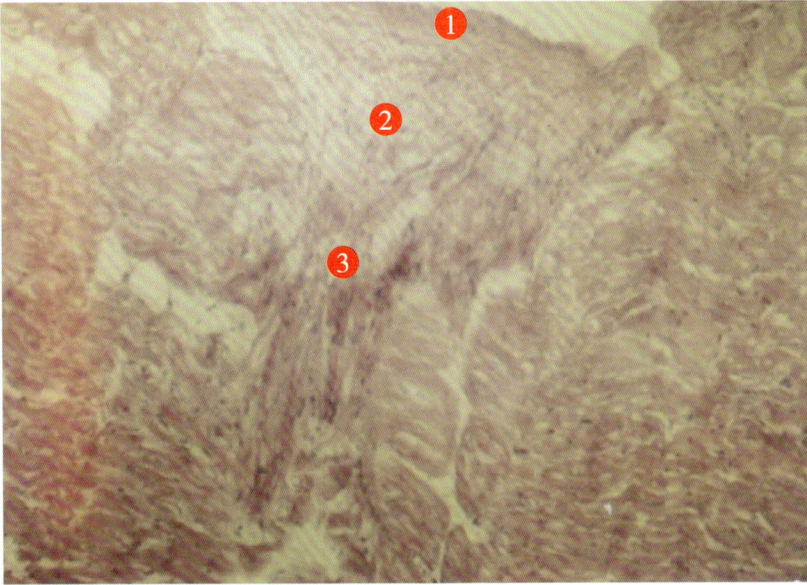

■ 图3-62　羊心室浦肯野纤维形成（3）

苏木素-伊红染色　×100

❶示心内膜；❷示内膜下心肌生成单位；❸示纵向延伸的浦肯野纤维。

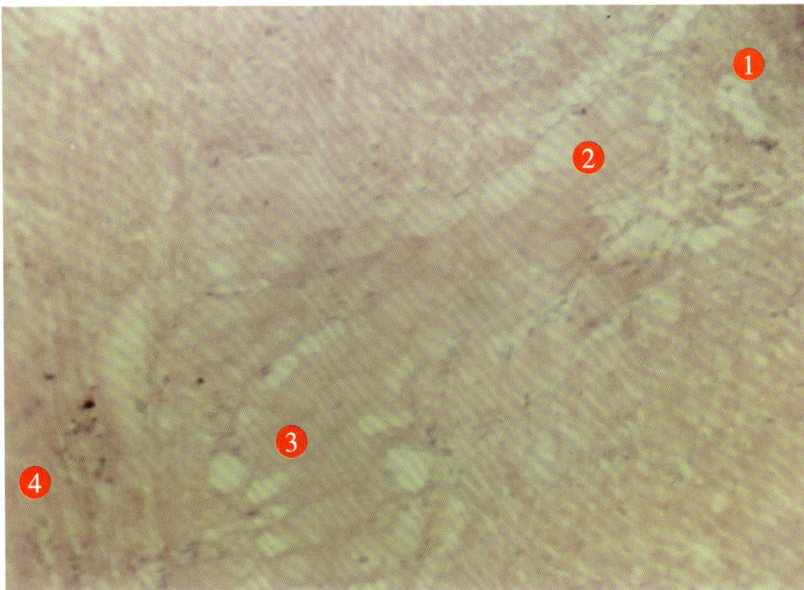

■ 图3-63　羊心室浦肯野纤维形成（4）

苏木素-伊红染色　×100

❶示心内膜；❷示纵向深入心肌层的束细胞条索的浅部；❸示纵向深入心肌层的束细胞条索的深部；❹示心肌层深部心肌。

2）浦肯野纤维演化与分类　1854年，浦肯野首次描述羊心室肌层内条索状特殊心肌束，并命名为浦肯野纤维。原指心肌层内的特殊的心肌纤维束，实际是由许多心肌细胞组成的细胞条索，束细胞只是其中可能存在的一种细胞。浦肯野纤维本质是细胞条索，是一种结构，而非细胞，称之为浦肯野细胞，甚至等同于束细胞，实不恰当。浦肯野纤维是细胞群体演化形成物。因演化速度及周围结构的影响不同，导致浦肯野纤维的组成细胞种类、细胞多少及排列方式复杂多样。主要根据浦肯野纤维的粗细和细胞演化程度可将其分为 Ⅰ ～ Ⅵ六级。

Ⅰ级浦肯野纤维　非常少见。完全由单行幼稚的短柱状延伸型束细胞端端相接而成。其外有不完整的结缔组织被膜包裹（图3-64）。

Ⅱ级浦肯野纤维　完全由双行或多行拼块样延伸型束细胞组成（图3-65）。

Ⅲ级浦肯野纤维　是由较多延伸型束细胞和少数幼稚心肌细胞组成的双行细胞条索（图3-66）。

Ⅳ级浦肯野纤维　由交替排列的延伸型束细胞和幼稚心肌细胞组成（图3-67）。浦肯野纤维上有收缩性肌细胞间插配置，显然是对其局部微环境中张应力适应的结果。

Ⅴ级浦肯野纤维　主要由成熟心肌细胞组成（图3-68）。

Ⅵ级浦肯野纤维　大部分由成熟心肌细胞组成（图3-69）。部分心肌细胞趋于衰退，细胞质内有空泡形成或核固缩（图3-70）。

由上可知，浦肯野纤维是心肌层内不同来源心肌细胞演化系的条索样形成物。浦肯野纤维并非专为传导信息的独特装置。首先，这些结构本身也处于演化进程之中，不断有新的浦肯野纤维形成，其组成细胞由团聚型束细胞而来，经延伸型束细胞到幼稚心肌细胞、成熟心肌细胞，直到衰老心肌细胞。浦肯野纤维随着自身组成细胞的演化衰老而衰老、消失。

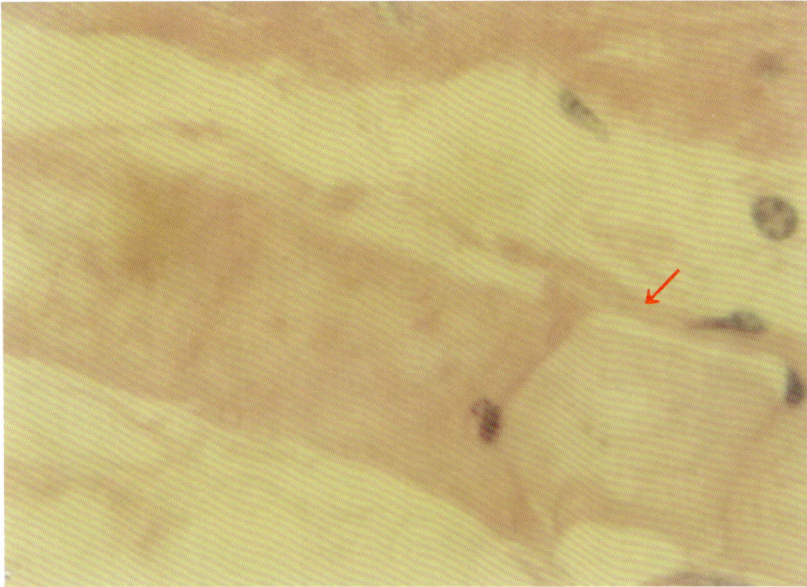

■ **图3-64 羊心室Ⅰ级浦肯野纤维**

苏木素-伊红染色 ×1 000

示非常少见的Ⅰ级浦肯野纤维，完全由单行幼稚的短柱状延伸型束细胞端端相接而成，其外有不完整的结缔组织被膜包裹。

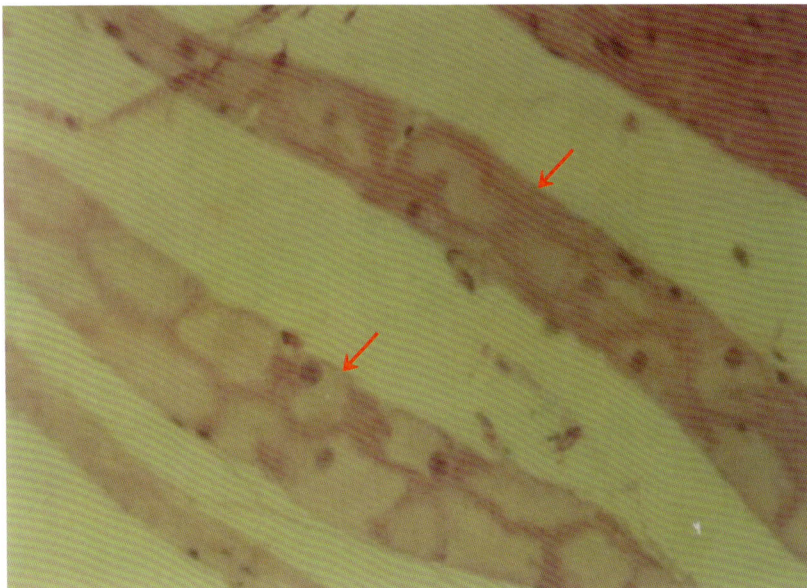

■ **图3-65 羊心室Ⅱ级浦肯野纤维**

苏木素-伊红染色 ×200

示完全由双行或多行拼块样延伸型束细胞组成的Ⅱ级浦肯野纤维。

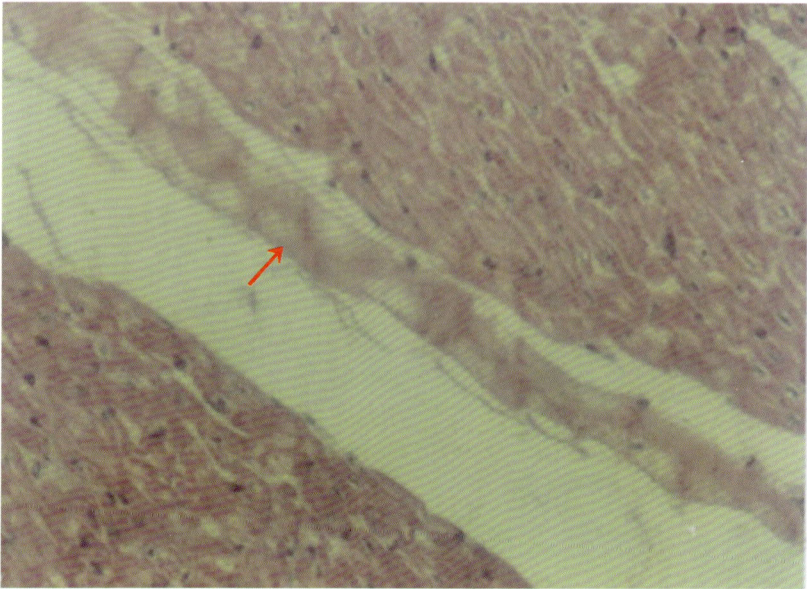

■ 图3-66 羊心室Ⅲ级浦肯野纤维

苏木素-伊红染色 ×100

↗示Ⅲ级浦肯野纤维，较多延伸型束细胞和少数幼稚心肌细胞组成的双行细胞条索。

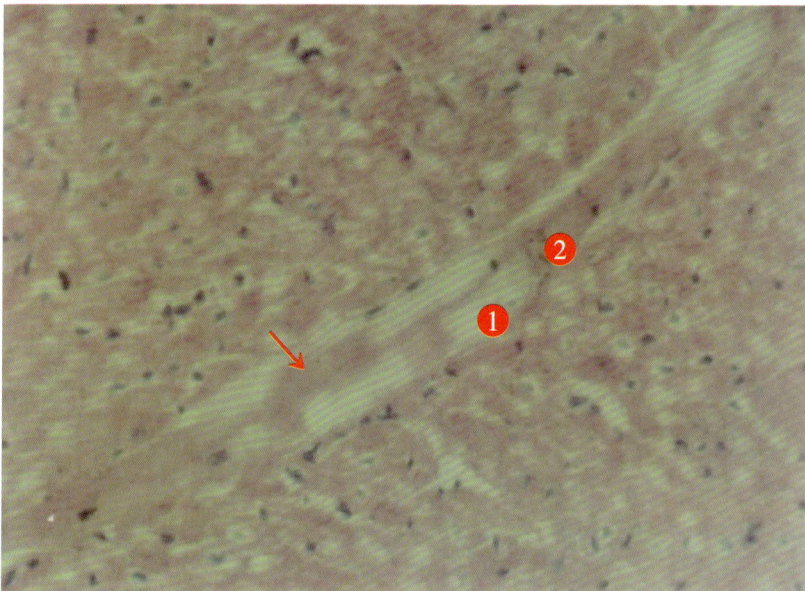

■ 图3-67 羊心室Ⅳ级浦肯野纤维

苏木素-伊红染色 ×100

↙示Ⅳ级浦肯野纤维。由交替排列的延伸型束细胞❶和幼稚心肌细胞❷组成。

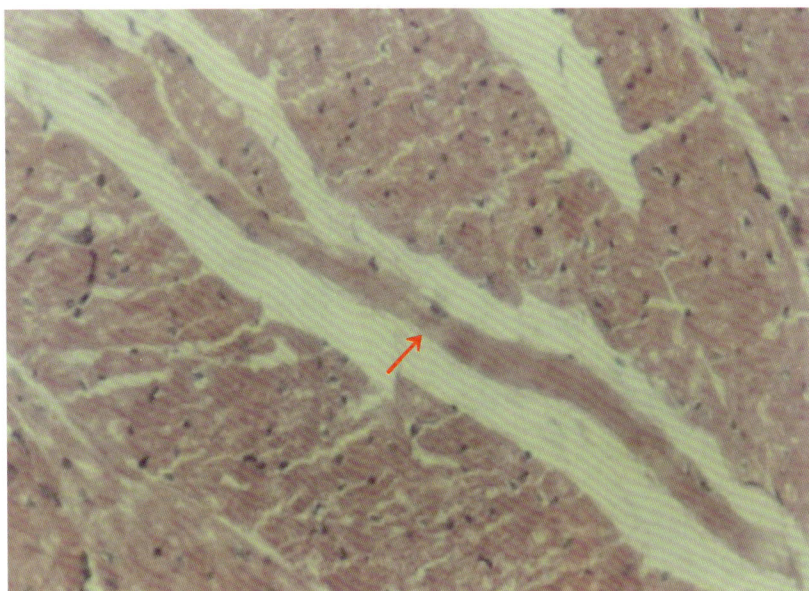

■ 图3-68　羊心室Ⅴ级浦肯野纤维

苏木素-伊红染色　×100

示由幼稚心肌细胞和成熟心肌细胞组成的Ⅴ级浦肯野纤维。

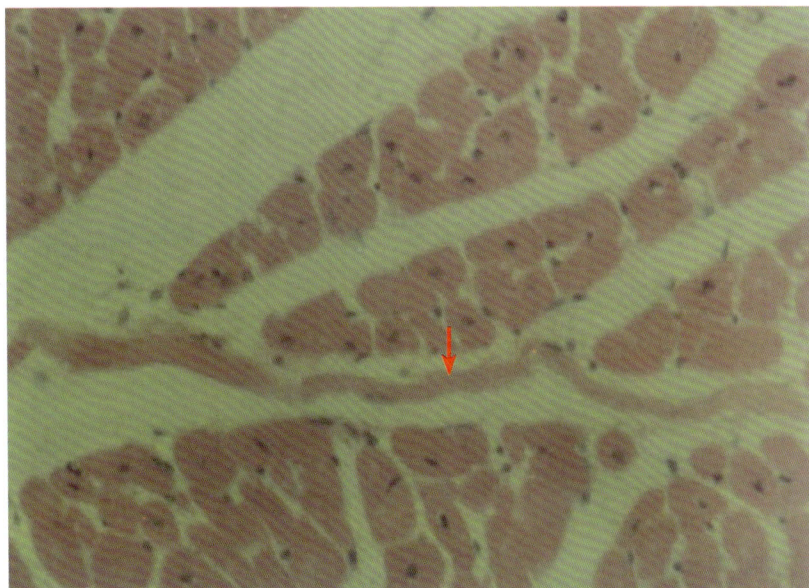

■ 图3-69　羊心室Ⅵ级浦肯野纤维（1）

苏木素-伊红染色　×400

示由过成熟心肌细胞组成Ⅵ级浦肯野纤维，部分心肌细胞空泡样变。

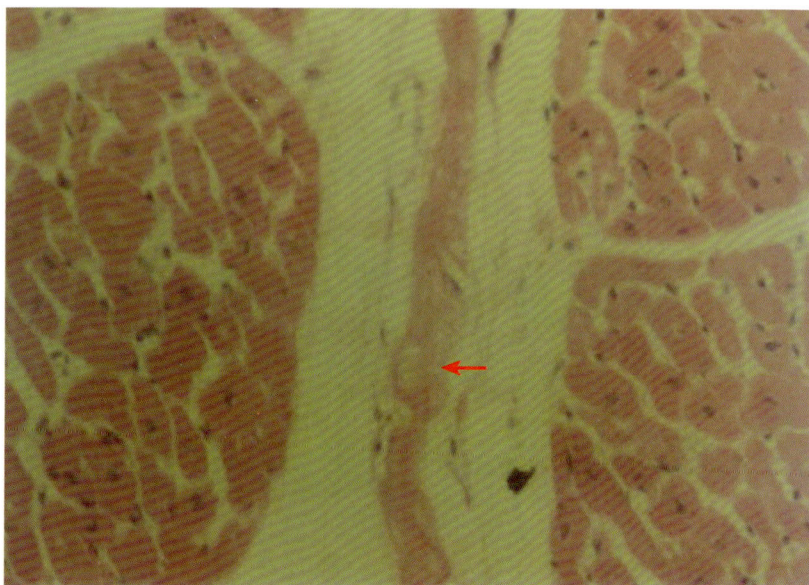

图3-70　羊心室Ⅵ级浦肯野纤维（2）

苏木素-伊红染色　×100

←示由过成熟心肌细胞组成Ⅵ级浦肯野纤维，大部分心肌细胞空泡样变。

3）浦肯野纤维-心肌束连接　浦肯野纤维与工作心肌的关系现有文献多无详细描述。少数文献记载为移行关系，但也未见图像。著者发现浦肯野纤维末端连接心肌束，其过渡部位可称为浦肯野纤维-心肌束连接。此连接既是浦肯野纤维-心肌束之间传递应力的机械连接，又反映二者之间的演化过渡区。浦肯野纤维-心肌束连接有多种类型，按连接前后细胞演化程度不同，可将其分为α和β两种类型。

α型连接　属于跨越型连接。连接前后细胞可能源自两个心肌生成单位。由多少不等的结缔组织紧密相连接，并形成诱导关系。其细胞演化程度通常差异明显。连接前，延伸型束细胞细长，表示细胞伸延较快而增殖较慢；而连接后，细胞遇适宜微环境迅速增殖演化形成心肌束（图3-71～图3-73）。

β型连接 属于嬗变型连接。连接前后细胞演化程度也可有差异，但显示出演化连续性，连接过渡区细胞呈现明显的心肌细胞演化序（图3-74、图3-75）。演化晚期，连接前后均为成熟心肌细胞，演化程度无明显差异（图3-76）。有时可见连接前浦肯野纤维中的心肌细胞出现空泡，显示衰老征象（图3-77）。最终，导致浦肯野纤维断裂，逐渐结缔组织化，湮没于间质之中，所连接的心肌束失去演化来源，也逐渐衰退。

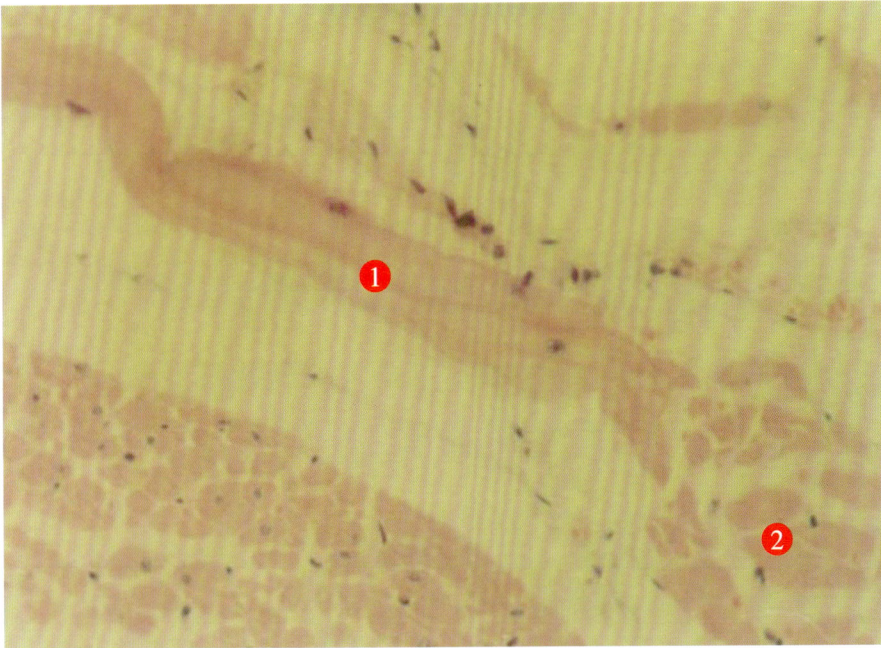

■ 图3-71 羊心室浦肯野纤维-心肌束α型连接（1）

苏木素-伊红染色 ×100

❶示连接前延伸型束细胞；❷示连接后成熟心肌细胞。

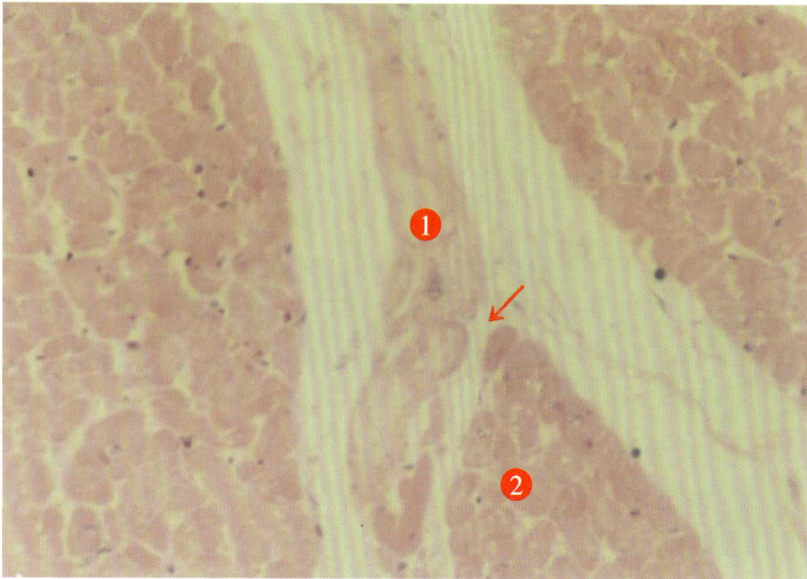

■ 图3-72 羊心室浦肯野纤维–心肌束α型连接（2）

苏木素–伊红染色　×100

❶示连接前的拼块型束细胞；❷示连接后的成熟心肌细胞。
↙示连接间隙。

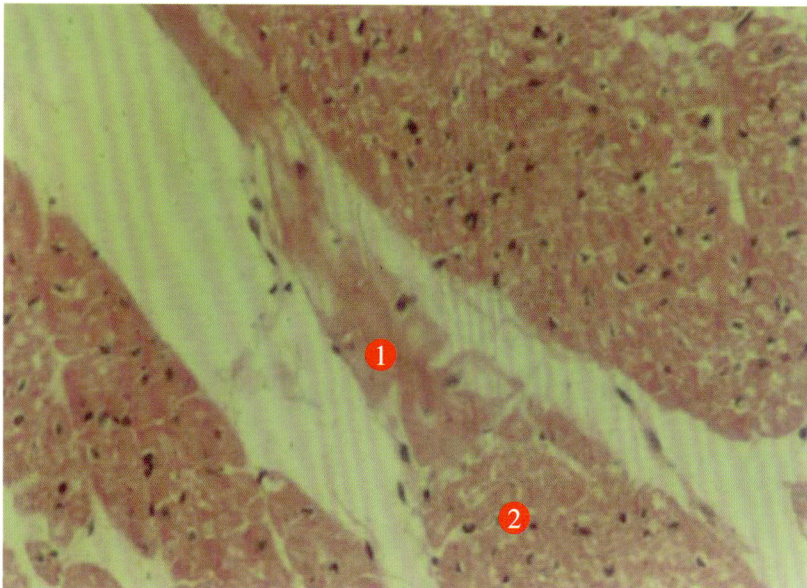

■ 图3-73 羊心室浦肯野纤维–心肌束α型连接（3）

苏木素–伊红染色　×200

❶示连接前的幼稚心肌细胞；❷示连接后的成熟心肌细胞。

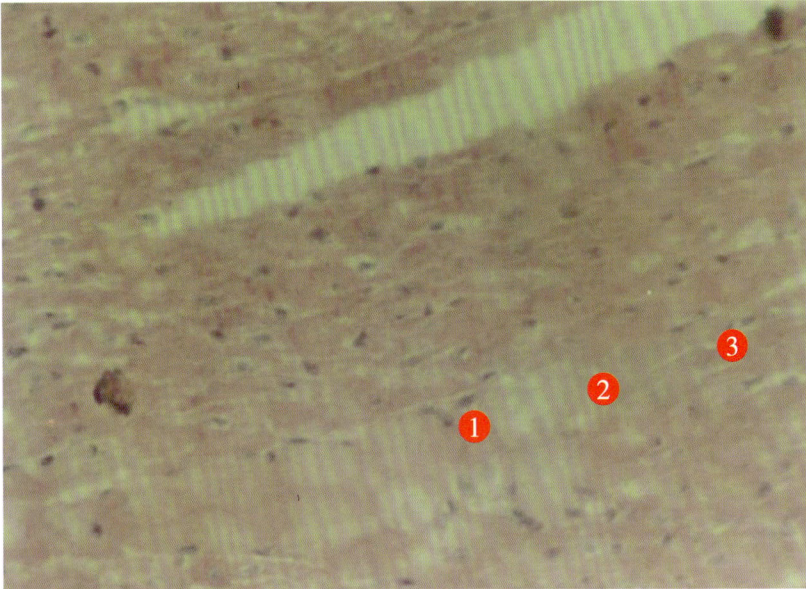

■ 图3-74　羊心室浦肯野纤维–心肌束β型连接（1）

苏木素–伊红染色　×200

❶示束细胞；❷示幼稚心肌细胞；❸示成熟心肌细胞。

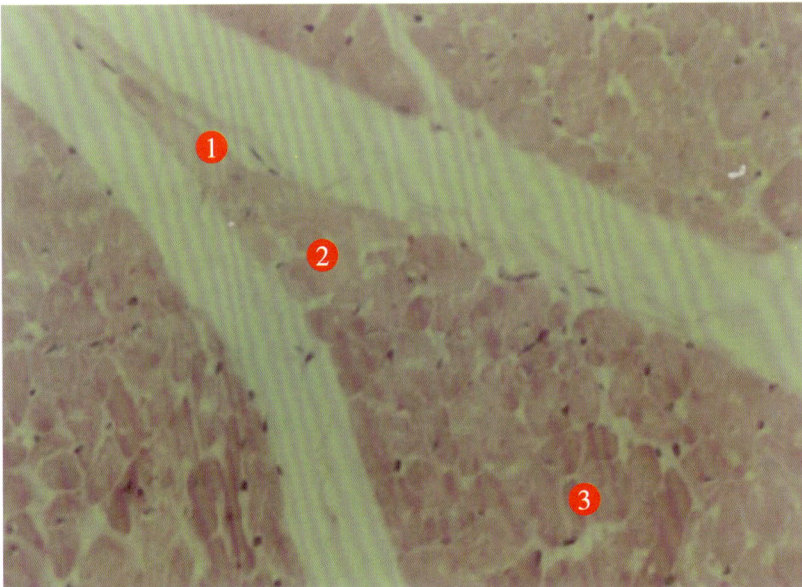

■ 图3-75　羊心室浦肯野纤维–心肌束β型连接（2）

苏木素–伊红染色　×100

❶示延伸型束细胞；❷示幼稚心肌细胞；❸示成熟心肌细胞。

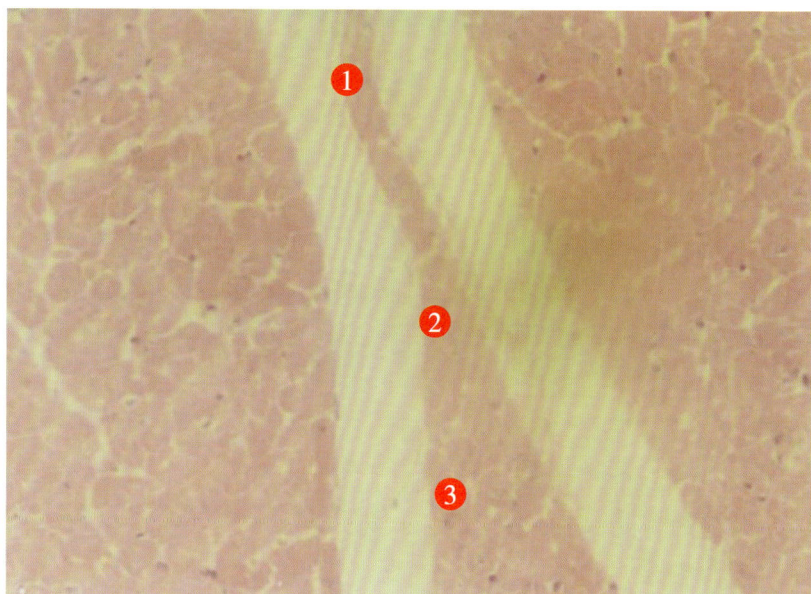

■ 图3-76　羊心室浦肯野纤维-心肌束β型连接（3）

苏木素-伊红染色　×400

❶、❷和❸示成熟心肌细胞。

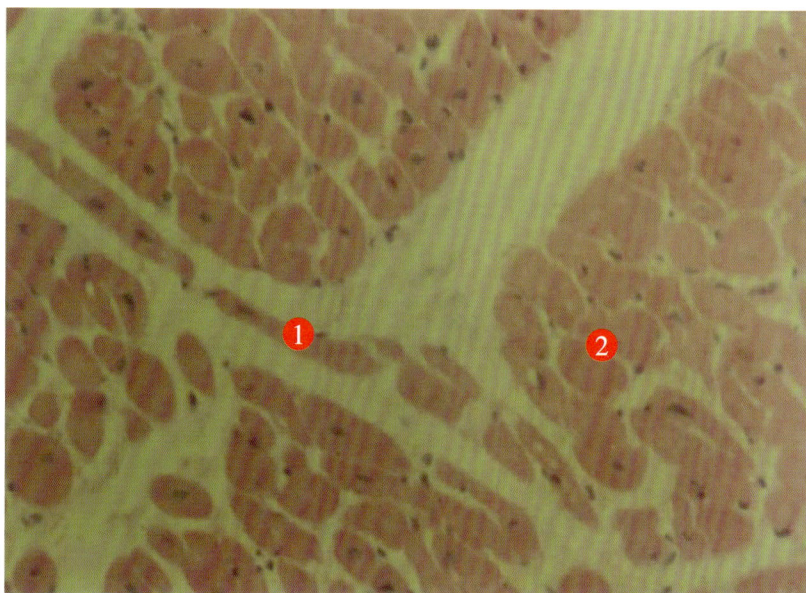

■ 图3-77　羊心室浦肯野纤维-心肌束β型连接（4）

苏木素-伊红染色　×200

❶示连接前成熟心肌细胞；❷示连接后成熟心肌细胞。

4）浦肯野纤维与心肌束　连接于浦肯野纤维末端的梭形心肌群是演化终末的心肌束，心肌束外有结缔组织包裹。在一定意义上，心肌束是心脏的二级结构与功能单位，这在心室肌中层普遍存在。在心肌生成单位纵向演化途径中，可形成演化程度不同的束状细胞群（图3-78）。然而，心肌束并不等于心肌细胞系，也不等于心肌生成单位。一个心肌生成单位可演化形成许多心肌束。而且在演化过程中，经多次分叉与迁移，以及不同来源的演化系相互穿插与融合，致使一个心肌生成单位的最终演化形成物的边界较难确定。常能见到相同和不同心肌生成单位演化来源的、不同方向又相互连接混编的心肌束群，但其间仍依稀可辨不同心肌生成单位演化来的同源细胞群的分野（图3-79）。心肌束的存在使心肌演化系概念实体化。心肌束是心肌细胞演化系的演化结果。心肌细胞系演化的自相似性导致心肌结构分形特征，而心肌分形结构又是心脏生理节律性混沌的结构基础。

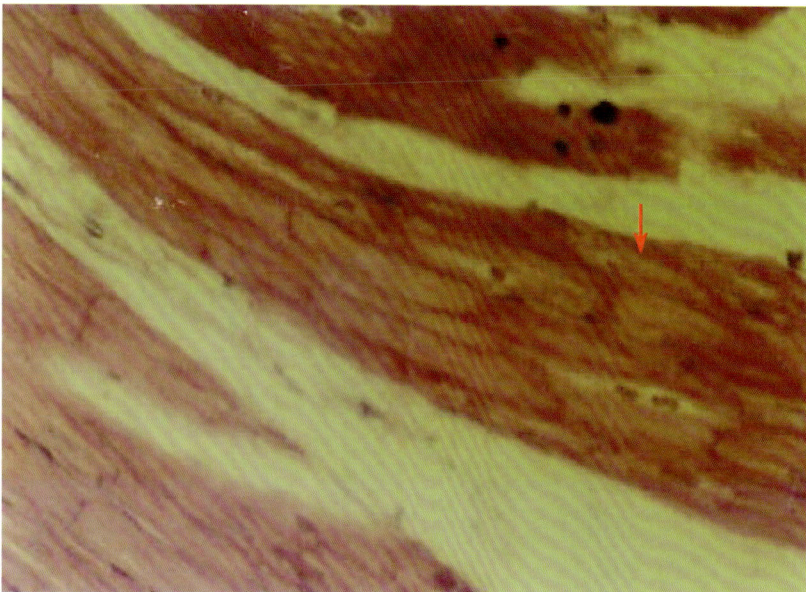

■ 图3-78　羊心室幼稚的心肌束（纵切面）

苏木素-伊红染色　×200

↓示幼稚心肌细胞组成的心肌束。

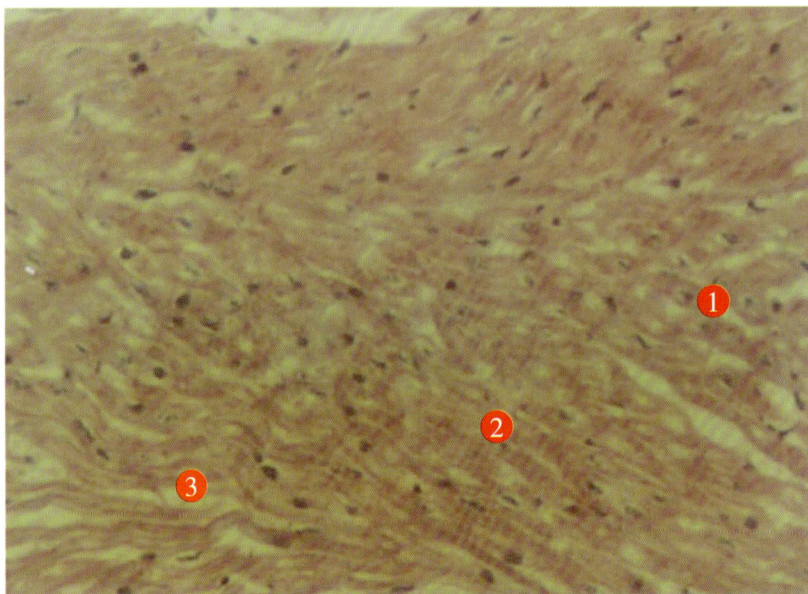

■ 图3-79 羊心室心肌束群

苏木素-伊红染色 ×200

❶和❸示演化方向相反的扇形心肌束；❷示梭形心肌束。

第二节 心肌层内源性心室肌演化途径

　　许多心室肌层的心肌细胞起源于心肌层内部。其干细胞有多种演化来源，包括间质源、血管源、心干细胞巢源、神经源，心室肌层内还可见干细胞植入心胶冻重建心肌细胞。

一、间质源心室肌细胞演化

　　心肌层间质内的部分细胞，相当于心内膜细胞，也可以经束细胞途径或不经束细胞的间质细胞-心肌细胞途径，演化形成心肌细胞。

（一）束细胞途径

心肌层内肌束之间的间质细胞，经束细胞演化形成心肌细胞（图3-80）。也可见类似于浦肯野纤维-肌束连接样的细胞演化序（图3-81、图3-82）。

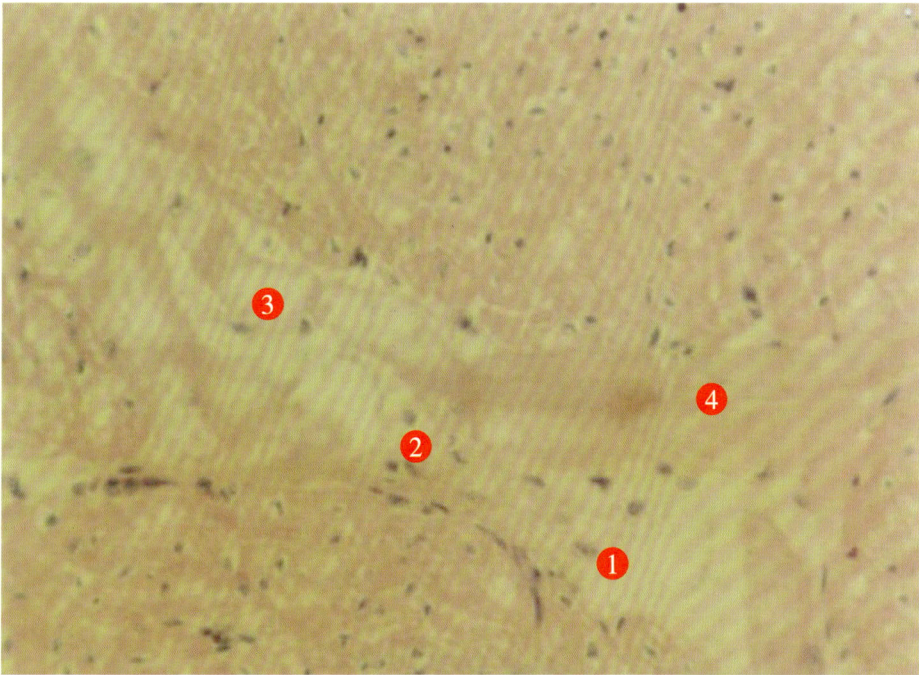

■ 图3-80 羊心室肌层间质源束细胞途径心肌演化（1）

苏木素-伊红染色 ×100

❶示激发间质细胞；❷示透明间质细胞；❸示束细胞群；❹示浦肯野纤维。

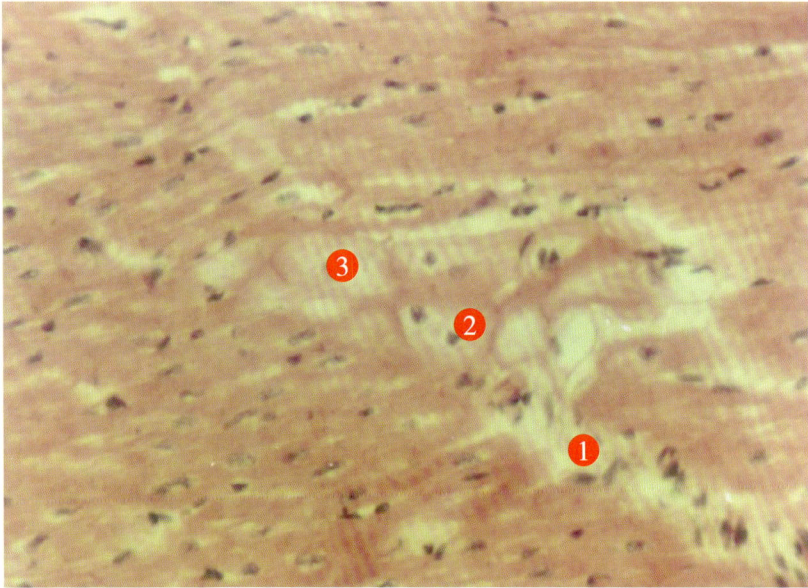

■ 图3-81　羊心室肌层间质源束细胞途径心肌演化（2）
苏木素-伊红染色　×200
❶示激发间质细胞；❷示间质细胞透明化；❸示肌层内源浦肯野纤维。

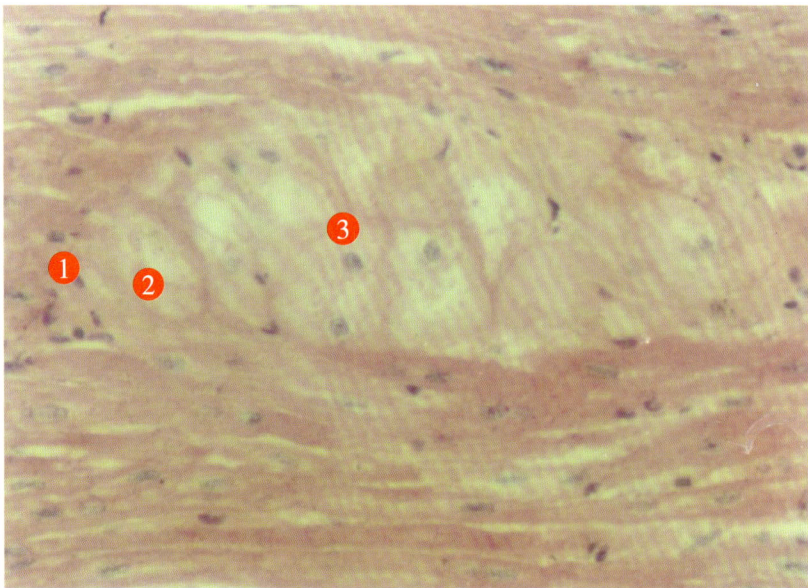

■ 图3-82　羊心室肌层间质源束细胞途径心肌演化（3）
苏木素-伊红染色　×200
❶示激发间质细胞；❷示间质细胞透明化；❸示肌内束细胞群。

（二）间质细胞-心肌细胞途径

肌束间的间质细胞不经束细胞直接演化形成心肌细胞（图3-83～图3-85）。

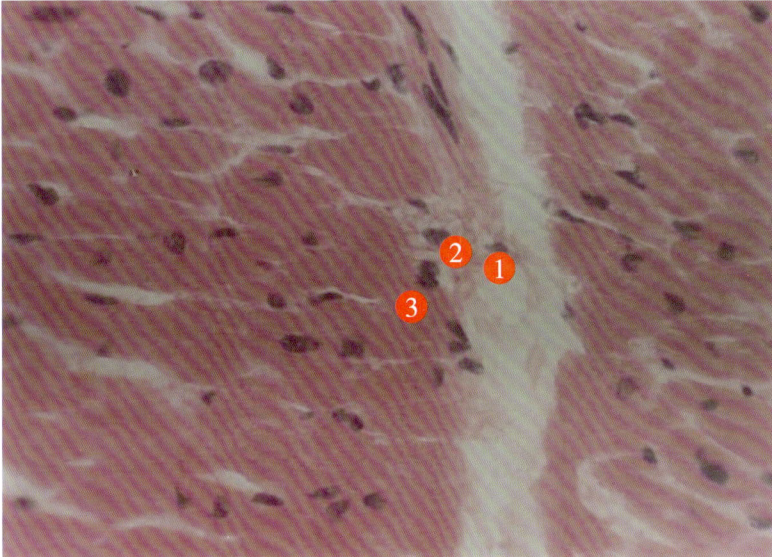

■ 图3-83　人心室肌层间质细胞-心肌细胞演化（1）

苏木素-伊红染色　×200

❶示激发间质细胞；❷示透明化过渡细胞；❸示心肌细胞。

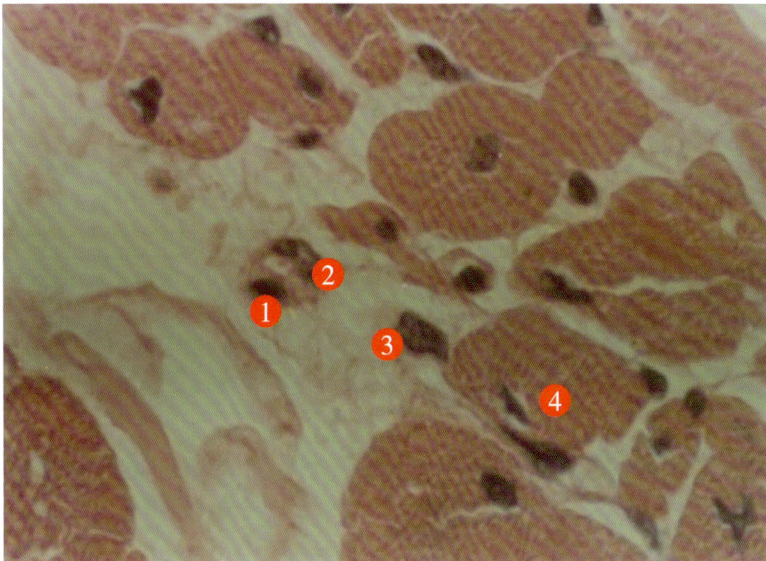

■ 图3-84　人心室肌层间质细胞-心肌细胞演化（2）

苏木素-伊红染色　×400

❶示演化中的间质细胞；❷和❸示过渡心肌细胞；❹示心肌细胞。

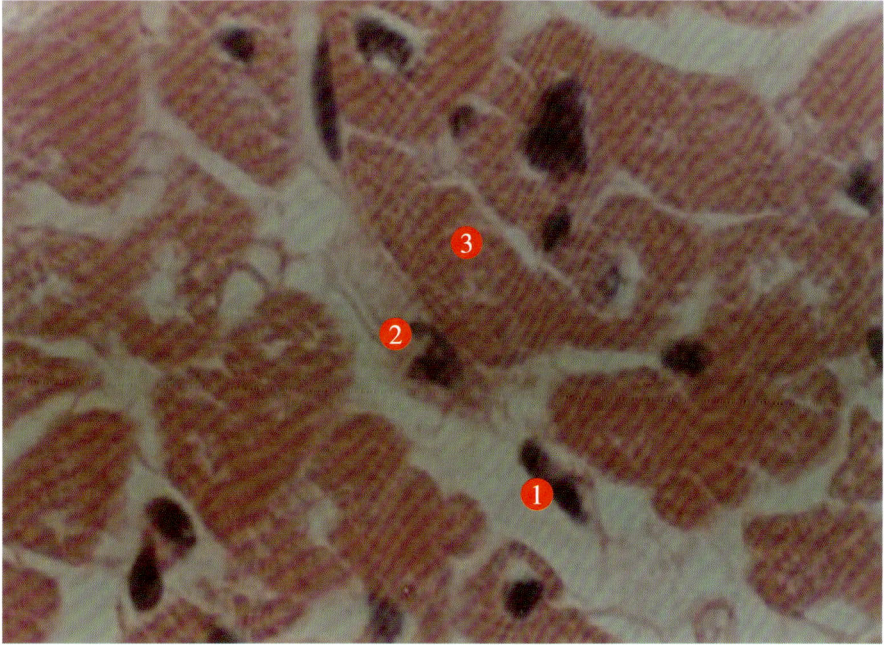

■ 图3-85 人心室肌层间质细胞–心肌细胞演化（3）

苏木素–伊红染色 ×400

❶示开始演化的间质细胞；❷示演化过渡细胞；❸示成熟的心肌细胞。

二、血管源心室肌细胞演化

心肌层内血管壁外膜细胞受周围心肌的诱导，可外迁演化成为心肌细胞（图3-86）。血管干细胞进入血管壁逐渐演化形成心肌细胞（图3-87）。

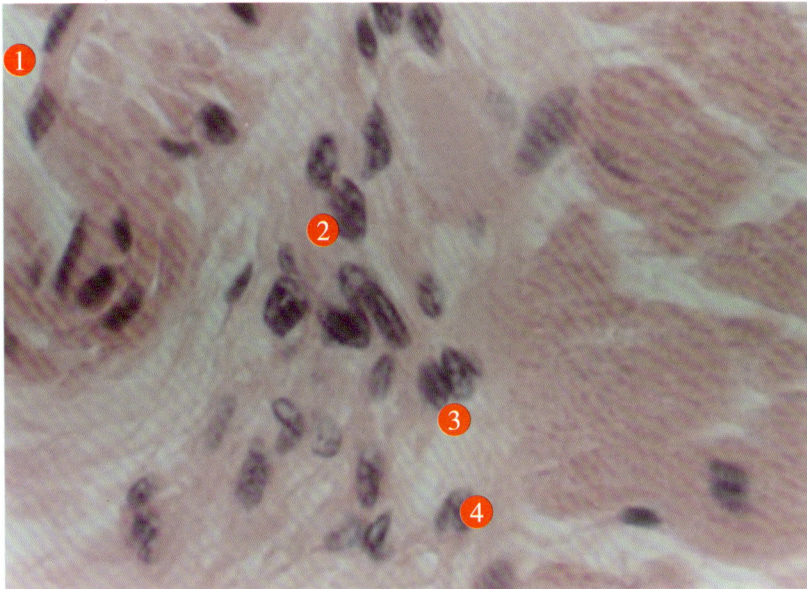

■ 图3-86　人心室肌层内血管源细胞-心肌细胞演化（1）

苏木素-伊红染色　×400

❶示较大血管腔；❷示血管壁外周细胞；❸示外迁的血管壁细胞；❹示过渡性心肌细胞。

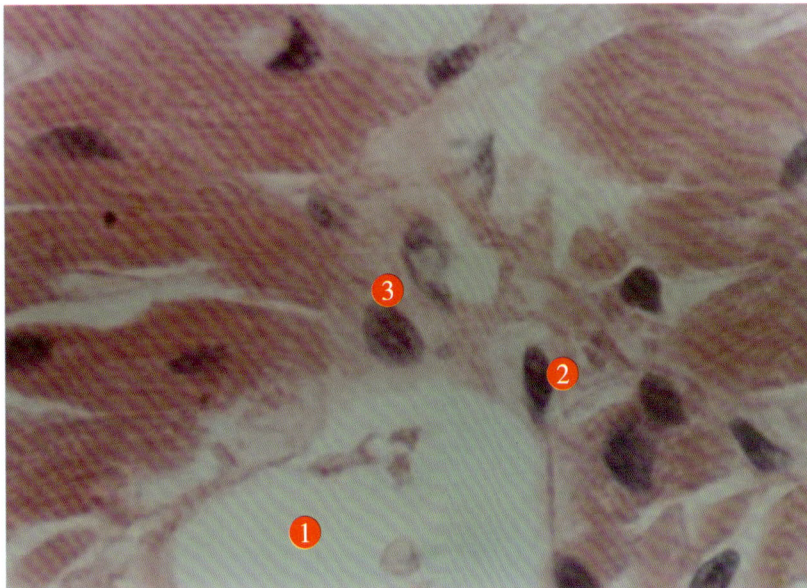

■ 图3-87　人心室肌层内血管源细胞-心肌细胞演化（2）

苏木素-伊红染色　×400

❶示小血管腔；❷示激发的血管壁细胞；❸示受近端诱导向心肌细胞演化的血管壁细胞。

三、干细胞巢细胞演化

人心室心肌层内，心肌干细胞巢途径较发达。干细胞巢细胞的心肌干细胞多为血源性的，即从小血管内外迁而来(图3-88、图3-89)。也可见干细胞较稀疏地分散于心肌束之间（图3-90、图3-91），通过直接分裂，干细胞巢细胞可逐渐增殖（图3-92、图3-93）。多个干细胞或干细胞群的演化过程可不同步（图3-94）。有时，也可见干细胞行列或大致同步地向心肌细胞演化（图3-95、图3-96）。

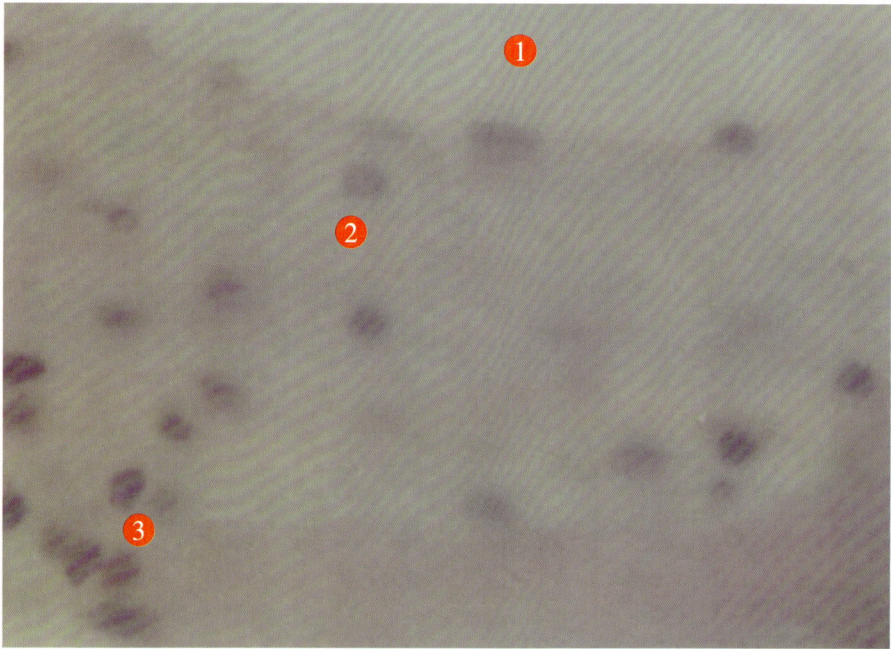

■ **图3-88　人心室肌层内心肌干细胞巢演化（1）**
苏木素-伊红染色　×400
❶示小血管腔；❷示迁出的干细胞；❸示干细胞巢。

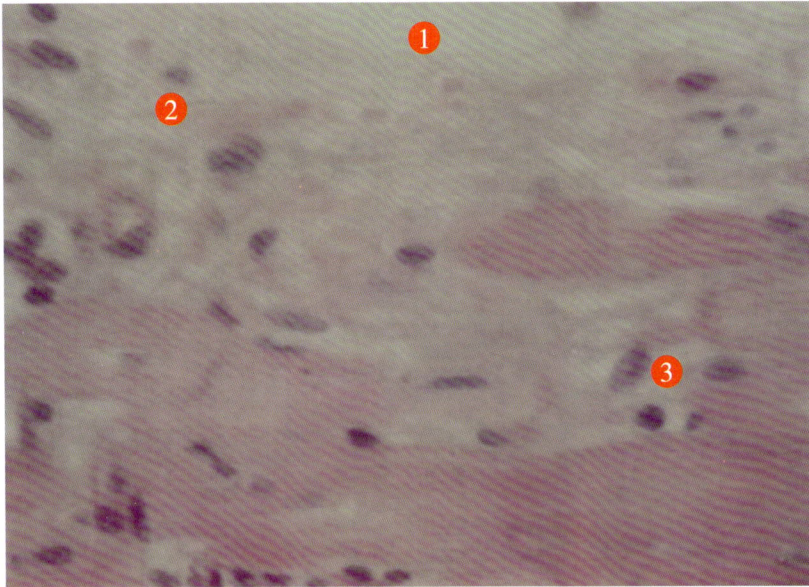

■ 图3-89　人心室肌层内心肌干细胞巢演化（2）

苏木素–伊红染色　×200

❶示小血管腔；❷示迁出的干细胞；❸示过渡性细胞。

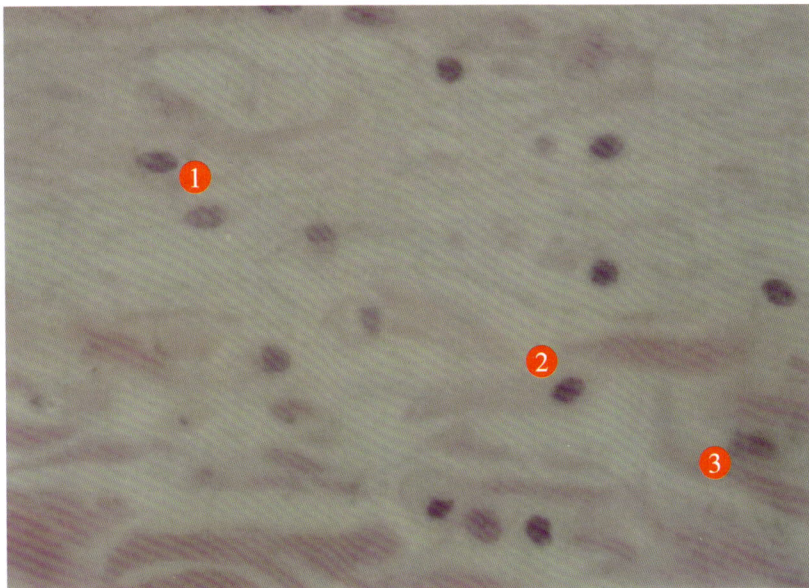

■ 图3-90　人心室肌层内心肌干细胞巢演化（3）

苏木素–伊红染色　×200

❶示散在的干细胞；❷示过渡性细胞；❸示幼稚心肌细胞。

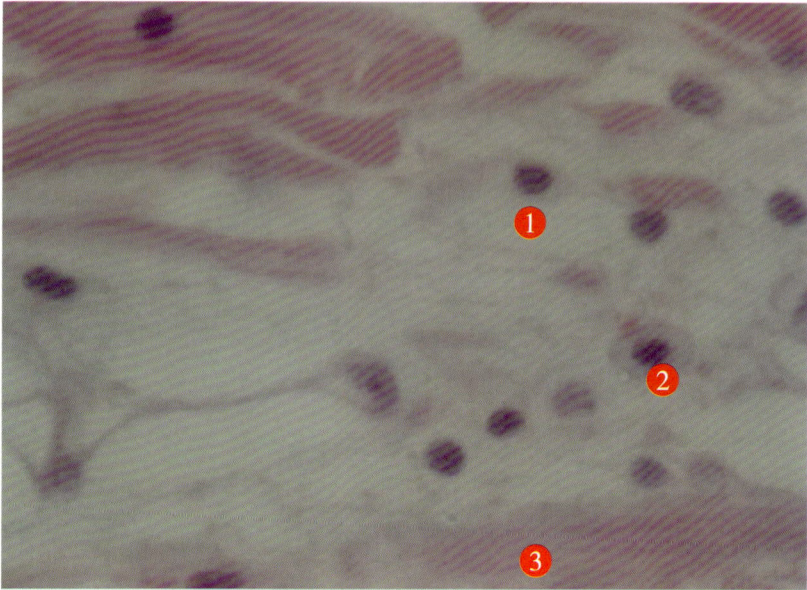

■ 图3-91　人心室肌层内心肌干细胞巢演化（4）

苏木素-伊红染色　×400

❶示散在的干细胞；❷示过渡性细胞；❸示幼稚心肌细胞。

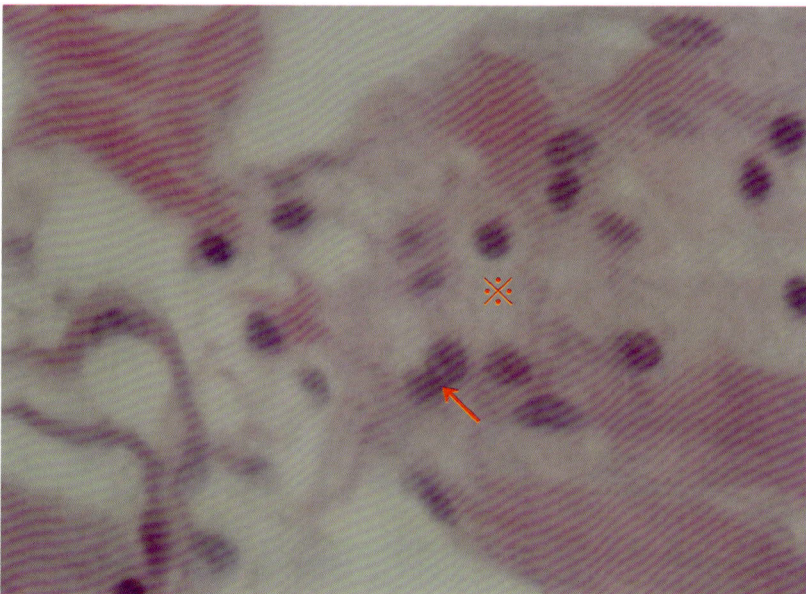

■ 图3-92　人心室肌层内心肌干细胞巢演化（5）

苏木素-伊红染色　×400

※示逐渐离散演化的干细胞巢。➚示干细胞直接分裂。

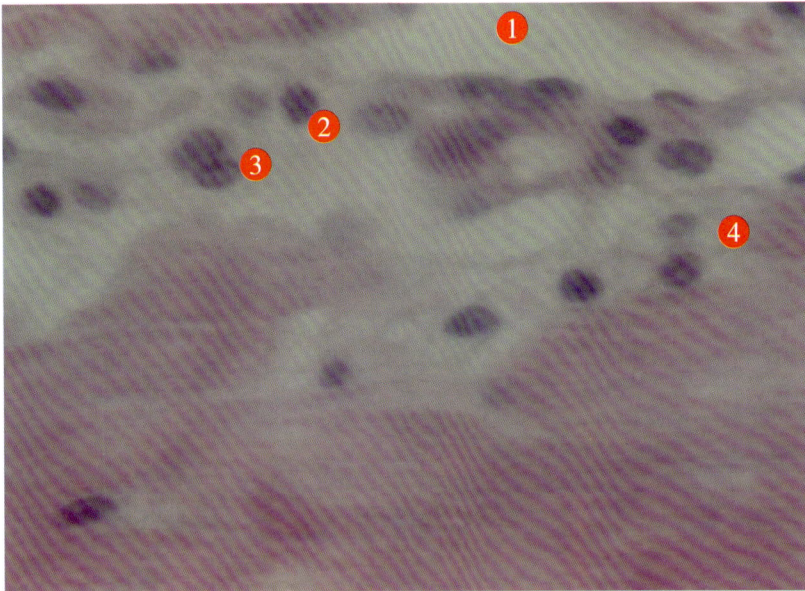

■ 图3-93 人心室肌层内心肌干细胞巢演化（6）
苏木素-伊红染色 ×400

❶示小血管腔；❷示迁出的干细胞；❸示干细胞直接分裂；
❹示过渡性心肌细胞。

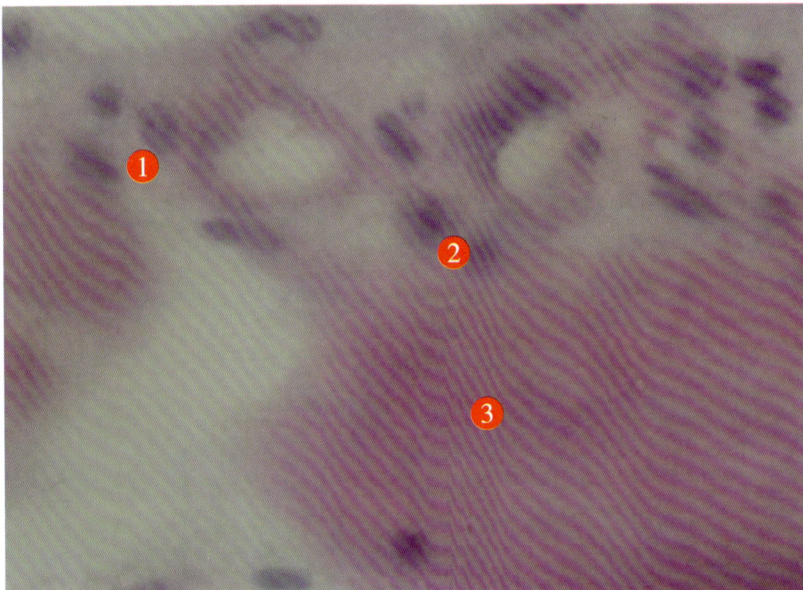

■ 图3-94 人心室肌层内心肌干细胞巢演化（7）
苏木素-伊红染色 ×400

❶示不同步演化的早期干细胞；❷示演化程度不同的晚期干细
胞；❸示心肌细胞。

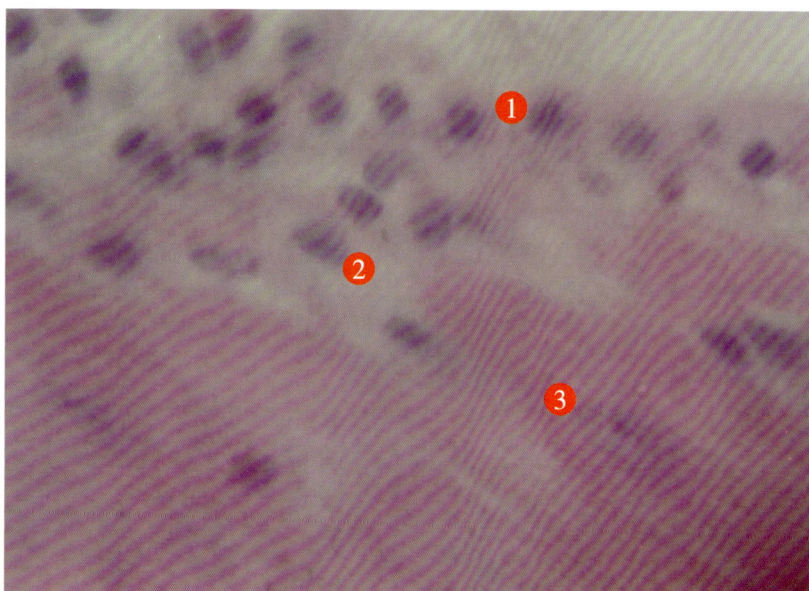

■ 图3-95 人心室肌层内心肌干细胞巢演化（8）

苏木素-伊红染色 ×400

❶示大致同步演化的干细胞行列；❷示过渡性细胞；❸示心肌细胞。

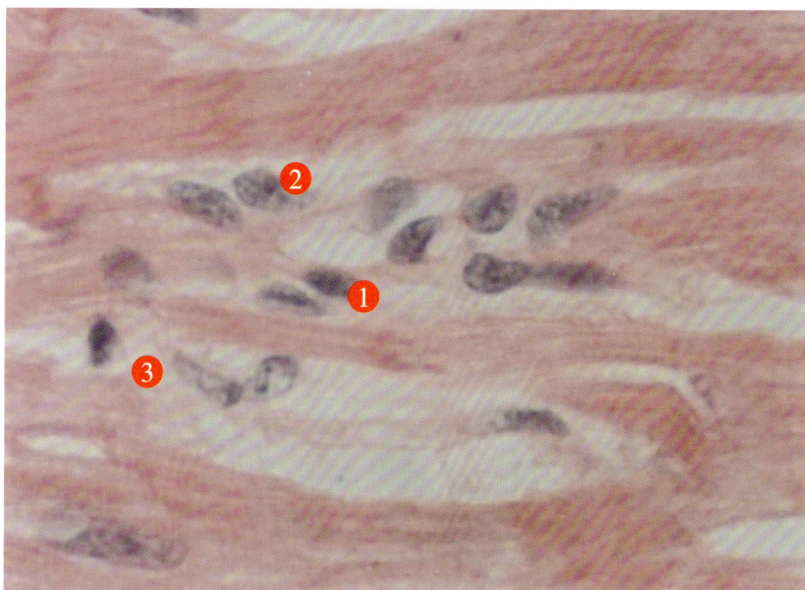

■ 图3-96 人心室肌层内心肌干细胞巢演化（9）

苏木素-伊红染色 ×400

❶示心肌干细胞巢细胞；❷示过渡性心肌细胞；❸示前心肌细胞。

四、神经源心室肌细胞演化

心室肌层内偶尔可见心肌细胞之间的小神经束断面，其外周细胞离散外迁，亦可逐步演化形成心肌细胞（图3-97、图3-98）。

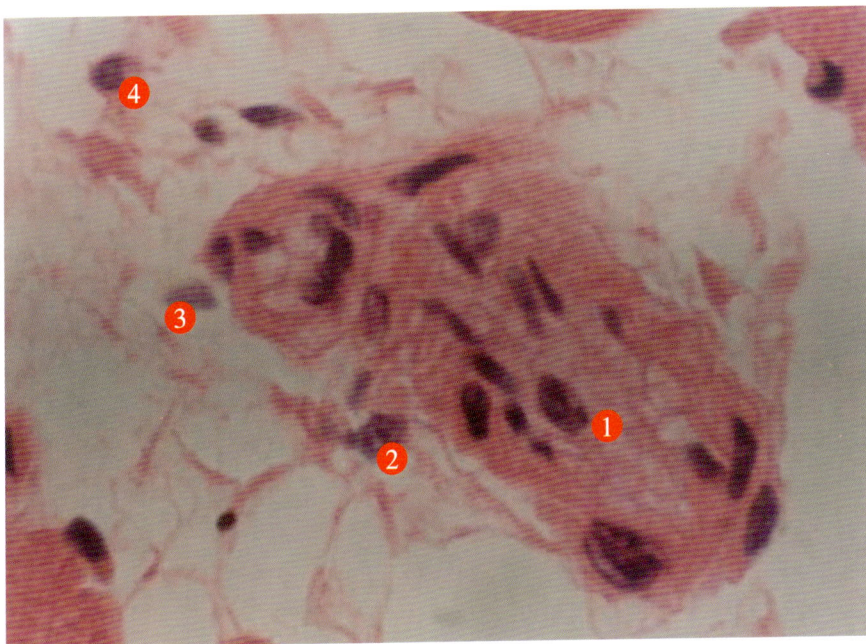

■ 图3-97 人心室肌层内神经源细胞–心肌细胞演化（1）

苏木素–伊红染色 ×400

❶示小神经束断面；❷示将外迁的神经束外周细胞；❸示外迁的神经源细胞；❹示向心肌细胞演化的外迁细胞。

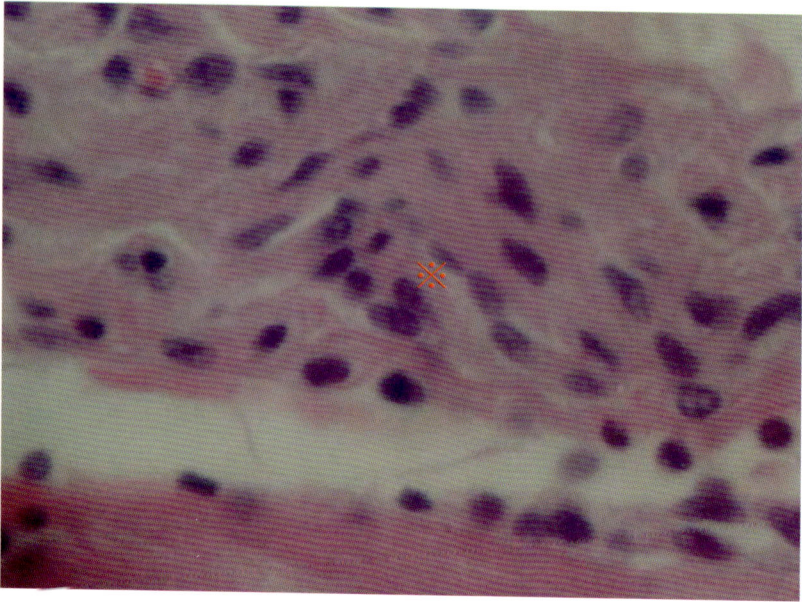

■ 图3-98　人心室肌层内神经源细胞–心肌细胞演化（2）

苏木素–伊红染色　×400

※示神经束纵切面神经束细胞逐渐向心肌细胞演化。

五、心胶冻与心肌细胞重建

　　心胶冻是胎儿心脏发育初期充填于心内皮和心肌膜之间的原始心肌细胞分泌的胶冻样细胞外基质。不同成体动物心肌层内也不同程度地存在心胶冻。细胞重建原指细胞工程意义上的核质分离后重新组合成细胞，而这里的心肌细胞重建不是人工将细胞核移植于去核的细胞质内，而是细胞核自行迁移到细胞外基质内，实际是一种细胞核种植过程。细胞核可有多种不同来源，种植的土壤是一种非细胞形态的心胶冻，核种植后逐步细胞化。细胞核迁入心胶冻构建新生心肌细胞进一步凸显细胞核的重要性，挑战百多年来"细胞来自细胞"传统信条，具有重大而深远的细胞生物学意义。

0

（一）胎心心胶冻

胎儿心室壁细胞之间有较多间质，可形成分散的、大小不等的心胶冻区（图3-99）。随着细胞核迁入演化为胚性结缔组织，成为心室肌发生来源之一。

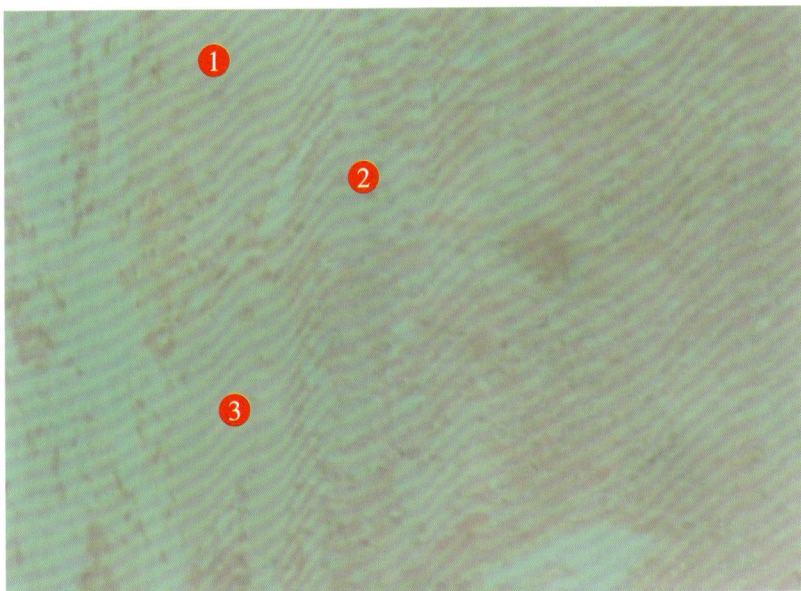

■ 图3-99　胎儿心房室间区心胶冻

苏木素-伊红染色　×100

❶、❷和❸示胎儿心房室间区心胶冻。

（二）成体心胶冻与心肌细胞重建

成人与成体羊心室肌群之间存在一些边界不规则、大小不等的心胶冻样区，呈均质胶冻状的无细胞间质（图3-100、图3-101）。成体心肌层内心胶冻或由心肌细胞分泌，也可能是生后局部血液、血浆积聚，或小灶性心肌细胞衰亡液化的残留物。

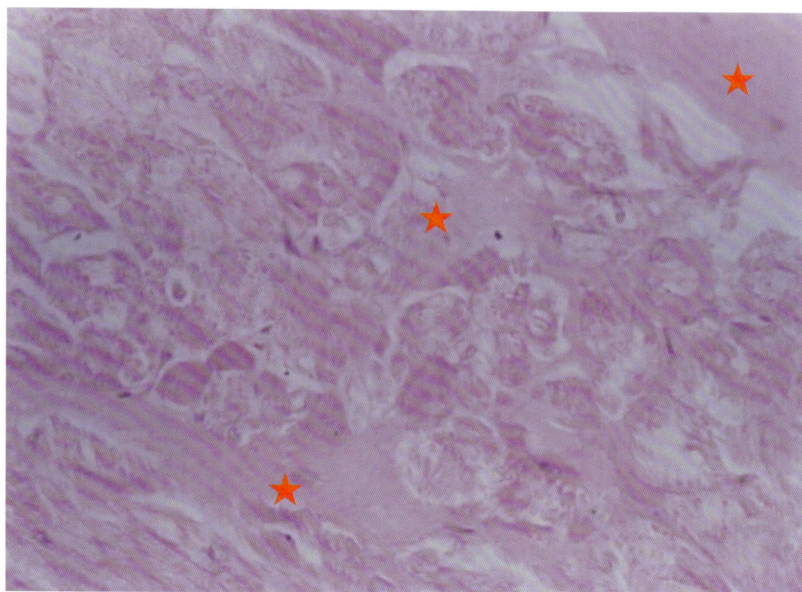

■ 图3-100 成人心室肌层内心胶冻

苏木素-伊红染色 ×200

★示成人心室肌层横断面有形状不一、大小不等的心胶冻充填于心室肌细胞之间。

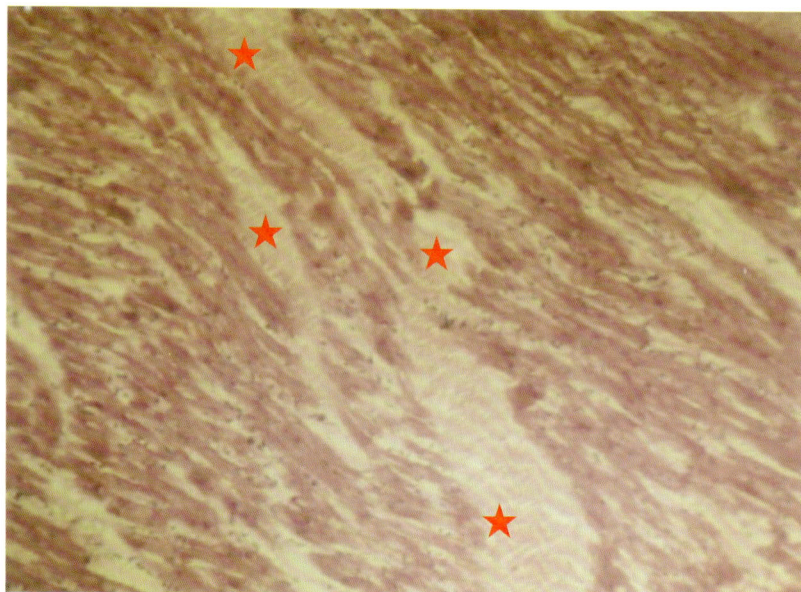

■ 图3-101 成体羊心室肌层内心胶冻

苏木素-伊红染色 ×100

★示羊心室心肌细胞群之间有大小不等、形状不一、呈均质状的非细胞结构，即心胶冻。

1. 种植细胞核的移入　　早期，心胶冻内只有很少的细胞核，之后逐渐增多（图3-102、图3-103）。迁入心胶冻的细胞核可能是血源性和血管源性来源（图3-104）。邻近心肌纤维和浦肯野纤维也是种植细胞核的重要来源，细胞核可从浦肯野纤维断端迁入心胶冻内（图3-105）。

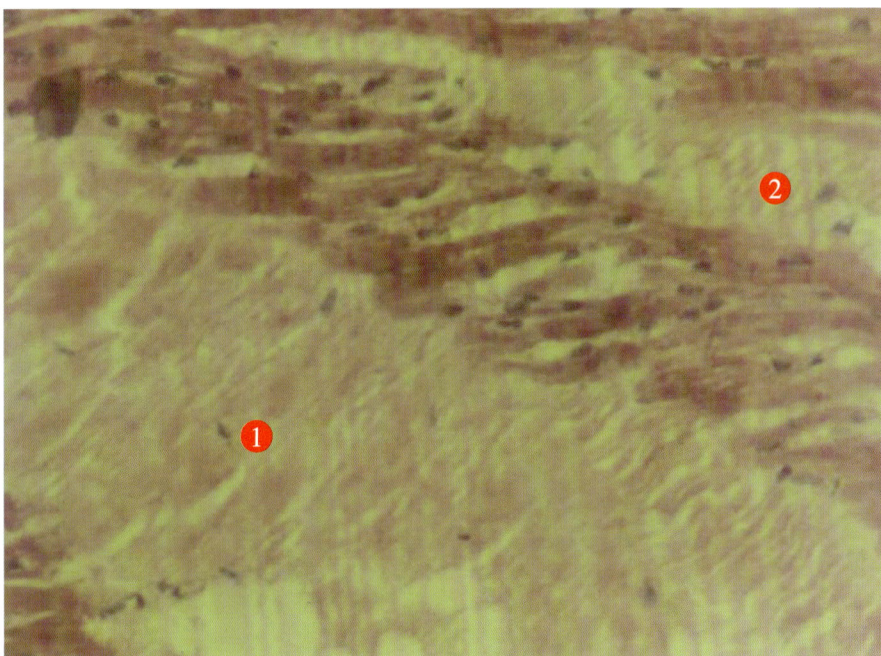

■ 图3-102　成体羊心室肌层细胞核移入心胶冻（1）

苏木素-伊红染色　×200

❶和❷示心胶冻内很少细胞核移入。

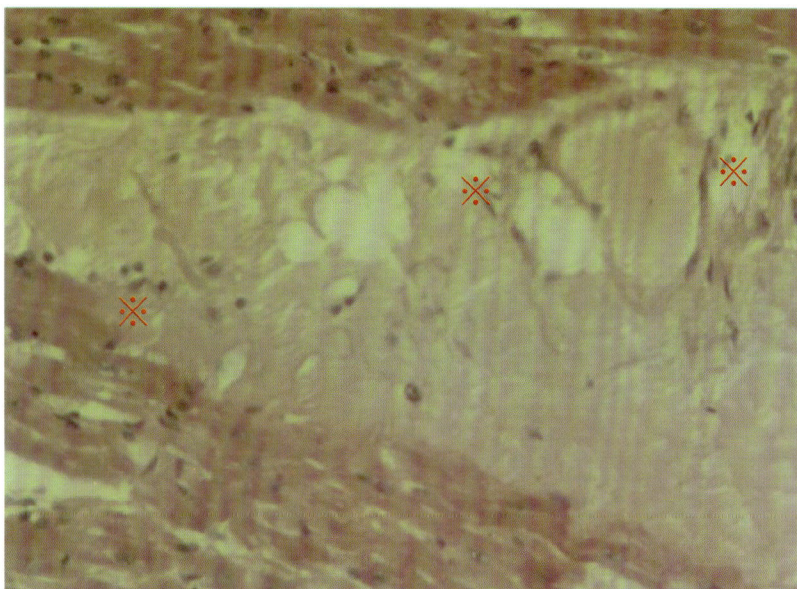

■ 图3-103　成体羊心室肌层细胞核移入心胶冻（2）

苏木素–伊红染色　×200

※示羊心室心胶冻内从不同途径迁入较多的细胞核。

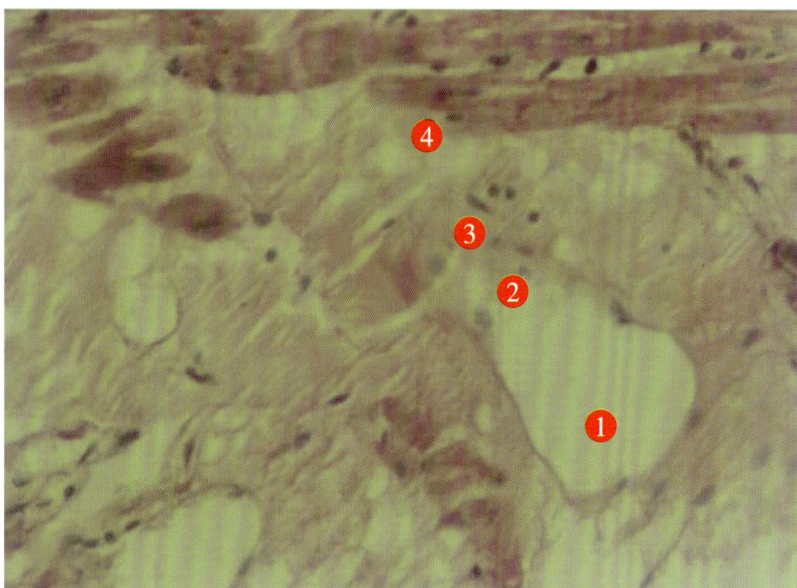

■ 图3-104　成体羊心室肌层血源种植细胞核移入心胶冻

苏木素–伊红染色　×200

❶示心胶冻内的血管；❷示迁出血管的血源性干细胞；❸示迁移中的血管壁细胞；❹示心肌细胞游离端。

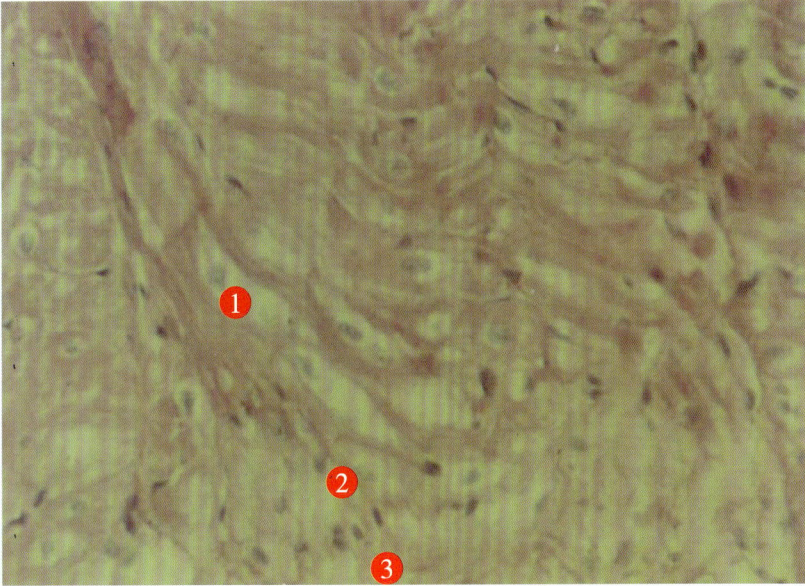

■ 图3-105　成体羊心室肌层浦肯野纤维源种植细胞核移入心胶冻

苏木素−伊红染色　×200

❶示浦肯野纤维末段；❷示由浦肯野纤维迁出的细胞；❸示将
迁入心胶冻的细胞核。

2．**心肌细胞重建**　迁入心胶冻的细胞核可以增生（图3-106），并
逐渐产生自己的细胞质而增大并透明化，遂有了自己的领域，形成初始的
重建心肌细胞（图3-107）。由于受两端牵引应力作用，重建心肌细胞形
变为长柱状，并端端首尾相接，重建心肌细胞端端连接处细胞质浓集，形
成初始厚而模糊的初始闰盘（图3-108～图3-110），而后成为清晰横线
样闰盘（图3-111）。

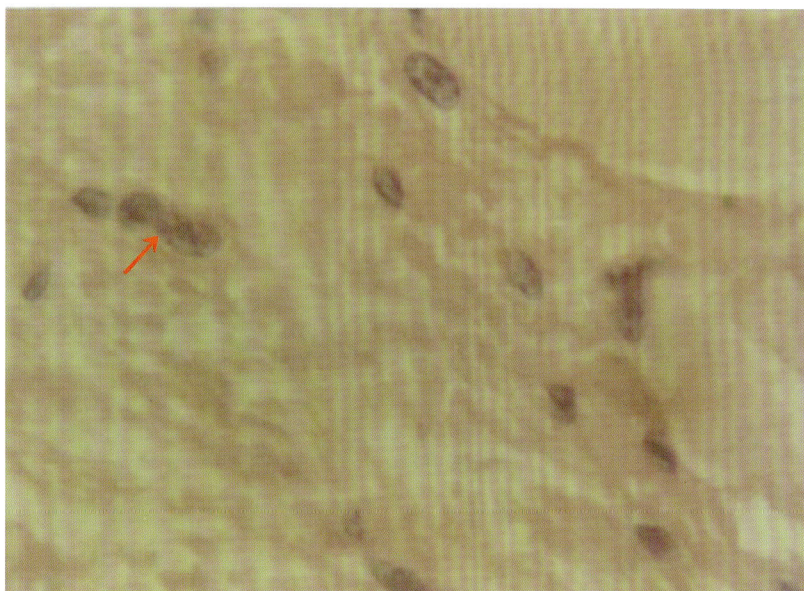

■ 图3-106　成体羊心室肌层移入心胶冻种植细胞核增生
苏木素-伊红染色　×1 000
↗示羊心室心胶冻内迁入的细胞核增生。

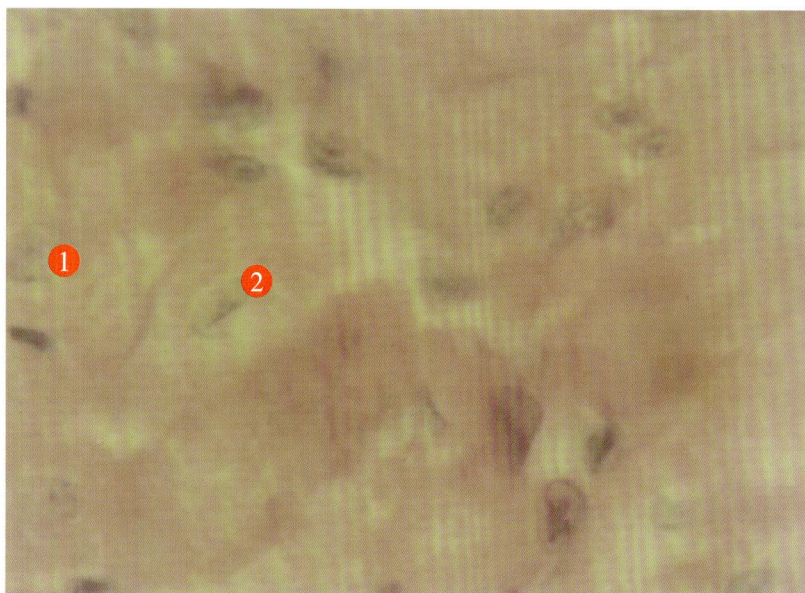

■ 图3-107　成体羊心室肌层心胶冻内种植细胞核的心肌细胞重建
苏木素-伊红染色　×1 000
❶和❷示羊心室心胶冻内迁入的细胞核增多、增大，开始合成
自己的细胞质，构成初始的心肌细胞。

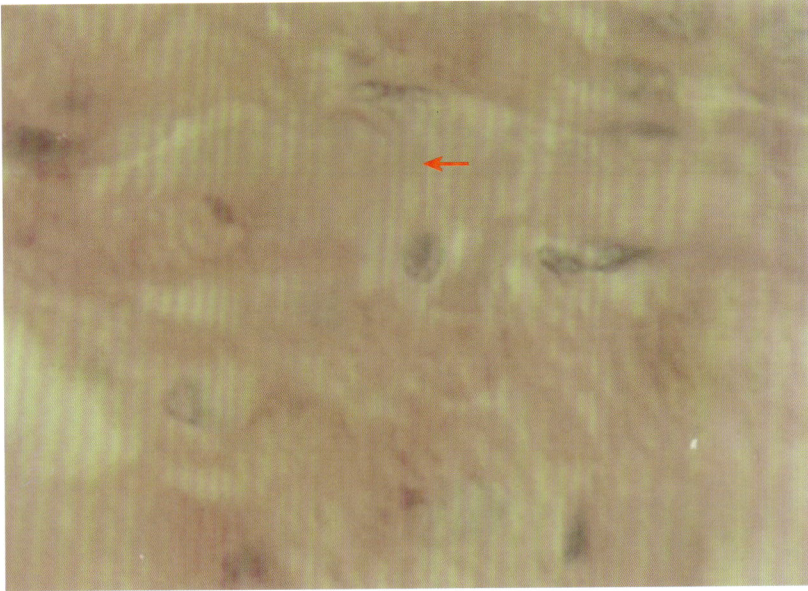

■ 图3-108　成体羊心室肌层内重建心肌细胞的闰盘形成（1）

苏木素–伊红染色　×1 000

示羊心室心胶冻内初步重建的心肌细胞受微环境牵拉应力作用，拉长变形为柱状。 ←示早期闰盘。

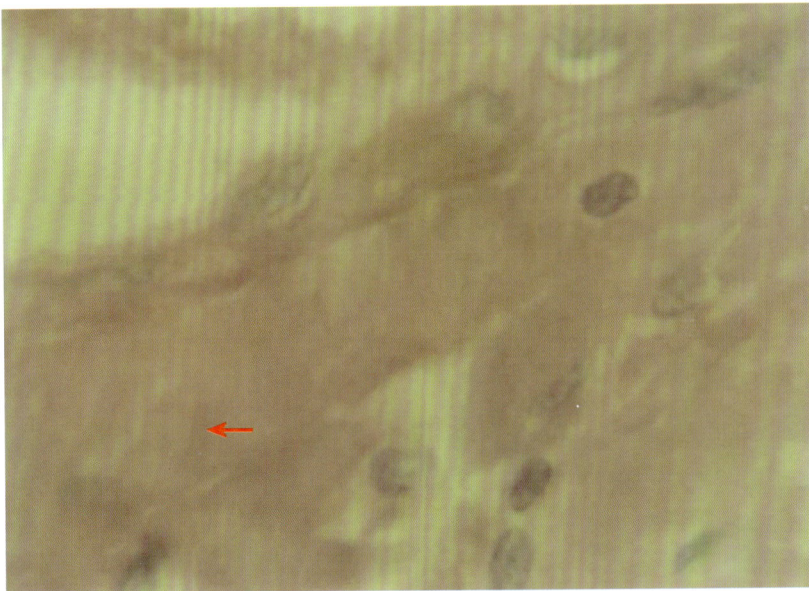

■ 图3-109　成体羊心室肌层内重建心肌细胞的闰盘形成（2）

苏木素–伊红染色　×1 000

←示羊心室心胶冻内初步重建的心肌细胞端端连接部细胞质浓集，形成初始闰盘。

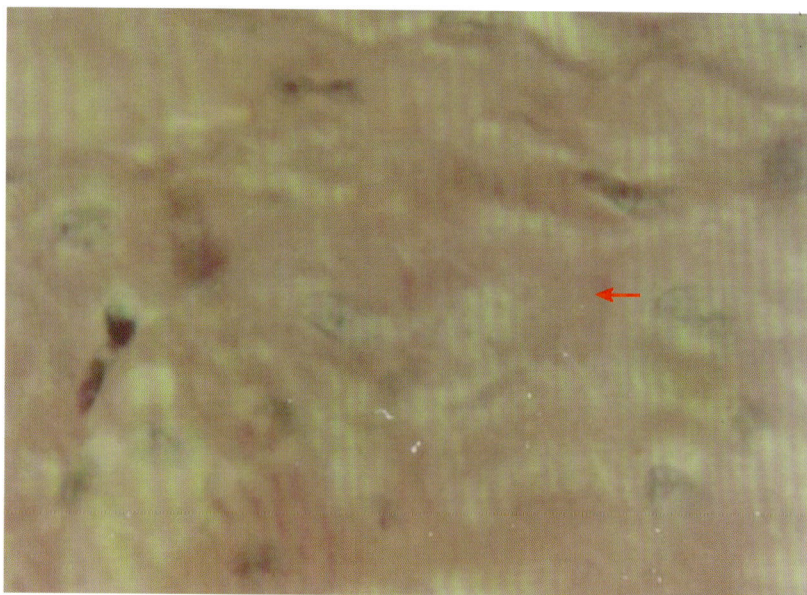

■ 图3-110　成体羊心室肌层内重建心肌细胞的闰盘形成（3）

苏木素-伊红染色　×1 000

←示羊心室重建的心肌细胞之间初形成的闰盘。

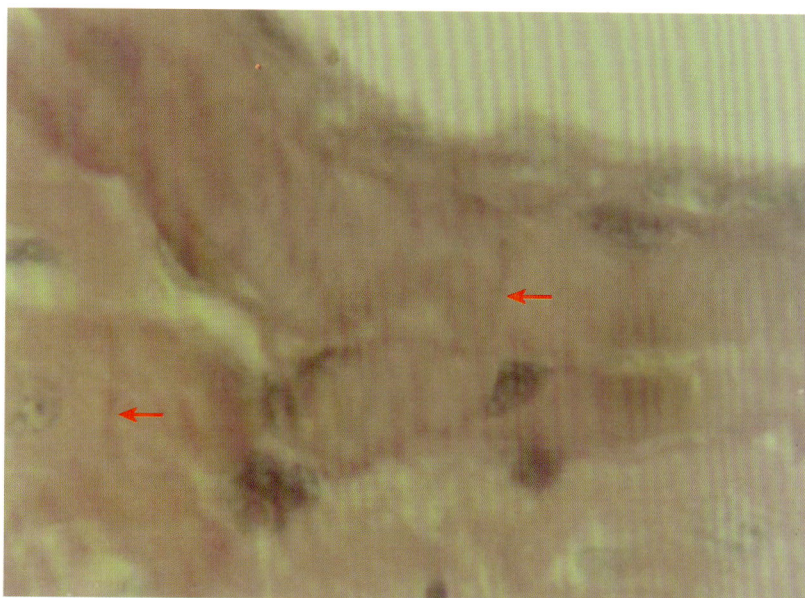

■ 图3-111　成体羊心室肌层内重建心肌细胞的闰盘形成（4）

苏木素-伊红染色　×1 000

←示羊心室重建的心肌细胞之间新形成的闰盘。

（三）血管旁心胶冻与心肌细胞重建

羊心室肌层血管旁常见通连血管腔的心胶冻，并见细胞核迁入心胶冻小区格内，形成束细胞（图3-112）。人心室肌层内血管旁也可见心胶冻重建心肌细胞过程（图3-113）。

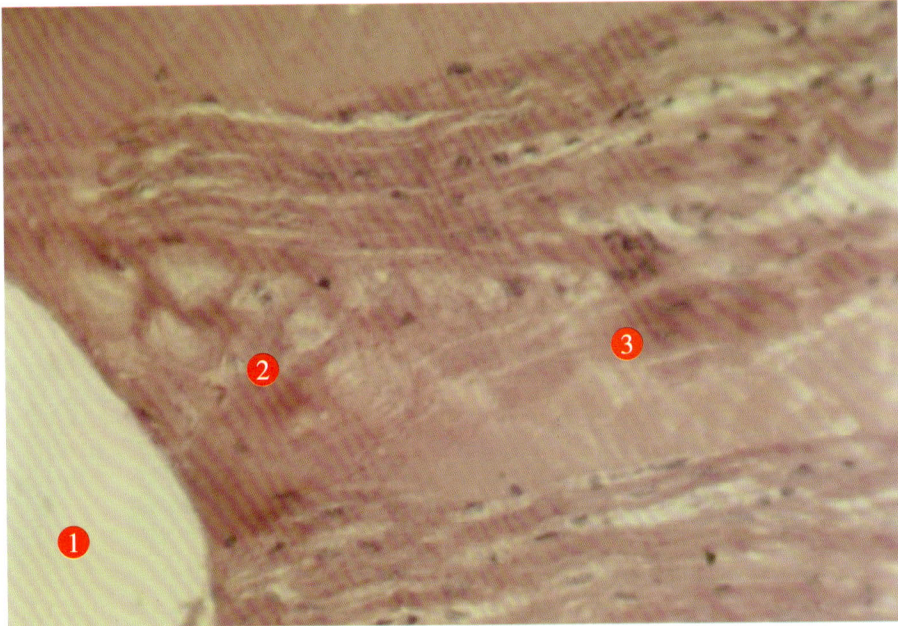

■ 图3-112　羊心室肌层血管旁心胶冻心肌细胞重建
苏木素-伊红染色　×200

❶示血管腔；❷示细胞核迁入心胶冻小区格内形成束细胞群；❸示过渡性心肌细胞。

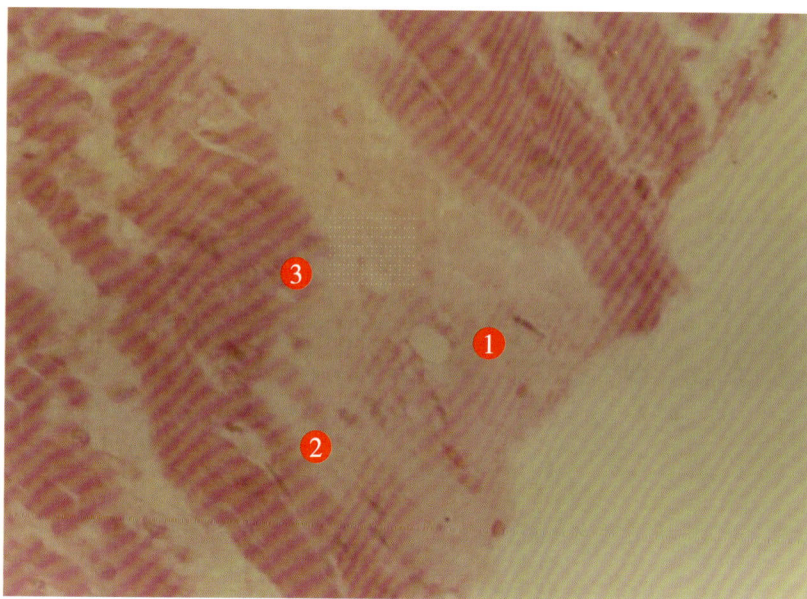

■ 图3-113　人心室肌层血管旁心胶冻心肌细胞重建

苏木素-伊红染色　×200

❶示迁入心胶冻的细胞核；❷示开始演化的细胞核；❸示正在近端诱导重建中的心肌细胞。

第三节　心外膜源心室肌演化途径

　　人心室壁从外向内也可见心肌演化梯度。心外膜细胞演化为外膜束细胞、过渡性心肌细胞，并移行为成熟心肌细胞（图3-114、图3-115）。其干细胞可来自血源性、血管源性或间质源性。心包液也可能是外膜途径心肌细胞演化干细胞的另一来源。

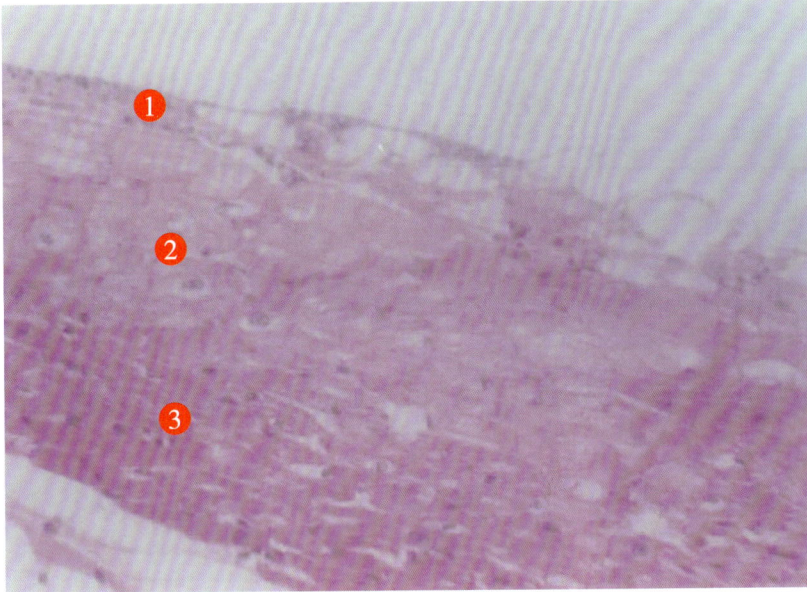

■ 图3-114 人心室心外膜细胞-心肌细胞演化（1）
苏木素-伊红染色 ×100
❶示心外膜；❷示心外膜下束细胞层纵切面；❸示纵行心肌细胞束。

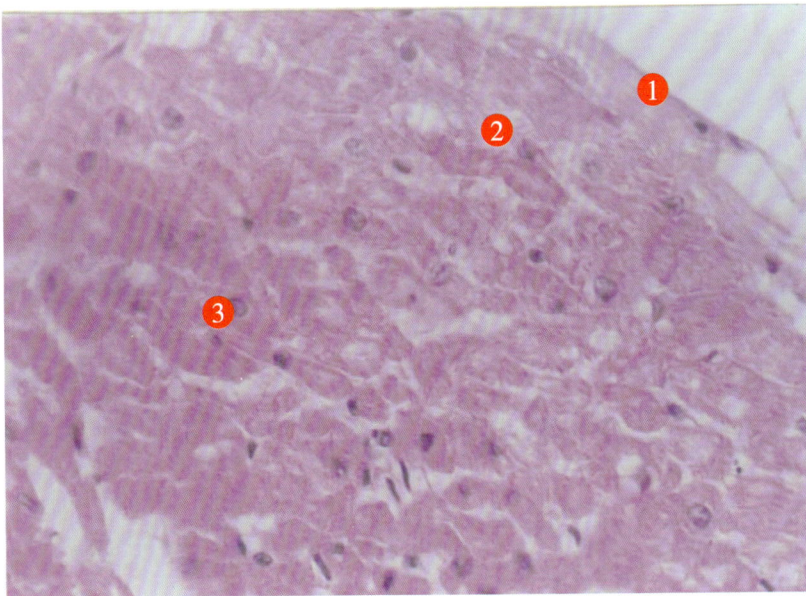

■ 图3-115 人心室心外膜细胞-心肌细胞演化（2）
苏木素-伊红染色 ×200
❶示心外膜；❷示心外膜下过渡心肌细胞层；❸示心肌层。

第四节　房室间区源心室肌演化途径

心脏房室间区，位于心房与心室之间，包括房室瓣、房室结、中心纤维体及其间的间质组织。无论是胎儿还是成人，房室间区都是心脏组织演化的重要生发区。

一、胎儿房室间区组织动力学

（一）胎儿心脏房室结的特点

胎儿心脏房室结更靠近房室瓣基部，且偏于心室侧的位置（图3-116、图3-117）。早期，房室结细胞密集，胞质少，细胞核大而深染（图3-118）。而后，细胞逐渐分散，细胞质略有增加，细胞核染色变淡（图3-119）。这就是胎儿心脏多潜能干细胞，可演化形成心室肌细胞、心房肌细胞、中心纤维体细胞、结缔组织细胞及间区血管内皮与平滑肌细胞等。

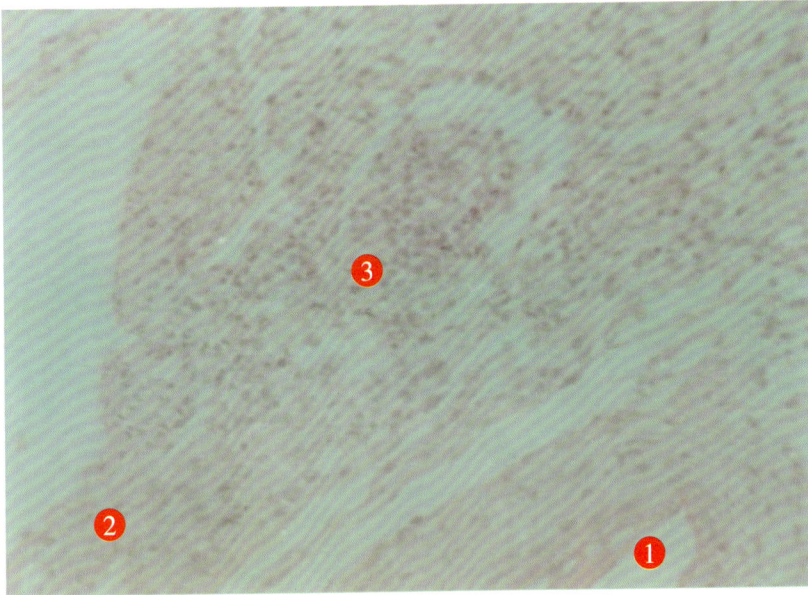

■ **图3-116 胎儿心脏房室结（1）**

苏木素-伊红染色 ×100（标本由高福莲博士提供）

❶示心房；❷示心房室瓣基部；❸示最早房室结。

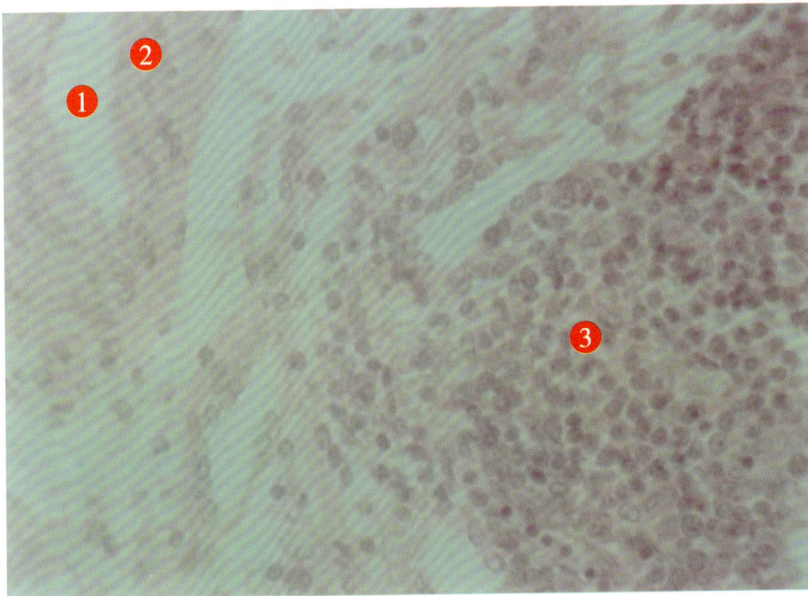

■ **图3-117 胎儿心脏房室结（2）**

苏木素-伊红染色 ×400

❶示心房；❷示房室瓣基部；❸示早期房室结。

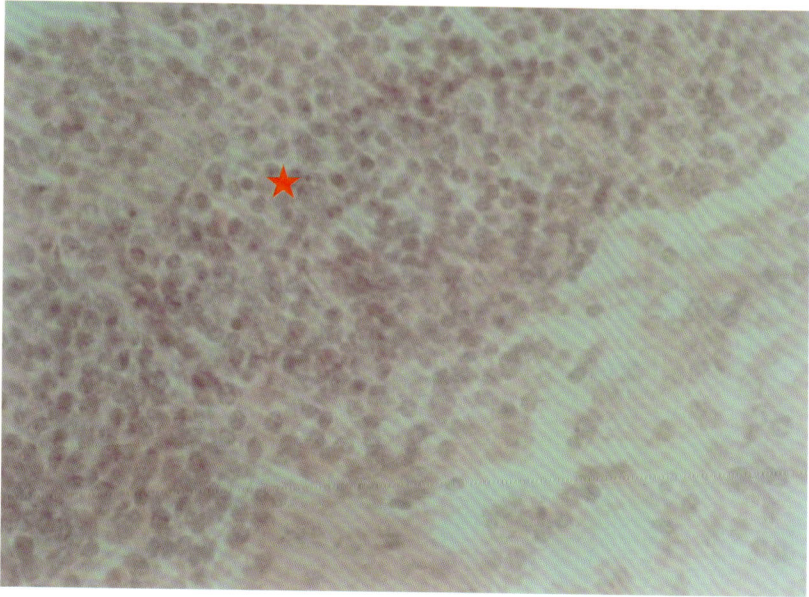

■ 图3-118 胎儿心脏房室结（3）

苏木素-伊红染色 ×400

★示早期部分房室结，细胞较密，细胞核染色深。

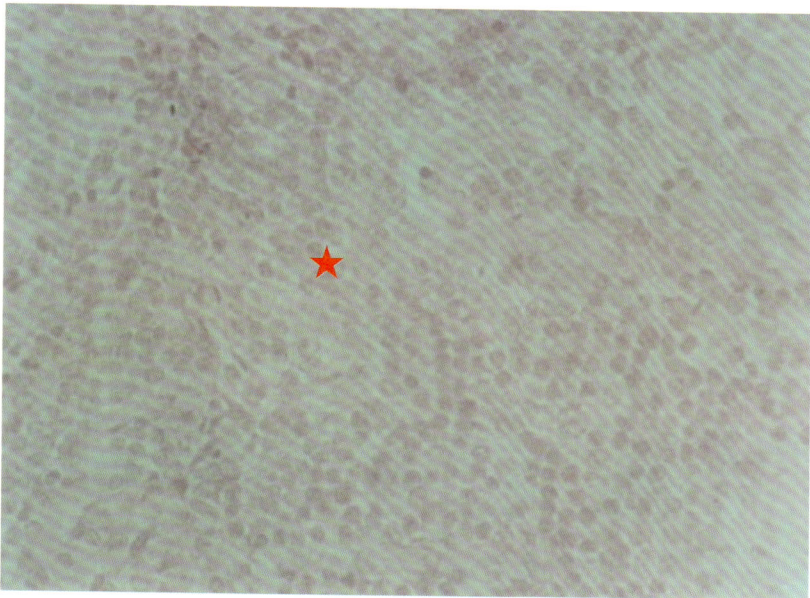

■ 图3-119 胎儿心脏房室结（4）

苏木素-伊红染色 ×400

★示演化中的房室结，细胞开始分散，细胞核染色变浅。

（二）胎儿心脏房室结-心肌细胞演化系

早期房室结细胞分别向外侧及心室和心房侧迁移，并渐次演化为透明细胞（图3-120）。外迁途中停顿者可增生形成细胞团（图3-121）。迁移速度较快者则呈现明显的细胞流线（图3-122），中途演化为类束细胞（图3-123）。迁移演化形成的细胞克隆因细胞增生而增大（图3-124），并演化为透明细胞团（图3-125）。

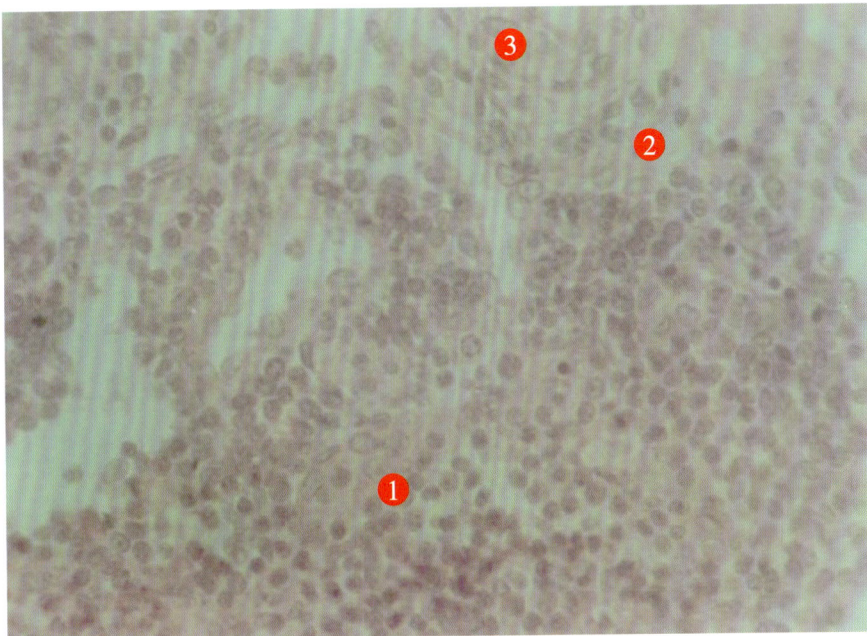

■ 图3-120　胎儿房室结-心肌细胞演化系（1）
苏木素-伊红染色　×400
❶示早期房室结；❷示外迁细胞；❸示透明细胞。

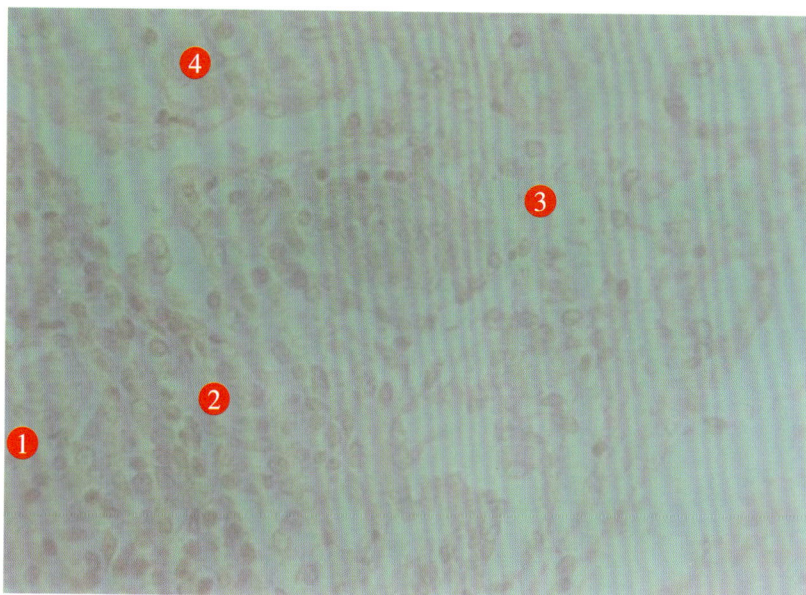

■ 图3-121 胎儿房室结-心肌细胞演化系（2）

苏木素-伊红染色 ×400

❶示演化中的房室结；❷示外迁细胞；❸示透明细胞；❹示透明细胞团。

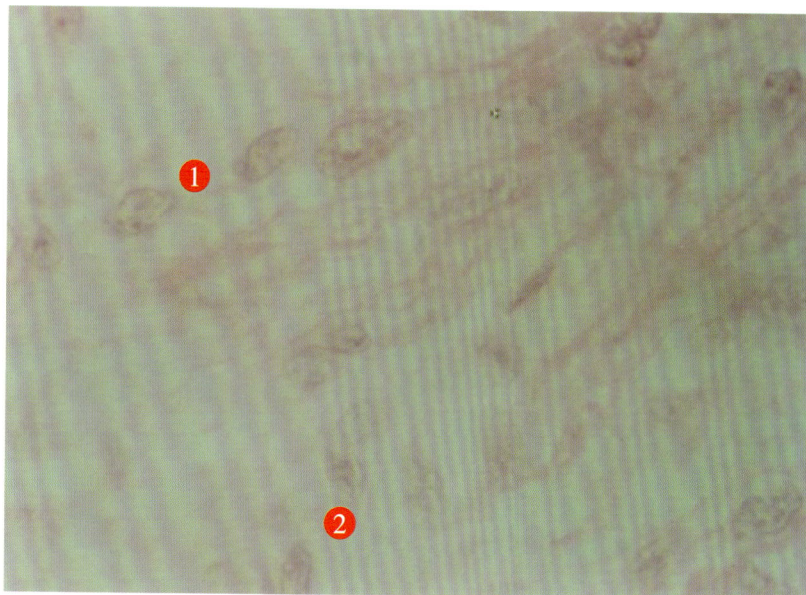

■ 图3-122 胎儿房室结-心肌细胞演化系（3）

苏木素-伊红染色 ×1 000

❶示外迁的房室结细胞流线；❷示细胞分散，间质增多。

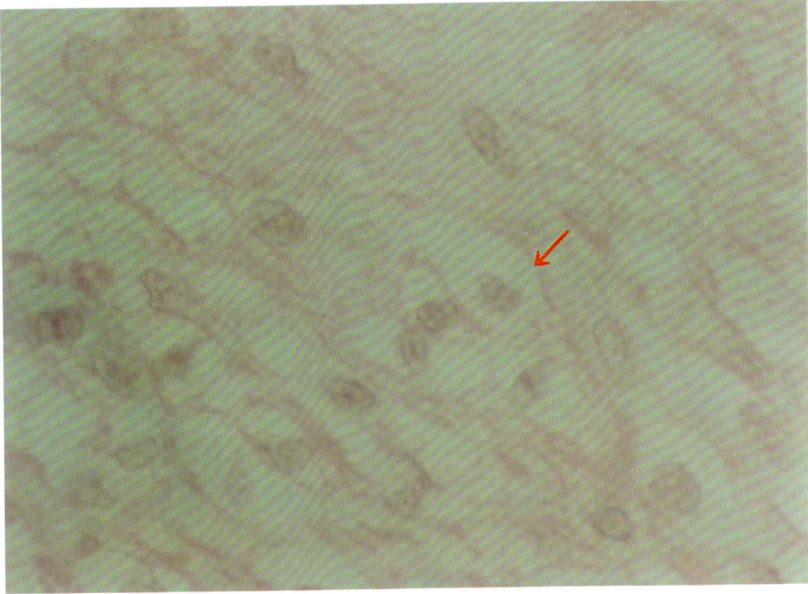

■ 图3-123　胎儿房室结-心肌细胞演化系（4）
苏木素-伊红染色　×1 000
示外迁的房室结细胞演化形成类束细胞。

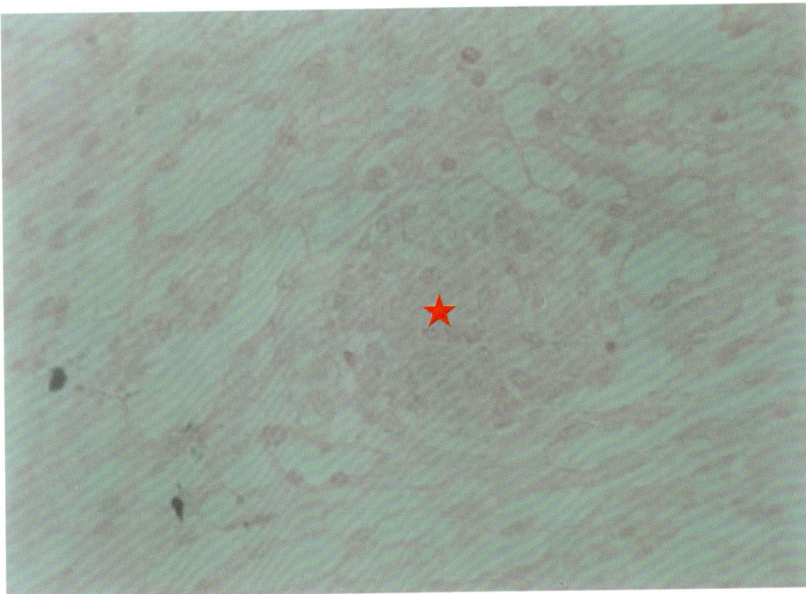

■ 图3-124　胎儿房室结-心肌细胞演化系（5）
苏木素-伊红染色　×400
★示外迁的房室结细胞克隆。

163

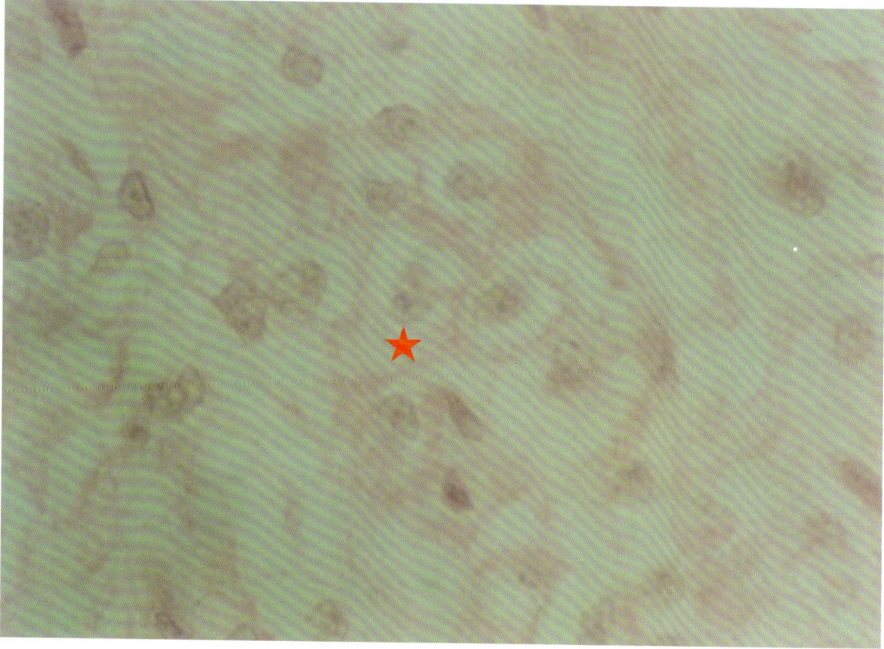

■ 图3-125　胎儿房室结–心肌细胞演化系（6）

苏木素–伊红染色　×1 000

★示外迁的房室结细胞克隆的类束细胞化。

（三）胎儿纤维体–心肌细胞演化系

临近晚期的房室结，延续为细胞明显分散的纤维体样组织（图3-126）。后者周围可见纤维体–心肌细胞演化序（图3-127）。

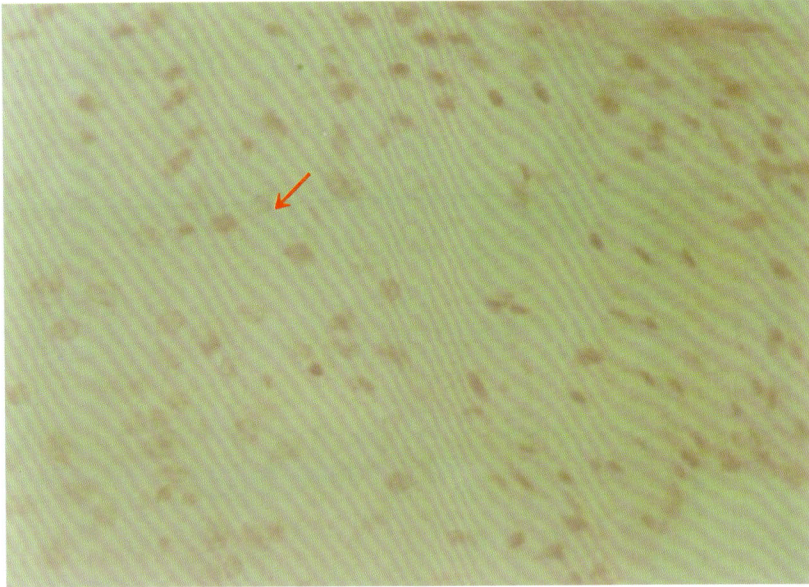

■ 图3-126 胎儿纤维体-心肌细胞演化系（1）
苏木素-伊红染色 ×400

示早期中心纤维体细胞离散方向，随着细胞离散，细胞核染色逐渐变淡。

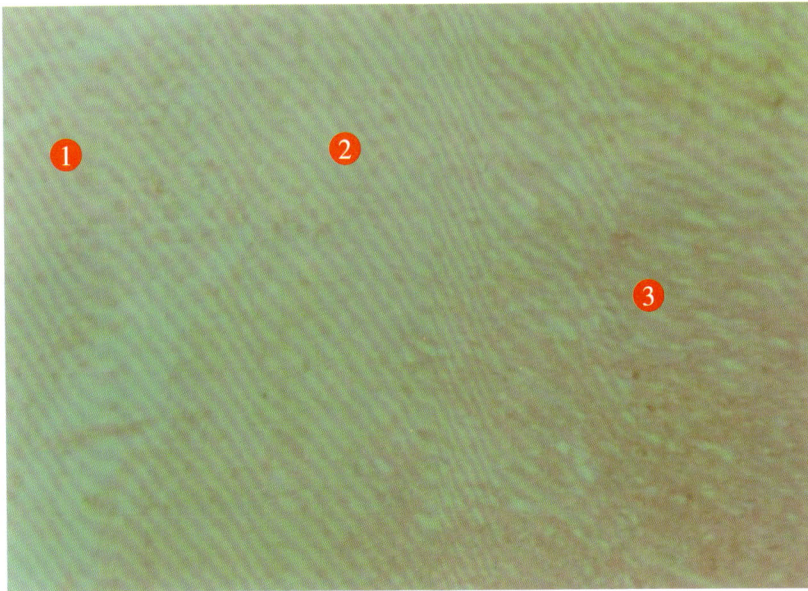

■ 图3-127 胎儿纤维体-心肌细胞演化系（2）
苏木素-伊红染色 ×100

❶示心胶冻；❷示类束细胞；❸示过渡性心肌细胞。

（四）胎儿心脏房室间区血管形成

胎儿心脏房室间区内结细胞外迁，增生形成的细胞克隆，其中心细胞退化溶解，出现裂隙（图3-128）。而后，裂隙逐渐加大（图3-129），腔面内皮化并形成完整管道（图3-130）；也可以结细胞疏散，形成间充质裂隙，其腔面内皮化的方式形成血管（图3-131）。

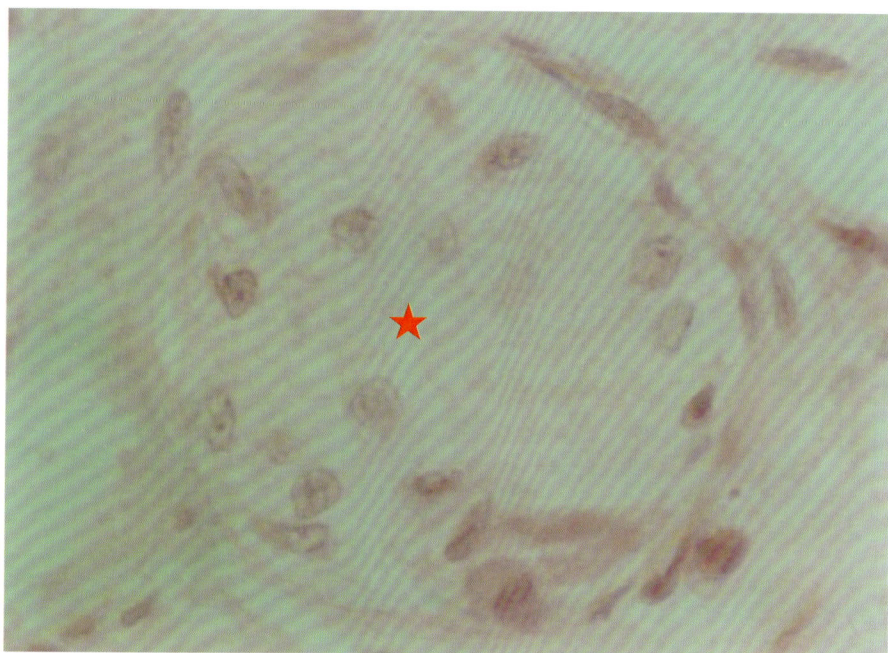

■ **图3-128　胎儿心脏房室间区血管形成（1）**
苏木素-伊红染色　×1 000
★ 示外迁的房室结细胞克隆中心退化。

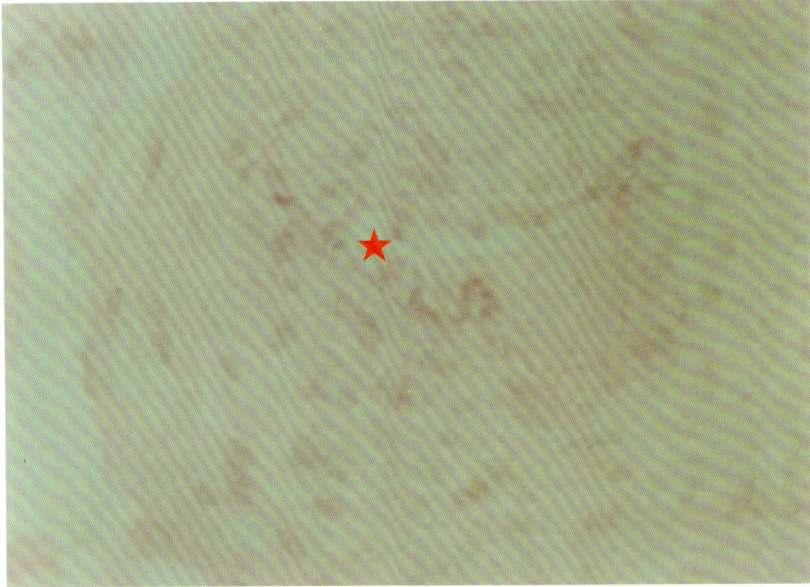

■ 图3-129　胎儿心脏房室间区血管形成（2）

苏木素-伊红染色　×400

★ 示外迁的房室结细胞克隆中心开始形成血管。

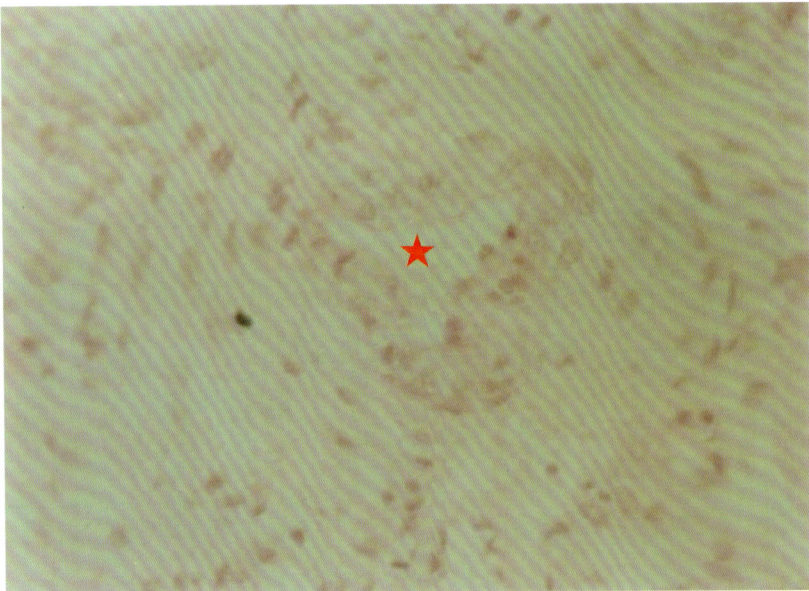

■ 图3-130　胎儿心脏房室间区血管形成（3）

苏木素-伊红染色　×400

★ 示房室结细胞克隆中心血管进一步形成。

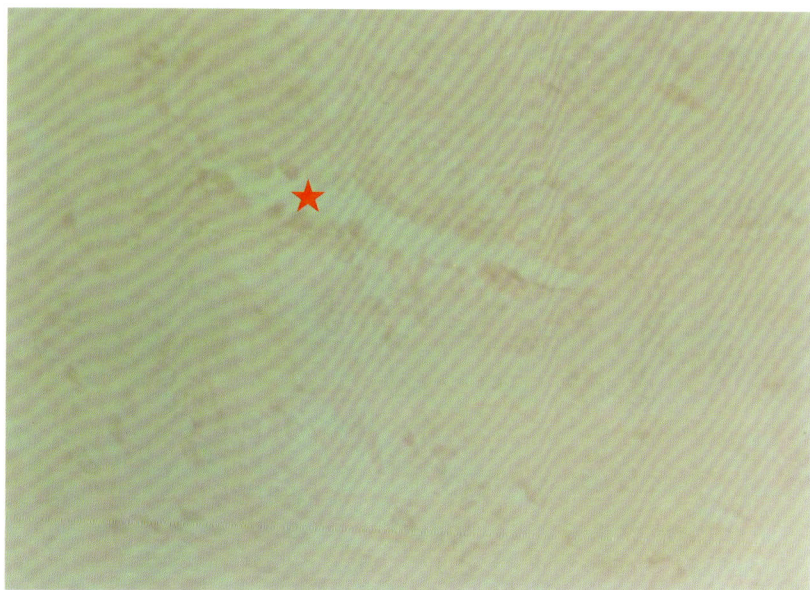

图3-131　胎儿心脏房室间区血管形成（4）

苏木素-伊红染色　×400

★ 示外迁的房室结细胞克隆中心血管成形。

二、成体心脏房室间区组织动力学

（一）房室瓣与心肌演化

房室瓣是位于房室口的膜样结构，包括二尖瓣和三尖瓣。瓣膜外面被覆与心房和心室心内膜相延续的心内膜。心脏干细胞以不同方式经房室瓣心室面和心房面内化，于瓣膜内心室侧形成薄层致密结缔组织，有时可见少量心肌细胞、平滑肌；于心房侧形成多脂肪细胞的疏松结缔组织。房室瓣基部心室侧致密结缔组织向下连于纤维环（图3-132）。房室瓣基部结缔组织两侧分别移行于心室肌和心房肌。房室瓣基部心房侧的疏松结缔组织中，可见成纤维细胞-心房肌细胞演化序延向心房肌层（图3-133、图3-134）。房室瓣基部心室侧致密结缔组织向心室壁延伸，近内膜的浅层致密结缔组织与浅层心室肌束相移行延续（图3-135～图3-137）。

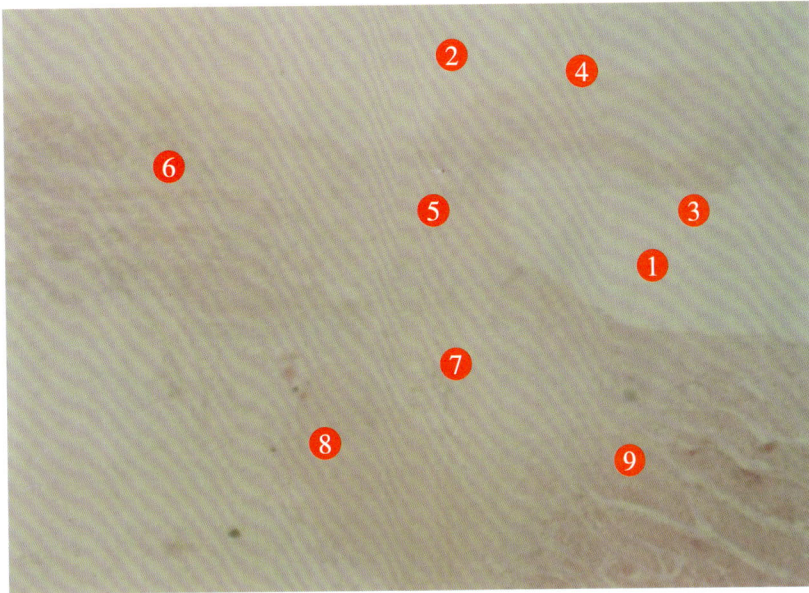

■ 图3-132　成人心脏三尖瓣
苏木素-伊红染色　×100

❶示右心室；❷示右心房；❸示三尖瓣心室侧；❹示三尖瓣心房侧；❺示三尖瓣基部；❻示心房肌；❼示纤维环；❽示房室间区；❾示心室肌。

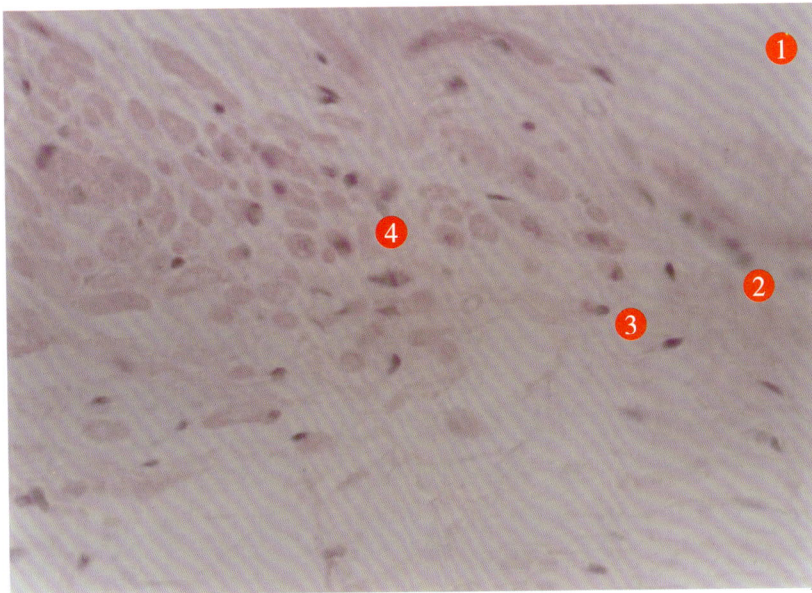

■ 图3-133　成人心脏三尖瓣基部心房侧
苏木素-伊红染色　×200

❶示右心房；❷示右心房内膜下层连于三尖瓣基部心房；❸示右房室间区间质；❹示心房肌。

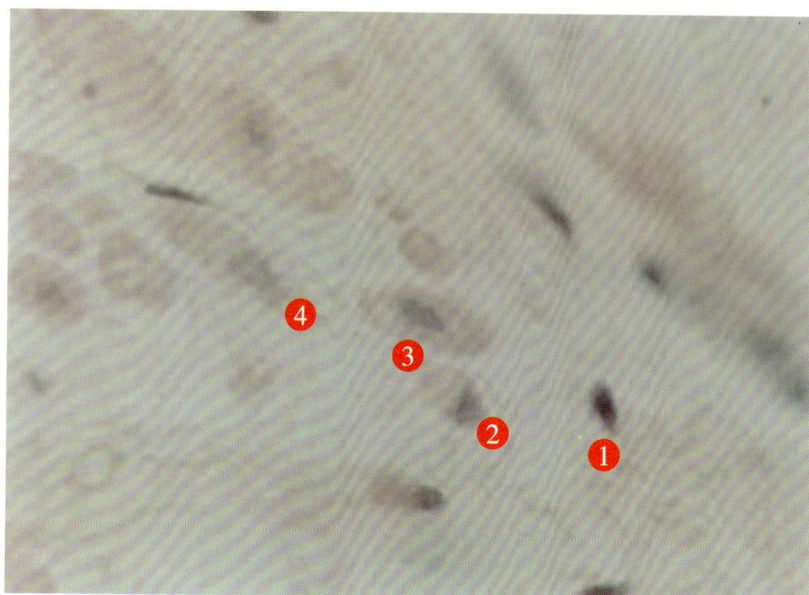

■ 图3-134　成人心脏三尖瓣基部与心房肌演化

苏木素-伊红染色　×1 000

❶示开始演化的间质细胞；❷和❸示演化中的过渡性细胞；
❹示幼稚心房肌细胞。

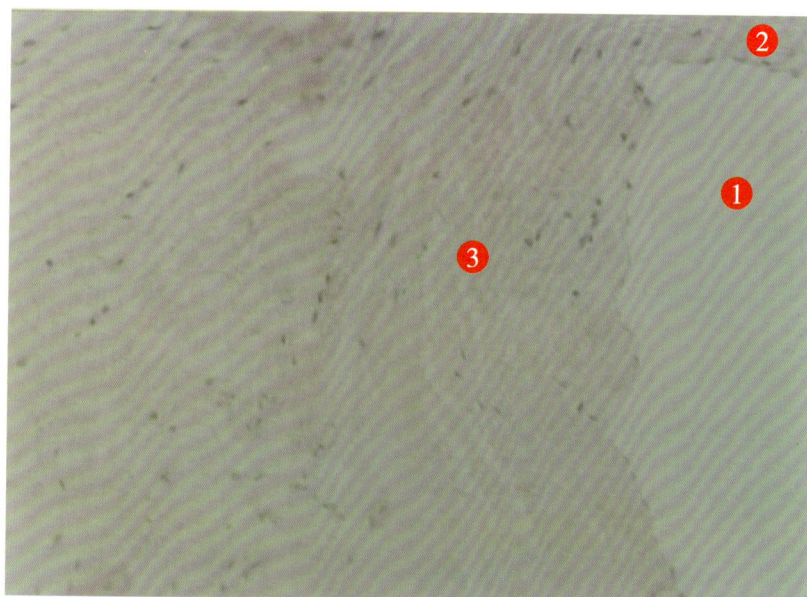

■ 图3-135　成人心脏三尖瓣基部心室侧（1）

苏木素-伊红染色　×100

❶示右心室；❷示三尖瓣心室侧；❸示右心室肌浅层。

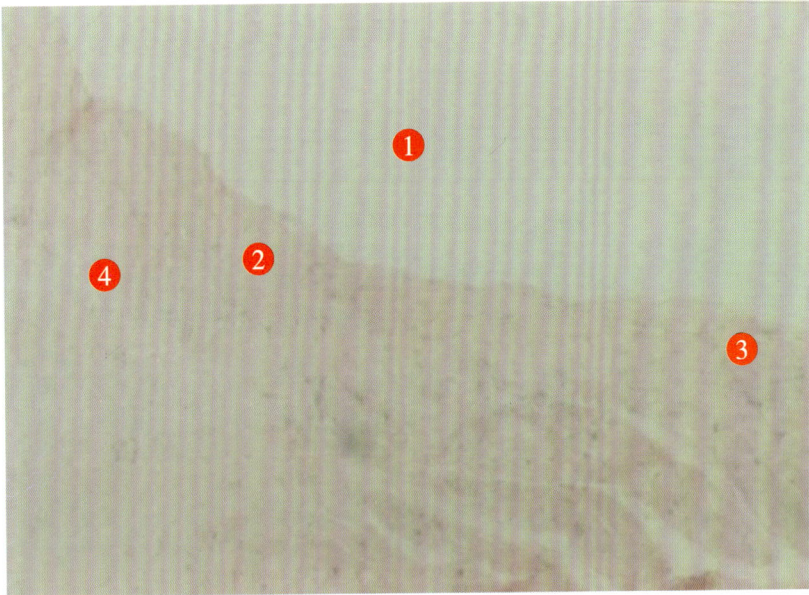

■ 图3-136　成人心脏三尖瓣基部心室侧（2）

苏木素-伊红染色　×100

❶示右心室；❷示三尖瓣-右心室纤维束；❸示心内膜下束细胞；❹示右房室间区间质。

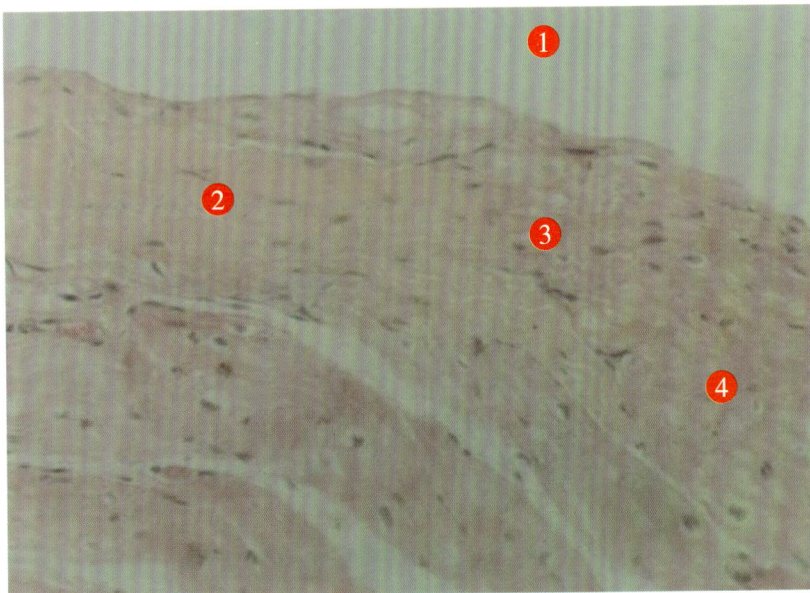

■ 图3-137　成人心脏三尖瓣基部心室侧（3）

苏木素-伊红染色　×200

❶示右心室；❷示三尖瓣-右心室纤维束；❸示过渡性心肌细胞；❹示幼稚心肌细胞。

（二）房室结及其演化

成体心脏房室结是房室交界部的细胞密集区，是成体心脏多能干细胞库。房室结细胞可演化形成心房肌细胞、心室肌细胞、致密及疏松结缔组织细胞、软骨细胞，甚至骨细胞、血管内皮及平滑肌细胞等。成体心脏羊房室结比人胎儿房室结的细胞密度明显降低，细胞间质较多。也分浅部暗区和深部明区，暗区也只有少数细胞核为球形，余多为梭形核（图3-138）。浅部和深部细胞均由心房侧和心室侧分别延伸移行演化为心房肌与心室肌（图3-139）。房室结浅部向上移行为纤维结缔组织，延续于房室瓣基部中心结缔组织。房室结深部向下细胞更分散，结缔组织间质更丰富，即演化为中心纤维体（图3-140）。

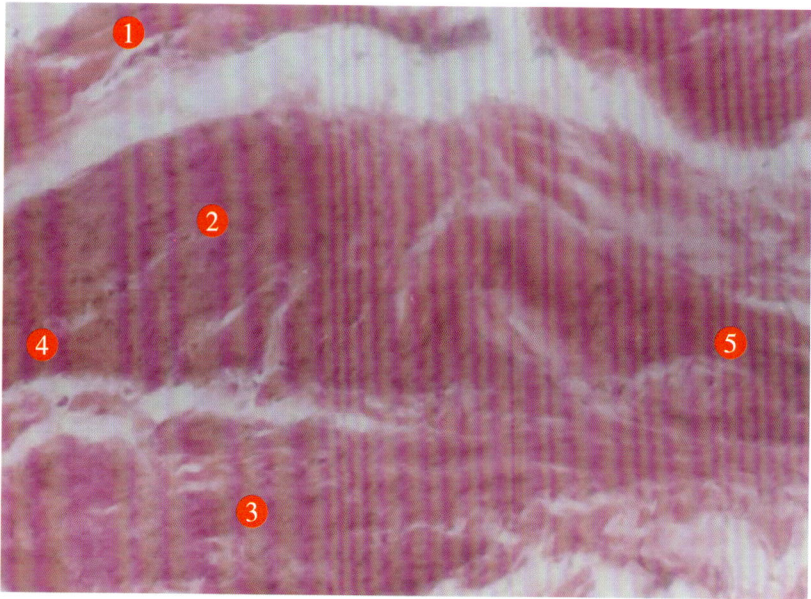

■ **图3-138　羊心脏房室结（1）**
苏木素-伊红染色　×100
❶示房室结覆盖层；❷示房室结浅部；❸示房室结深部；❹示心房侧延伸部；❺示心室侧延伸部。

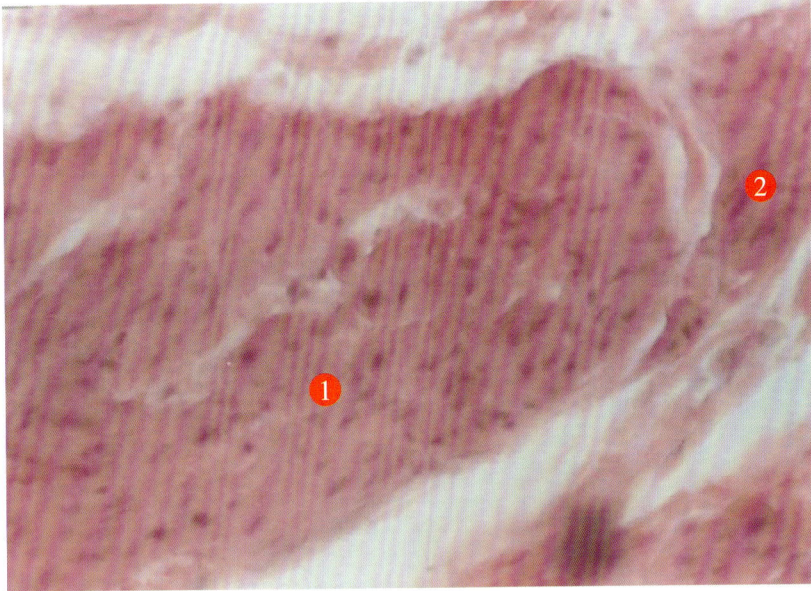

■ 图3-139　羊心脏房室结（2）
苏木素-伊红染色　×200
❶示房室结浅部主体纵切面；❷示房室结心室侧延伸部。

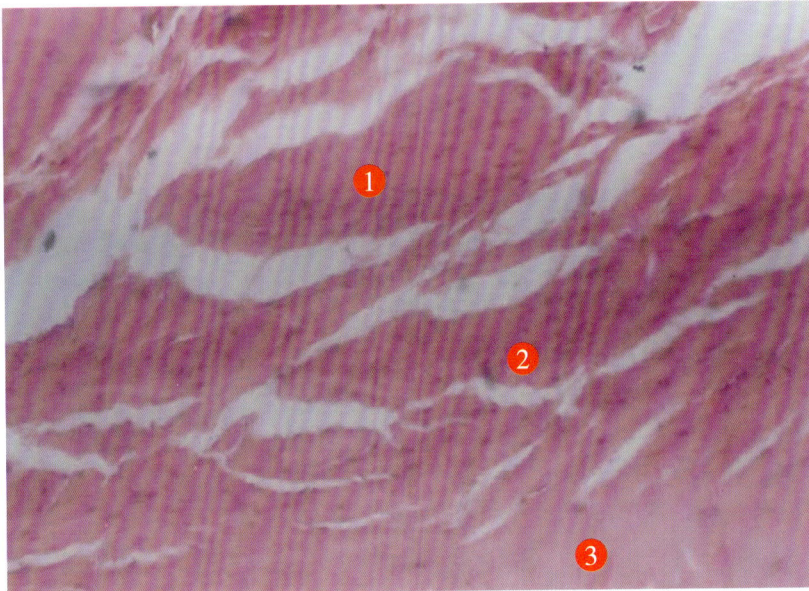

■ 图3-140　羊心脏房室结（3）
苏木素-伊红染色　×100
❶示结细胞岛；❷示过渡性组织；❸示中心纤维体。

（三）中心纤维体与心肌演化

中心纤维体位于心脏应力中心，属更致密的结缔组织，由房室结深部演化移行而来。主体纤维束多平行连于心房和心室之间，梭形的成纤维细胞核多纵行分布于纤维束之间，向心房和心室侧分别经心房肌与心室肌分支的纤维肌组织演化为心房肌与心室肌（图3-141）。中心纤维体心室侧分支类似肌腱组织，逐步演化移行为心室肌（图3-142、图3-143）。

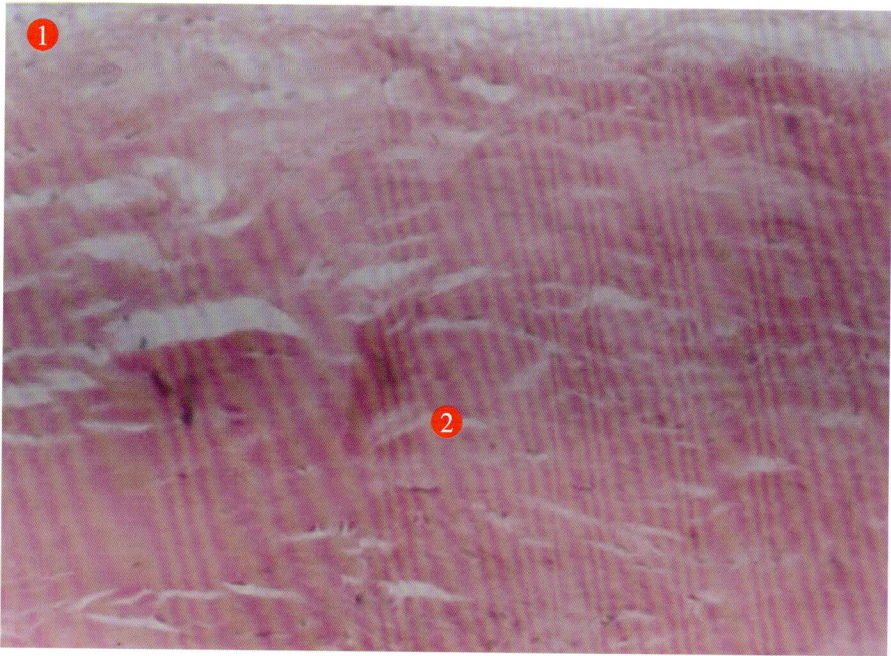

■ **图3-141 羊心脏中心纤维体（1）**

苏木素–伊红染色 ×100

❶示房室结与中心纤维体移行部；❷示中心纤维体。

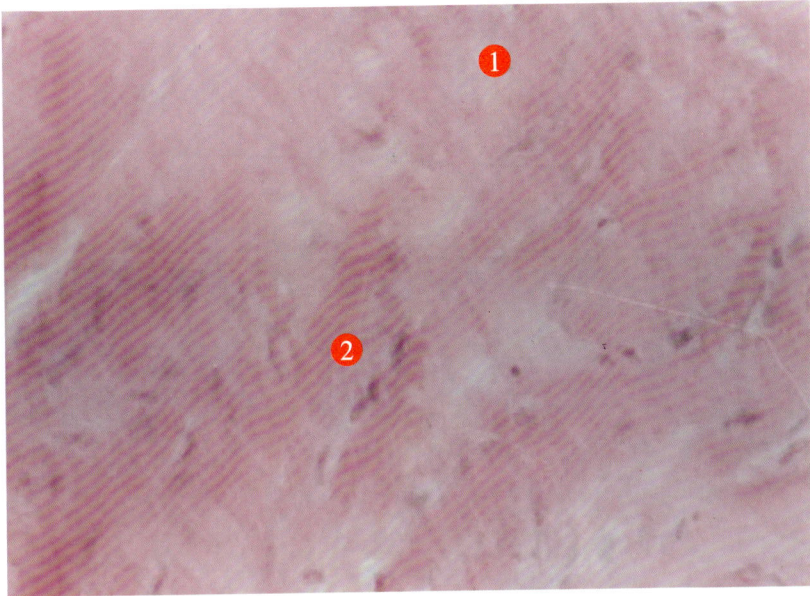

■ 图3-142　羊心脏中心纤维体（2）

苏木素–伊红染色　×200

❶示中心纤维体；❷示中心纤维体与心室肌腱样移行部。

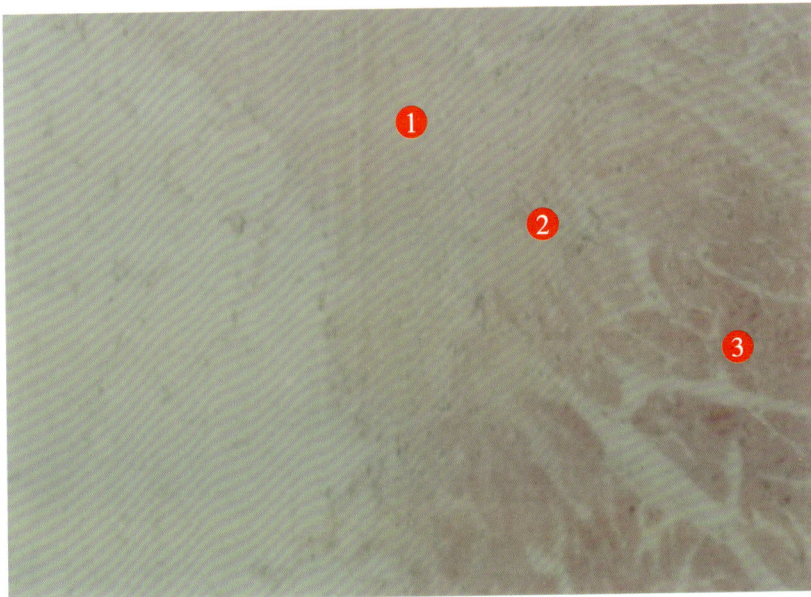

■ 图3-143　人心脏中心纤维体与心室肌演化

苏木素–伊红染色　×100

❶示纤维环；❷示纤维环–心室肌移行部；❸示成熟中层心室肌。

（四）房室间区间质与心肌演化

由中心纤维体向心室侧延伸的致密间质中，可见透明细胞团及其过渡为心肌的演化序（图3-144）。房室间区疏松结缔组织中，也有散在的心脏干细胞，逐步向心室侧（或心房侧）迁移，并可被激活逐渐演化形成心室肌细胞（图3-145～图3-147）。

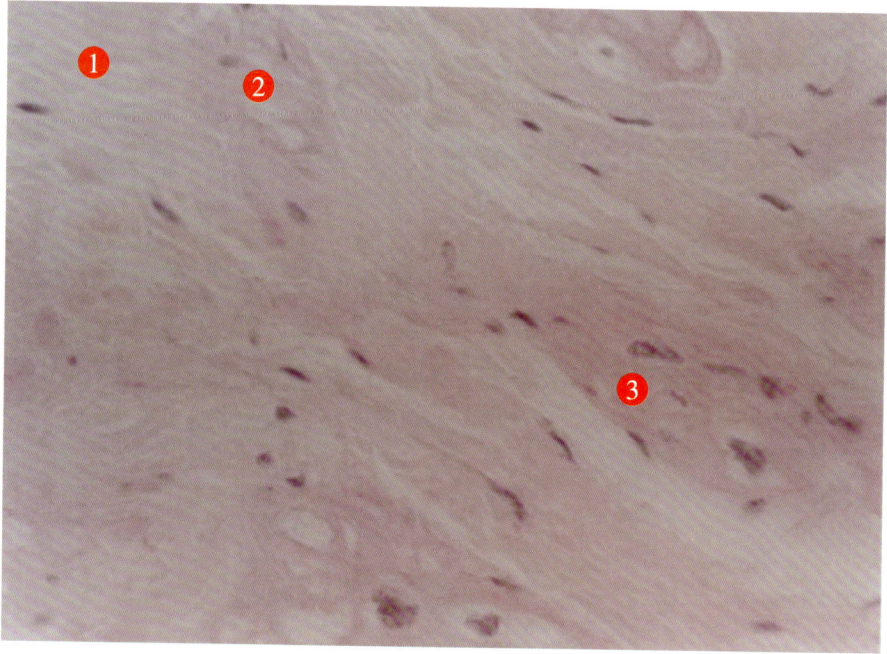

■ **图3-144　人心脏房室间区间质与心室肌演化（1）**
苏木素-伊红染色　×200
❶示致密间质；❷示类束细胞团；❸示演化中的心室肌细胞群。

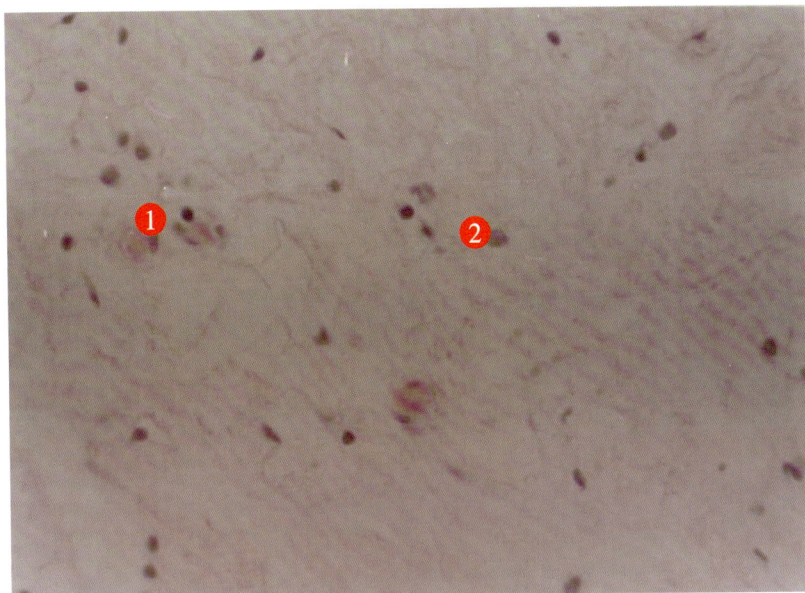

■ 图3-145　人心脏房室间区间质与心室肌演化（2）

苏木素–伊红染色　×200

❶示疏松间质中弥散的暗结细胞；❷示明结细胞。

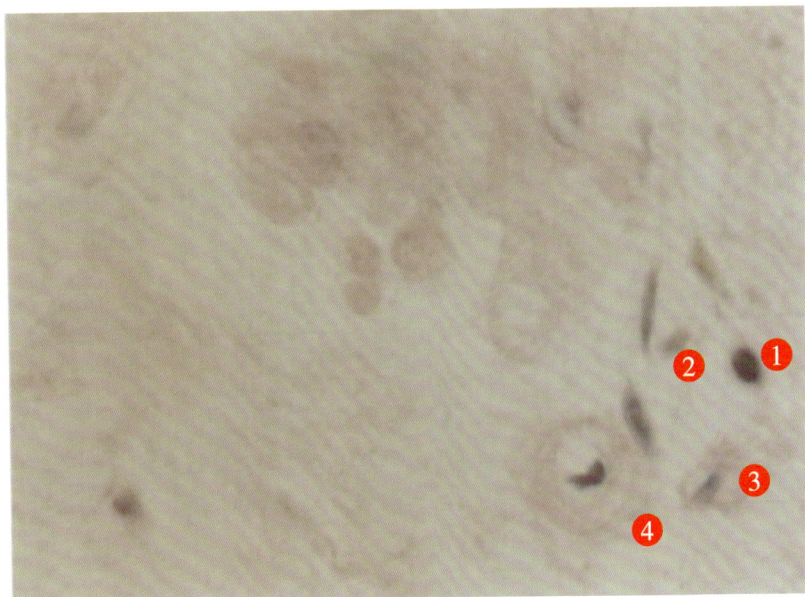

■ 图3-146　人心脏房室间区间质与心室肌演化（3）

苏木素–伊红染色　×1 000

❶示受激心脏干细胞；❷示演化中的透明细胞；❸和❹示演化中的心室肌细胞。

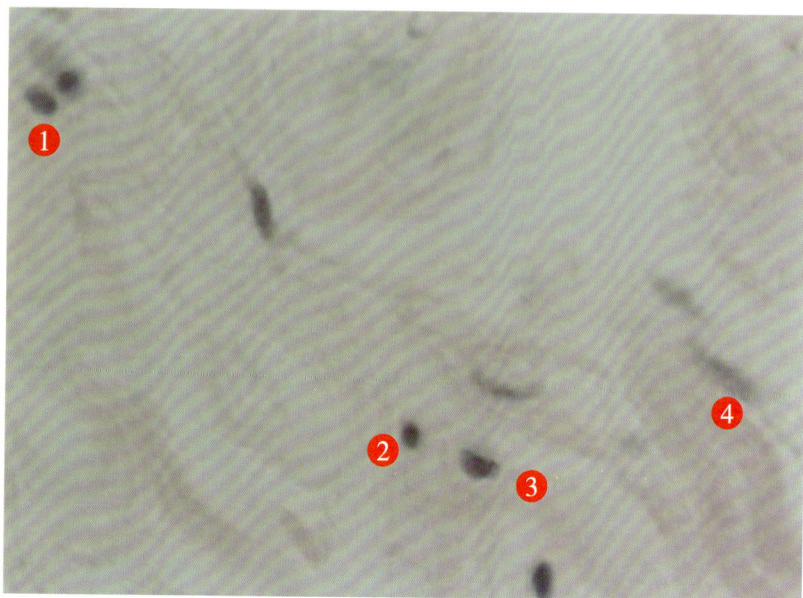

■ 图3-147　人心脏房室间区间质与心室肌演化（4）

苏木素–伊红染色　×1 000

❶示迁移中的心脏干细胞；❷示受激心脏干细胞；❸示干细胞透明化；❹示演化中的心室肌细胞。

三、心脏传导系统评说

传统组织学认为，心脏由传导心肌和工作心肌二元构成。这一思想最早来自1664年Willis由骨骼肌收缩模式做出的"心肌收缩的刺激来源于神经"推断，但长期找不到担当刺激心肌收缩的神经。实验证明，心脏固有的自主神经并非心肌兴奋的起源。1854年，浦肯野发现羊心肌层内浦肯野纤维。其纤维样外观，多种走向与普通心肌明显不同，很自然地使人产生"准神经"的诱人联想。1893年，瑞士学者HIS发现了希氏束，德国学者Aschoff和日本学者Tawara共同发现了房室结。 1906年，英国学者Keith和Flack实验发现了心脏自身一处组织（窦房结）可以产生兴奋，认为是心脏兴奋的根源，导致窦房结的最后发现。后来，又有室间隔内所谓房室束分支的发现及羊心室内膜下误认的浦肯野纤维网，由此，"心脏传导系统"学说建立，被誉为医学史上的重大发现。

心脏传导系统学说的建立过程，始终伴随着争论。由于人们强烈渴望寻找支配心肌收缩的神经系统，完全漠视反面事实证据。集体性地反复善意偏向选择，导致形成这一多半假想的心脏传导系统，其实漏洞百出：①房室束与房室结联系不明确。②对传导束支的描述与事实不符，胚胎时期室间孔前方确有心肌干细胞巢，绕室间孔分两束向下演化延伸为纵向幼稚心肌束。成体常见右侧束支保留，左侧束支大多不存在。现有文献中，较客观的学者坦承未能发现左侧束支，急于为心脏传导系统寻找形态学依据的学者说，左侧束支分为三条肌性分支进入左心室肌层；更具倾向性、更理想主义的研究者，干脆将左侧束支模式化为单一的左束支。③浦肯野纤维是一种多细胞组成的条索结构，不是具备神经纤维传导生物电的连续性膜结构，存在的诸多细胞间隙及残留的原心肌生成单位之间的结缔组织间隔，成为心电传导难以跨越的障碍。这也是心肌传导系统假说的致命伤。④心内膜下不存在所谓的浦肯野纤维网，以往用碘染法或墨汁灌注法等所显示的所谓羊牛心内膜浦肯野纤维网多为善意的偏向选择造成的人工假象。所看到的束细胞团并非浦肯野纤维的横断面，而是球形的心肌生成单位，这很容易通过体视显微镜观察验证。人心内膜下只偶见较小的心肌生成单位，也是球形结构及其纵向延伸结构。不少医用教科书不加说明地将羊心内膜图像用来代表人心脏的浦肯野纤维，更为不妥。⑤乳头肌、腱索内部结构与浦肯野纤维将收缩信号从乳头肌基部传导至尖端的理念相悖。Alexander（1998年）等观察到这一有悖于"心搏信号由浦肯野纤维传给乳头肌"观念的反向配置。著者也发现尖端充满束细胞，而基部却是较成熟的心肌细胞。一条腱索相当于一个心肌生成单位，由尖端的束细胞到基部成熟心肌细胞是自然的演化次序（图3-148）。⑥心脏肌层内并不存在所谓传导系统终末的浦肯野纤维网。即使羊心脏肌层内浦肯野纤维数量也不普遍。浦肯野纤维连接的心肌束数不足心肌束总数的1%，且大多很少分支，终末单一连接于心肌束。人心肌层内，更不存在浦肯野纤维网络；而且，所谓浦肯野纤维实为心肌细胞演化系形成的细胞条索，其组成既有所谓传导心肌细胞（束细胞），也有幼稚、成熟甚至衰老的工作心肌细胞，因此，也不是都具有通常所说的快速传导优势。⑦发现越来越多、越来越广泛的传导系统外起搏细胞的存在，也动摇了这一传导系统存在的基础。

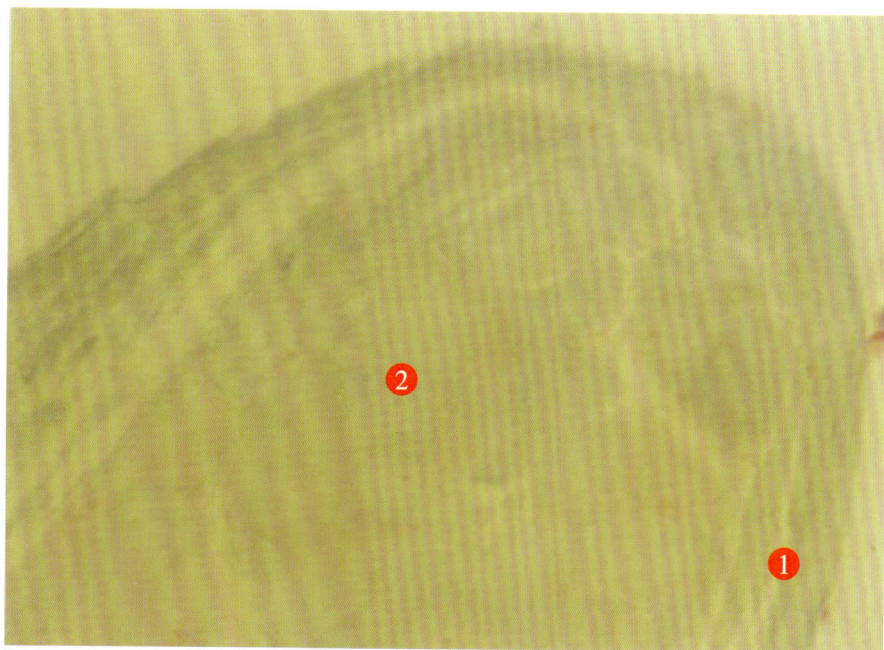

■ 图3-148　羊心室腱索尖部
甲苯胺蓝-橘黄染色　×200
❶示心内膜；❷示束细胞群。

目前，一些有关心脏传导系统出版物，所展示房室束及其束支缺乏组织延续性，更无组织动力学的连续性。所示房室束与束支时而为前心肌细胞，时而为成熟心肌细胞，忽而又接续成心肌细胞，是明显硬性拼凑。所指束支分叉，只是一条弯曲细胞条索的两端。

心脏实质结构二元论仍为当前生物医学界普遍流行的观点。心脏传导系统成为心电图学的重要理论基础。甚至进行心搏冲动传导机制研究的系统科学工作者，也将心搏变化中所存在的混沌起源，归结为像植物的根系一样的心室（准）神经网络。心电图的基础理论开宗明义地表述"心电周期的每一瞬间心脏的电激动都是不同方向、不同大小的心电合力"。将心电传导路线归结为单一的心肌细胞条索，破坏了心电图学本身内在自洽性。其实，即使所测房室束电图也应看作多条心电传导路线的合力。

我们否定的只是假想的、线性的、静态的"心脏传导系统"存在，但并不否定心电图技术的实用价值。生理与病理条件下所描记的心电图是客观存在的，只是在判定房室传导阻滞时应考虑到阻滞不只涉及房室束，还有房室间区其他许多个同方向和不同方向的心肌细胞演化系。也提醒人们，当根据心电图推断心肌病变时应做更宽视野的考虑，实施射频消融治疗术前设计时更多一些理性的审视。

心脏结构一元论，为心脏周期收缩机制研究奠定了坚实基础。但要建立新的心电理论体系，还需要电生理学家、临床心脏病学专家和系统论研究工作者共同努力。需要强调的是：①新的心电传导体系是非线性的复杂系统；②新的体系体现心电传导、心肌收缩力传递与心肌演化系统的统一，心肌演化系统是心电传导与收缩力传递的行为主体，而心电传导和收缩力传递的功能活动又是心肌演化的推动力；③心电传导与收缩力传递是耦联的，而至今显微力学尚几近空白；④关注心电贯壁传导同沿轴传导的关系；⑤关注心搏的预激作用与扳机作用的关系；⑥充分注意房室瓣与乳头肌在心搏机制中的作用。

近来，不少学者尝试用混沌理论研究心搏机制，发现整个心脏的结构似乎在设计上是分形的，但其所依据的分形结构依然是"心脏神经系统的分形结构"。其实，分形结构经常是非线性动态过程的产物。正是心肌细胞演化过程产生了心脏分形结构，这才是心脏混沌的真正起源。

小　结

　　心脏是一个复杂系统，其构成元素是心肌细胞。心肌细胞不断新老更替，是心脏系统结构和功能稳定的基础。心室肌演化来源可分为心内膜途径、心肌层途径、心外膜途径和房室间区途径。

　　心内膜心肌演化途径的干细胞来自血液，血源性心脏干细胞锚着、延展形成内皮则为内皮干细胞；通过沉积或穿越内皮形成内膜细胞者则为心肌干细胞，可演化形成心肌细胞。内膜细胞演化为心肌细胞通过简繁不同的方式。最简单的方式是，内膜细胞核被心肌细胞捕获，成为心肌细胞核。其次是内膜细胞直接演化成为心肌细胞。另外，内膜细胞经亮细胞过渡成为心肌细胞，最复杂的是内膜细胞-亮细胞-束细胞-心肌细胞演化方式。内膜细胞受激通常首先演化成亮细胞，亮细胞逐渐增大，成为束细胞，束细胞可单个或成群直接演化形成心肌细胞。但最多见的是束细胞明显增生形成心肌生成单位，众多心肌生成单位聚集为心肌单位层，以层递演化与层内演化方式形成心肌层的演化梯度。单个心肌生成单位纵向延伸深入心肌层演化形成浦肯野纤维，浦肯野纤维是单行或多行演化程度不同的细胞纵向排列组成的细胞条索。浦肯野纤维末端以不同方式连接心肌束，浦肯野纤维细胞衰老死亡，则连接断离。房室间区也是心脏的重要组织中心，其中房室结是心脏的干细胞库，是心室和心房心肌的干细胞来源。房室结细胞可透明化为亮细胞，再经束细胞演化成心肌细胞链；中心纤维体由房室结细胞衍生而来，其分支延伸演化为心肌细胞；房室间区由离散房室结细胞演变而来的纤维样细胞也可透明化，演化形成心肌细胞。

房室间区源干细胞演化形成心室肌，成为心脏组织场的始源。心内膜源心肌演化途径是心室肌重要来源，心肌层源和心外膜源心肌细胞演化途径可对局部心肌细胞进行代偿性更替与补充。心肌多来源演化，是保证心脏系统稳定的重要条件。当某一演化途径受阻时，可由另一途径代偿。

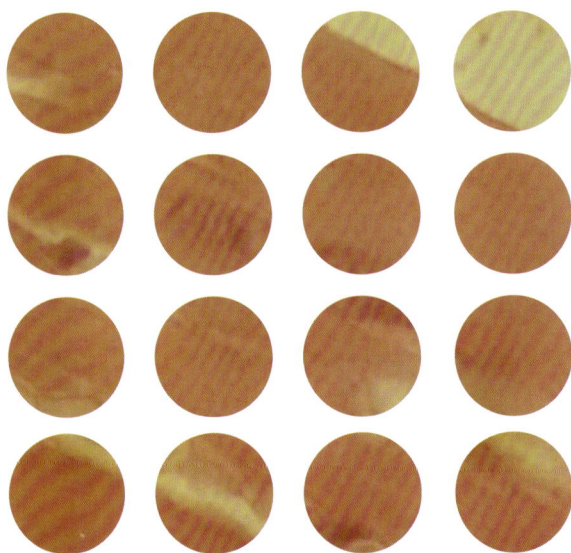

第四章
心肌肥大的组织动力学特点

第一节　心肌肥大的心肌细胞核多形性

　　肥大心肌与正常心肌相比有其明显细胞学特征。细胞平均长宽比变小，肌原纤维束稀疏。最明显的是核异形，常作为诊断心肌肥大的主要依据。

　　在纵切面上可见人心肌肥大的心室工作心肌细胞核形状、大小有明显差异。肥大心肌细胞核的重要形态改变是，细胞核受两端牵拉外力影响而不同程度的延长（图4-1），甚者呈长约68μm的长蛇形（图4-2），或一端尖细、长约47μm的长蛇形（图4-3）。核周空区完全消失，直接埋于肌原纤维之间的细长而两端尖细、深染细胞核更是肥大心肌细胞的明确特征（图4-4）。

　　在心肌横切面上，可见人心肌肥大的心室工作心肌细胞核有明显异形性，作为圆柱体横断面的圆形核并不常见，薄板状和"H"形核常是核纵裂象的横切外观（图4-5）。一些肥大心肌细胞的核在周围肌原纤维束勒索下呈现许多奇异雕塑形状，有的细胞核类似"武士"（图4-6），有的像"木偶"（图4-7），有的则像"海马"（图4-8），千奇百怪。

　　细胞核的形状取决于细胞核的自我维形能力和细胞核周围外力的共同作用。肥大心肌细胞核周空区减小或消失，在核周围肌原纤维直接牵拉、勒索的影响下，而且细胞核自我维形能力下降，使心肌细胞核变形明显。加上核空泡与核包含物，对肥大心肌细胞核的破坏，使心肌肥大的心肌细胞核异形性更加明显，成为心肌肥大细胞主要病理形态学特征。

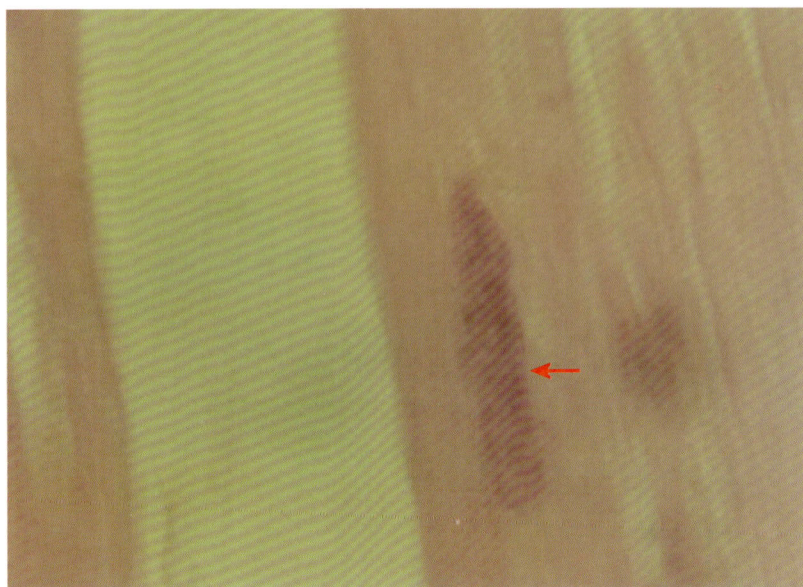

■ 图4-1 人心室肥大心肌细胞核异形性（纵切）（1）
苏木素-伊红染色 ×400
←示较长杆状细胞核。

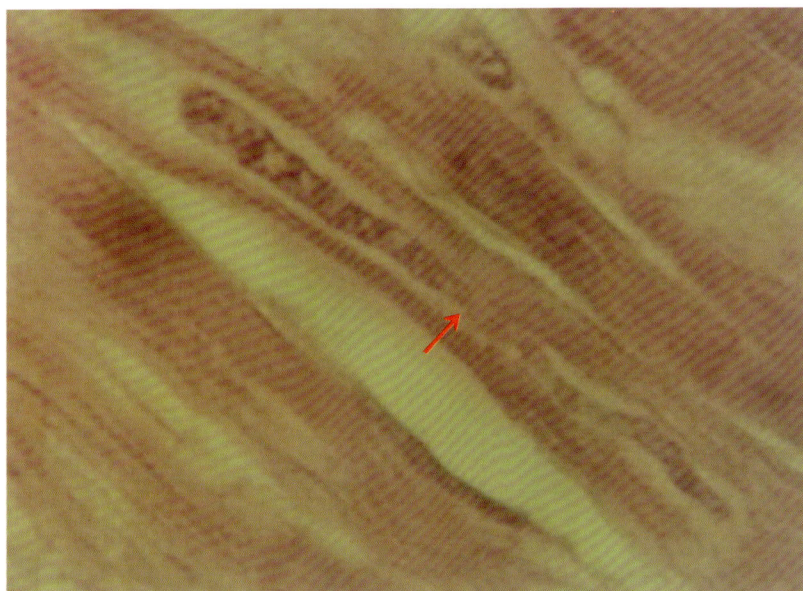

■ 图4-2 人心室肥大心肌细胞核异形性（纵切）（2）
苏木素-伊红染色 ×400
←示长约68μm的长蛇形细胞核。

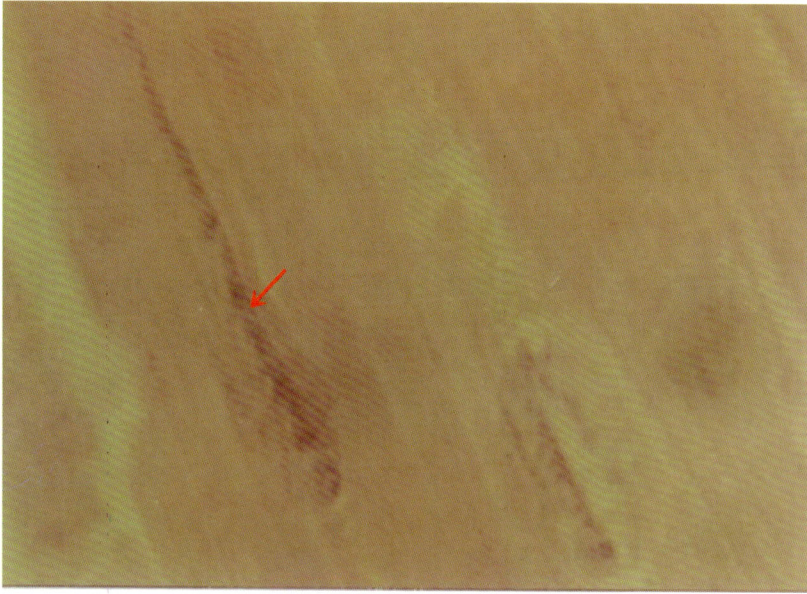

■ **图4-3　人心室肥大心肌细胞核异形性（纵切）（3）**
苏木素-伊红染色　×400
示长约47μm、一端尖细的长蛇形细胞核。

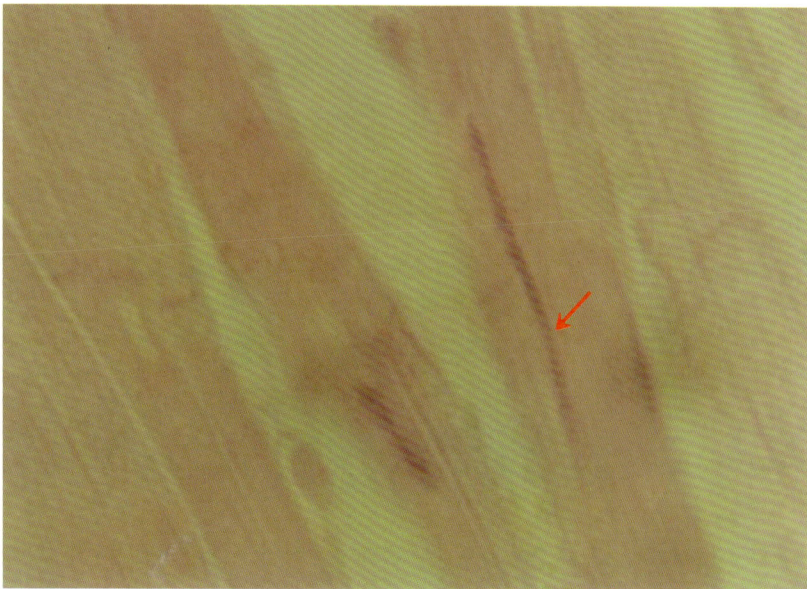

■ **图4-4　人心室肥大心肌细胞核异形性（纵切）（4）**
苏木素-伊红染色　×400
示两端尖细、深染的长梭形细胞核。

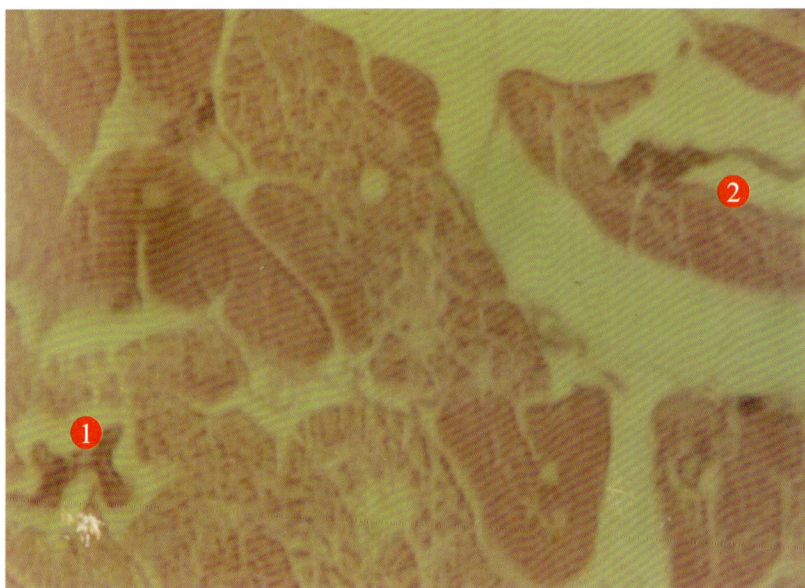

■ 图4-5 人心室肥大心肌细胞核异形性（横切）（1）

苏木素–伊红染色 ×1 000

❶示"H"形细胞核；❷示蛇形细胞核。

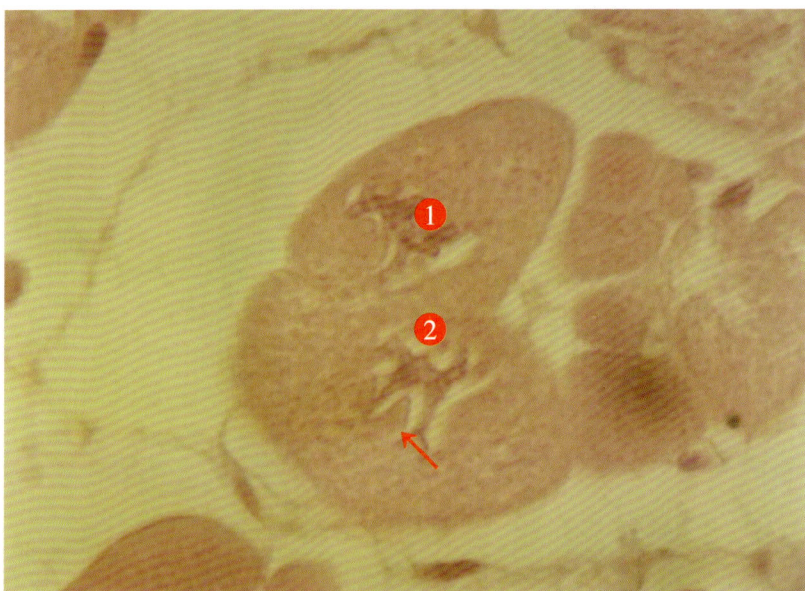

■ 图4-6 人心室肥大心肌细胞核异形性（横切）（2）

苏木素–伊红染色 ×1 000

❶和❷示两个"武士"样细胞核。↖示勒入细胞核凹槽内的肌原纤维束。

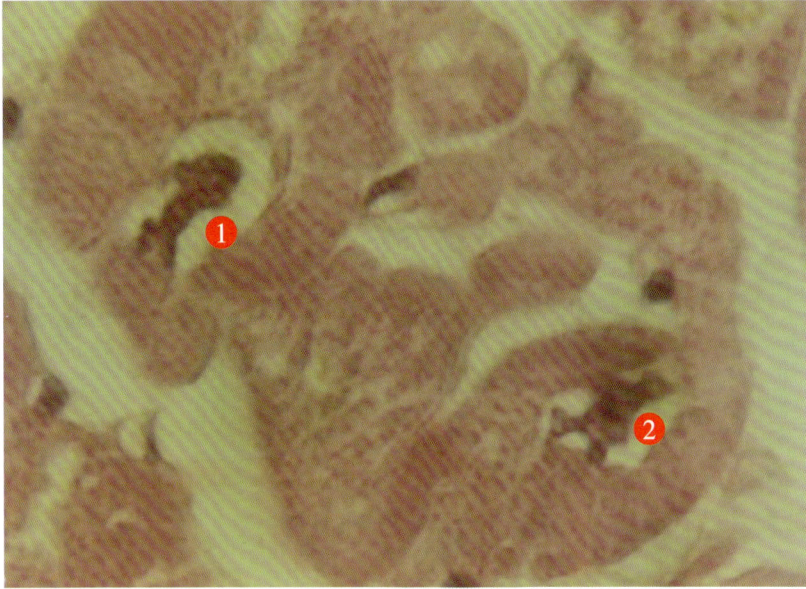

■ 图4-7　人心室肥大心肌细胞核异形性（横切）（3）

苏木素-伊红染色　×1 000

❶和❷示两个"木偶"样细胞核。

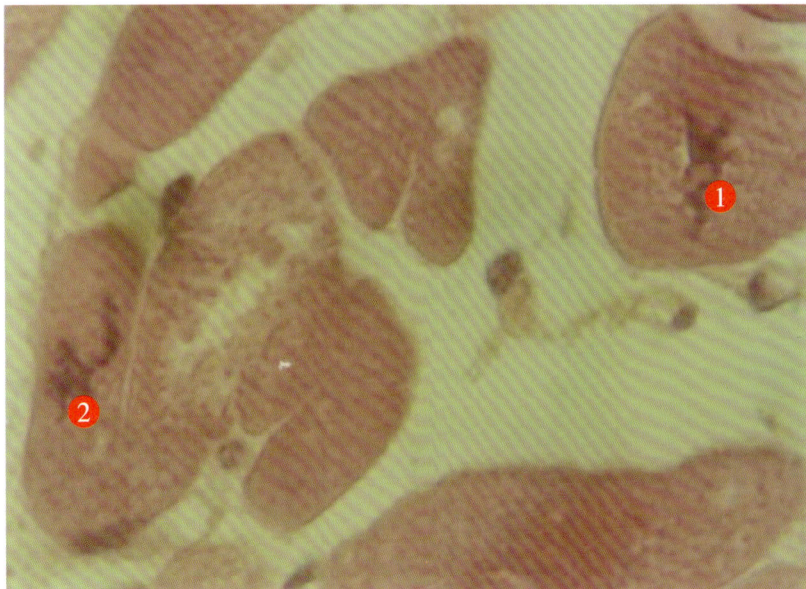

■ 图4-8　人心室肥大心肌细胞核异形性（横切）（4）

苏木素-伊红染色　×1 000

❶示"海马"样细胞核；❷示不规则细胞核。

189

第二节　心肌肥大的心肌细胞动力学特点

　　心肌肥大的细胞动力学，也与正常心肌不同。首先，尽管其细胞分裂也是直接分裂，仍以核横裂为主，但细胞纵向分裂明显增多；其次，细胞平均演化龄明显增加，衰老特征明显。

一、肥大心肌细胞纵向分裂

　　正常心肌细胞纵向直接分裂很少见，而肥大心肌细胞纵向直接分裂明显增多。心肌细胞纵向分裂早期偶见细胞核内纵隔形成（图4-9）。较多见的是核纵裂，拉紧的肌原纤维束将细胞核劈割开（图4-10）。随着参与的肌原纤维束增多，两个纵裂的核离得越来越远（图4-11～图4-13），而后分隔成两个细胞核（图4-14、图4-15）。核周空区也分隔开（图4-16、图4-17）。最后，各自形成完整细胞膜，相互分隔，即成为两个心肌细胞（图4-18、图4-19）。

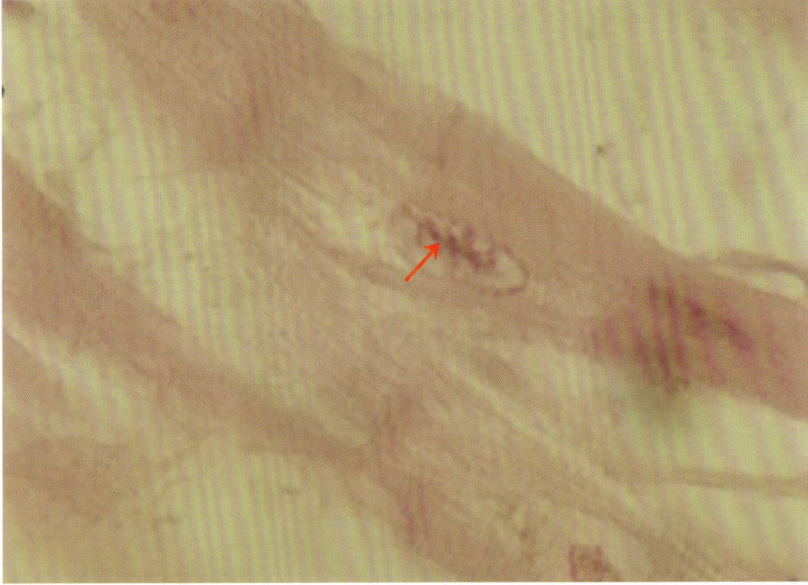

■ 图4-9 人心室肥大心肌细胞纵裂型核分裂（1）

苏木素-伊红染色 ×400

示纵隔式直接分裂的早期，核质颗粒在细胞核中线聚集，形成纵隔。

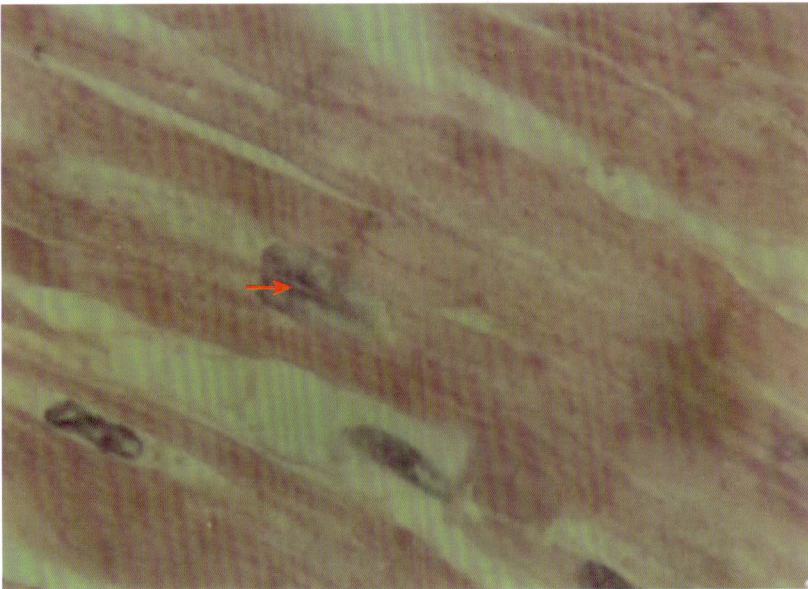

■ 图4-10 人心室肥大心肌细胞纵裂型核分裂（2）

苏木素-伊红染色 ×400

示劈裂式直接分裂的早期，从一端开始细胞核被纵向劈开。

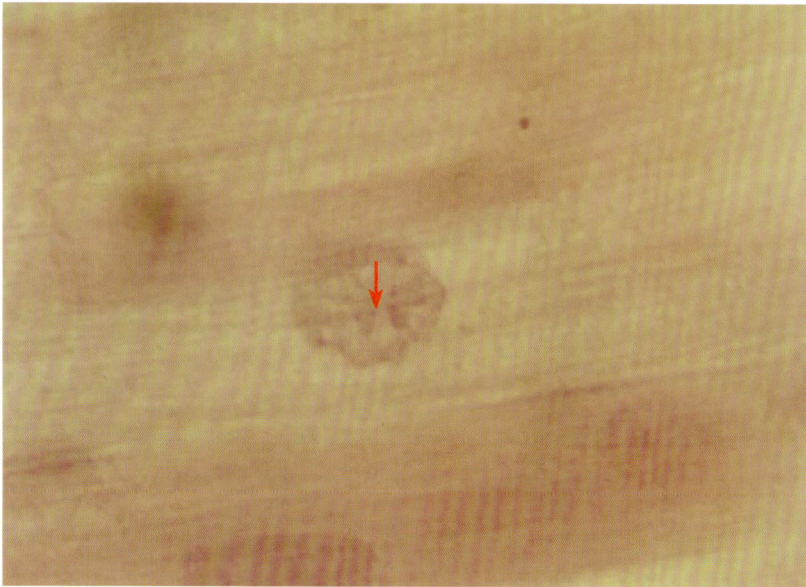

■ **图4-11　人心室肥大心肌细胞纵裂型核分裂（3）**
苏木素-伊红染色　×400

↓ 示劈裂式直接分裂的早期，沿细胞核纵轴形成劈裂面。

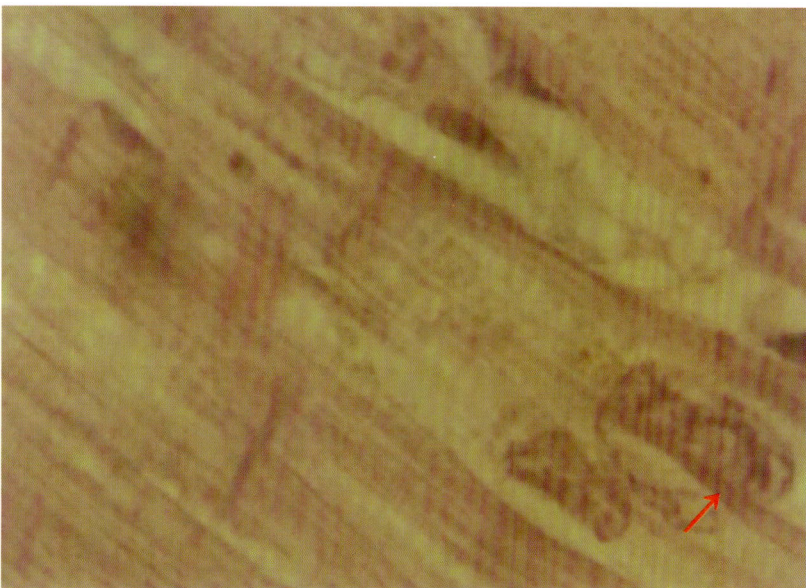

■ **图4-12　人心室肥大心肌细胞纵裂型核分裂（4）**
苏木素-伊红染色　×400

↗ 示劈裂式直接分裂的中期，肌原纤维束参与细胞核的纵向劈裂。

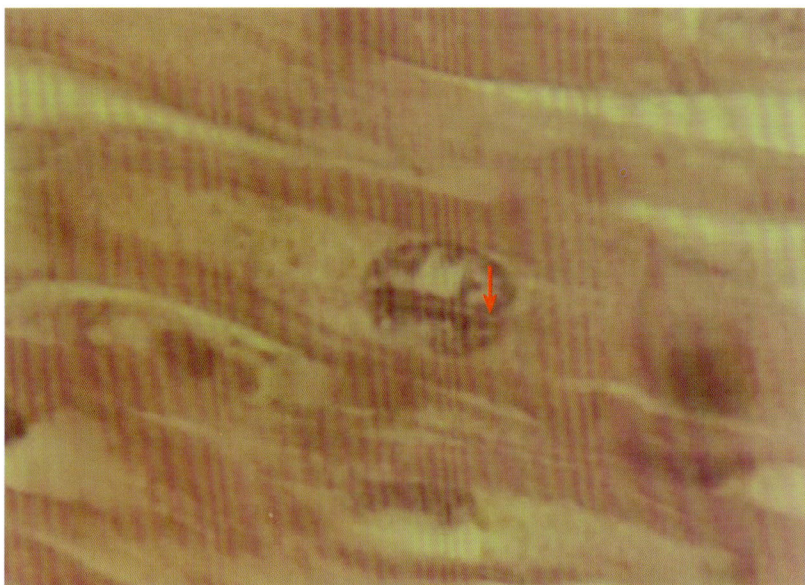

■ 图4-13　人心室肥大心肌细胞纵裂型核分裂（5）

苏木素-伊红染色　×400

示劈裂式直接分裂的中期，肌原纤维束将细胞核纵向隔开，形成两个细胞核。

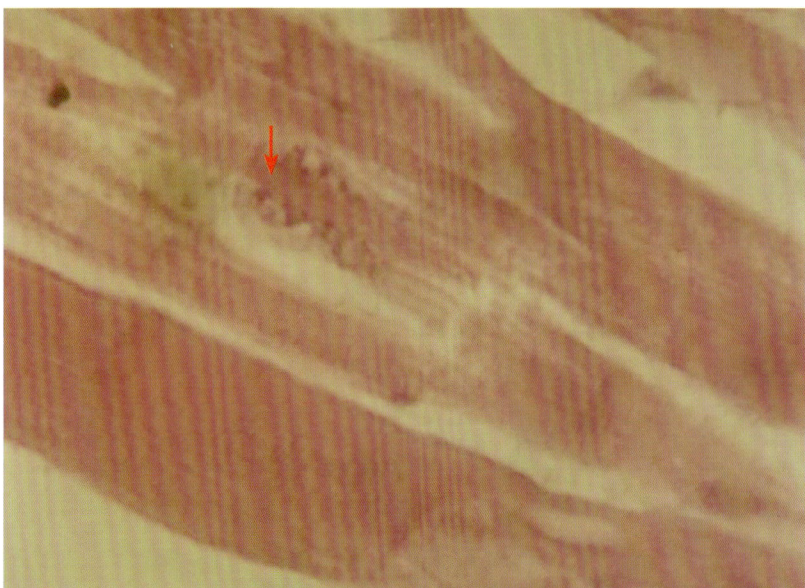

■ 图4-14　人心室肥大心肌细胞纵裂型核分裂（6）

苏木素-伊红染色　×400

示劈裂式直接分裂的晚期，纵向裂开形成的两个细胞核将分属两个不同细胞。

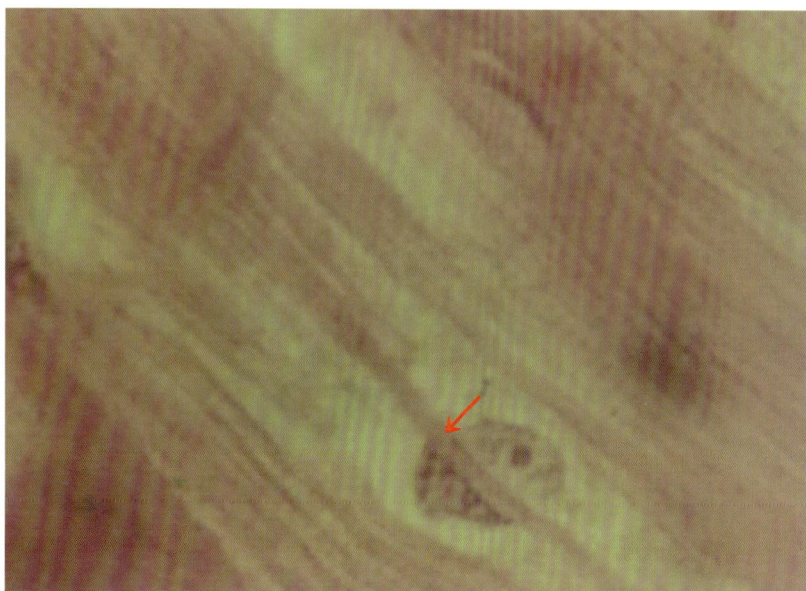

■ 图4-15　人心室肥大心肌细胞纵裂型核分裂（7）

苏木素-伊红染色　×400

示劈裂式直接分裂的中期，纵向裂开形成的两个细胞核之间的肌原纤维束增多。

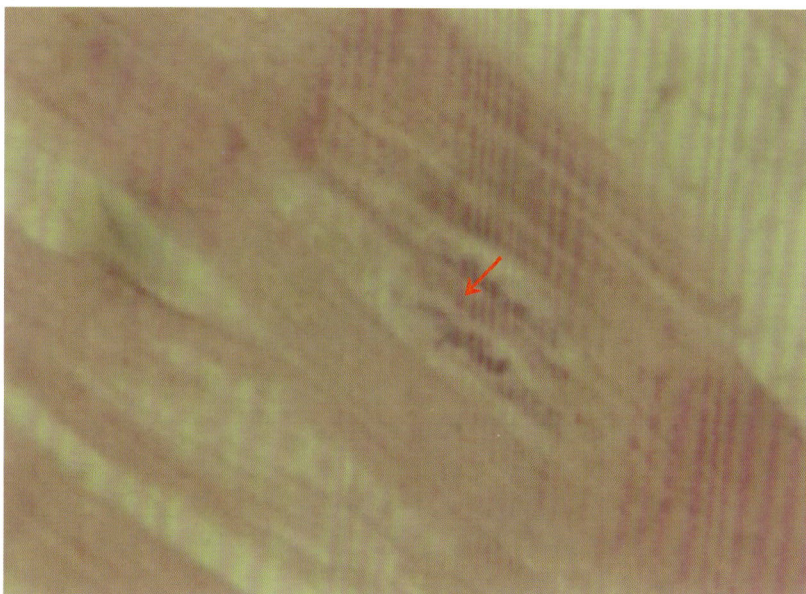

■ 图4-16　人心室肥大心肌细胞纵裂型核分裂（8）

苏木素-伊红染色　×400

示劈裂式直接分裂的晚期，核周空区分隔开，纵向裂开形成的两个核相距更远。

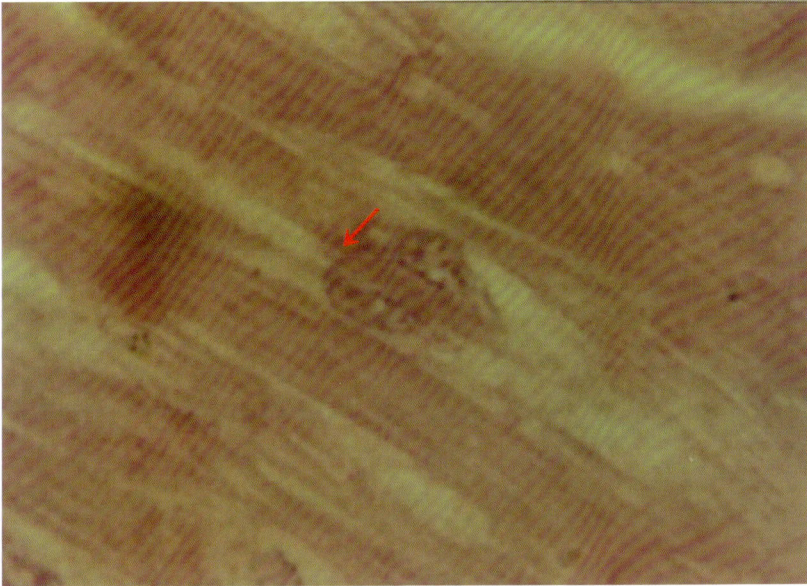

■ 图4-17 　人心室肥大心肌细胞纵裂型核分裂（9）

苏木素–伊红染色 　×400

示劈裂式直接分裂的晚期，核周空区被分隔开，纵向裂开形成的两个核分别成为两个不同细胞的细胞核。

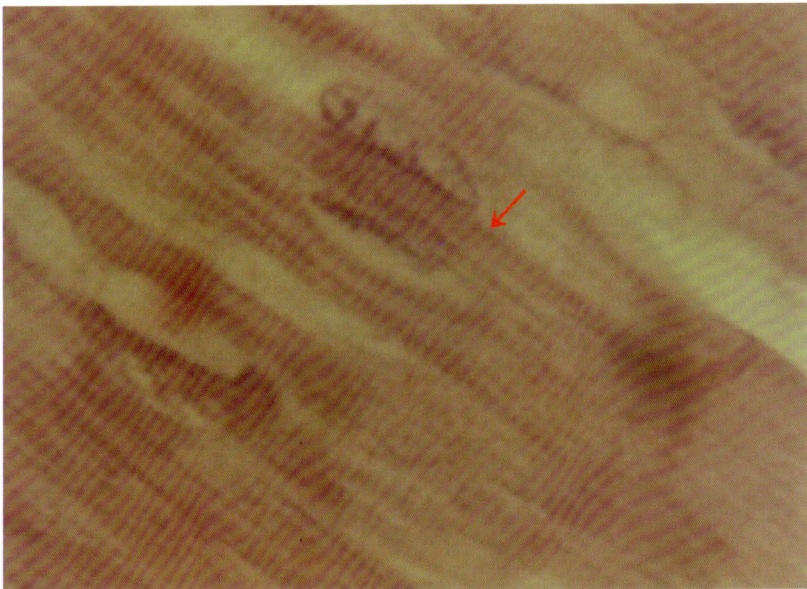

■ 图4-18 　人心室肥大心肌细胞纵裂型核分裂（10）

苏木素–伊红染色 　×400

示劈裂式直接分裂的晚期，纵向分裂形成的两个细胞逐渐具有各自的边界，核周空区相互隔开。

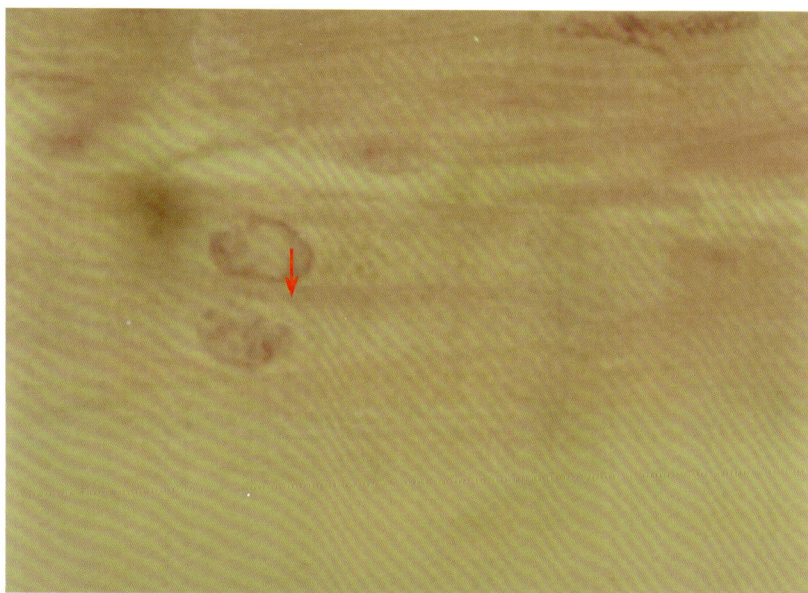

■ 图4-19 人心室肥大心肌细胞纵裂型核分裂（11）

苏木素-伊红染色 ×400

↓ 示劈裂式直接分裂的晚期，纵向分裂形成的两个细胞，各自有完整的细胞膜。

二、肥大心肌细胞的衰老与死亡

心肌肥大的心肌细胞属老龄化细胞社会。其中心肌细胞衰老与死亡特征更为显著，出现大量核空泡、核包含物形成及核蜡样变性等，导致肥大心肌细胞核异形性更加明显。

（一）核空泡

核空泡形成是衰老心肌细胞的常见现象，而心肌肥大的心肌细胞的核空泡更多、更显著，甚至较幼稚肥大心肌细胞的圆球形核内也可见许多大小不等的核空泡（图4-20～图4-22）。有的细胞核边缘出现许多小空泡，空泡破裂使核边缘呈蚕食样缺损（图4-23、图4-24）。核一端单一大空泡破裂，常使细胞核呈杯口样或勺样外观（图4-25、图4-26）。多个大空泡形成使细胞核只有一端或一边残留物（图4-27～图4-29），或呈极薄三叉形片（图4-30）。有时可见大空泡占据整个细胞核，细胞核完全空泡化

（图4-31、图4-32）。

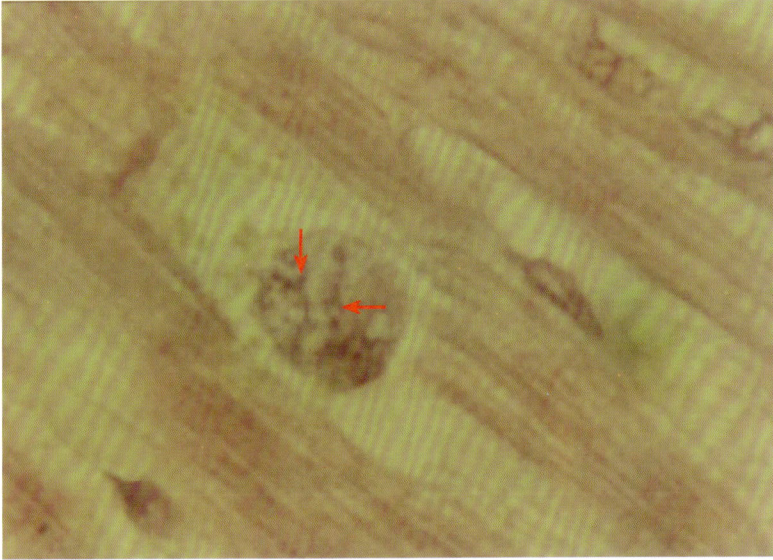

■ **图4-20　人心室肥大心肌细胞核空泡（1）**
苏木素-伊红染色　×400
示肥大心肌细胞核内有大小不等的空泡。◀—示连串空泡形成，
可能与细胞核劈裂有关。↓示核边缘空泡破裂致使核表面不规则。

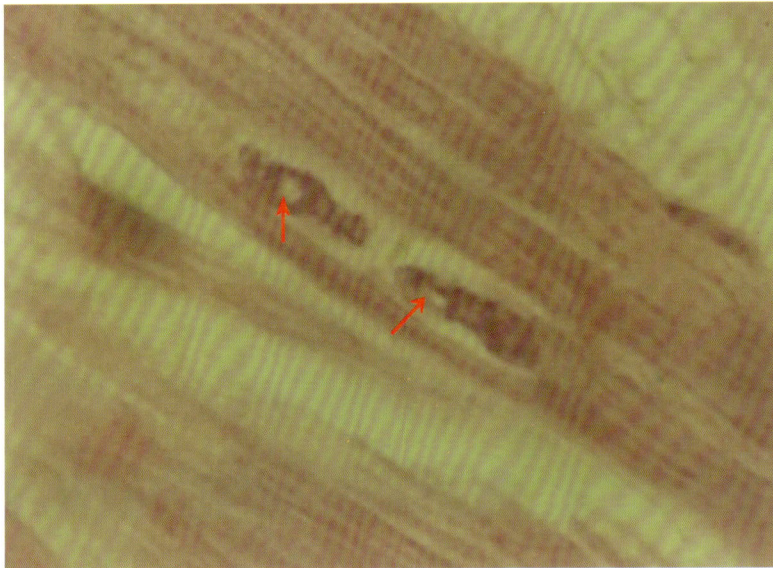

■ **图4-21　人心室肥大心肌细胞核空泡（2）**
苏木素-伊红染色　×400
↑和↗示心肌细胞核内有大小不等的空泡。

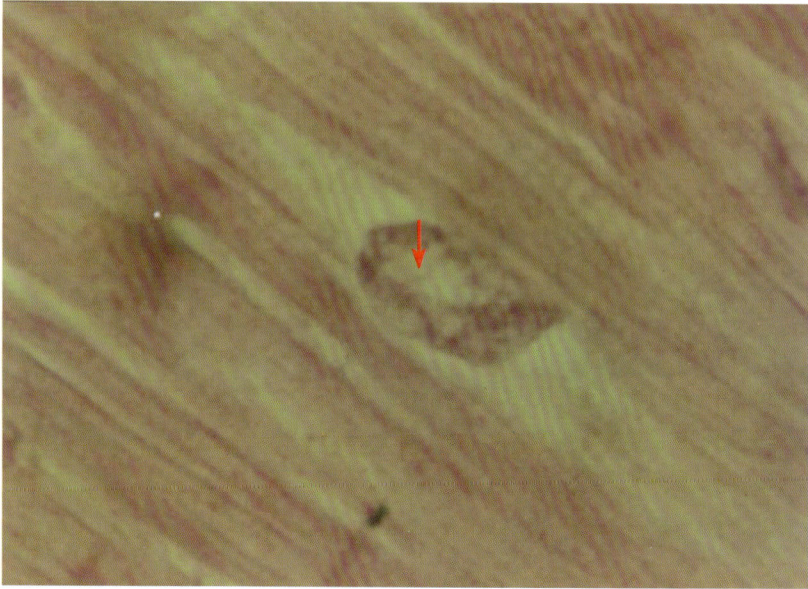

■ 图4-22 人心室肥大心肌细胞核空泡（3）

苏木素-伊红染色 ×400

↓ 示核中央大空泡形成。

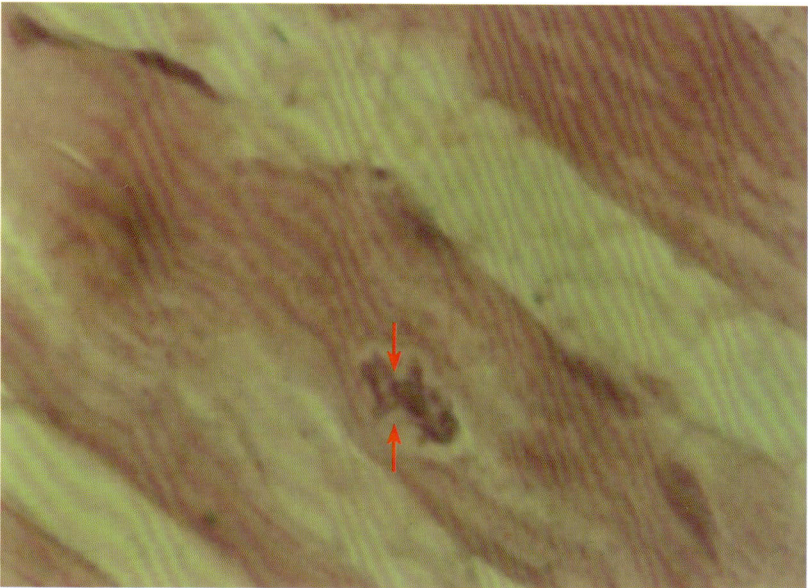

■ 图4-23 人心室肥大心肌细胞核空泡（4）

苏木素-伊红染色 ×400

↓ 和 ↑ 示核边缘多个空泡破裂使核表面变得很不规则。

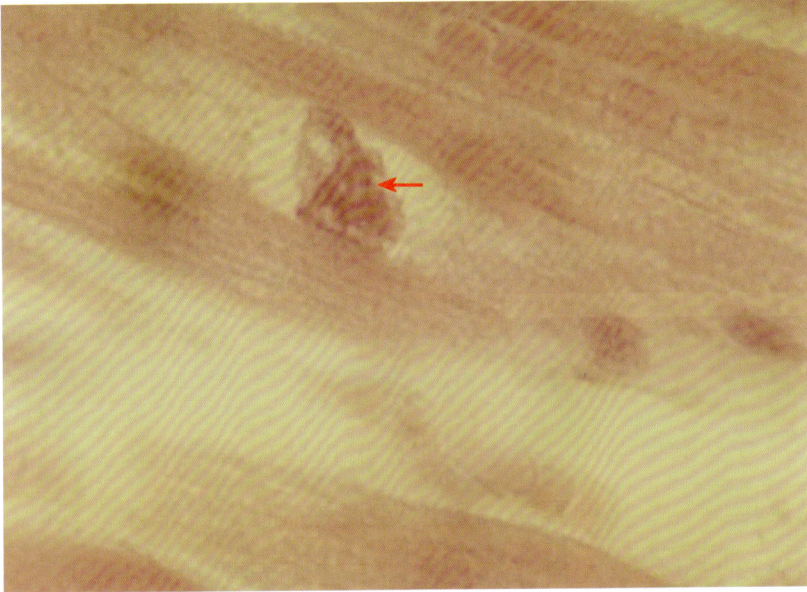

■ 图4-24 人心室肥大心肌细胞核空泡（5）
苏木素-伊红染色 ×400
←示近楔形核斜面的核空泡。

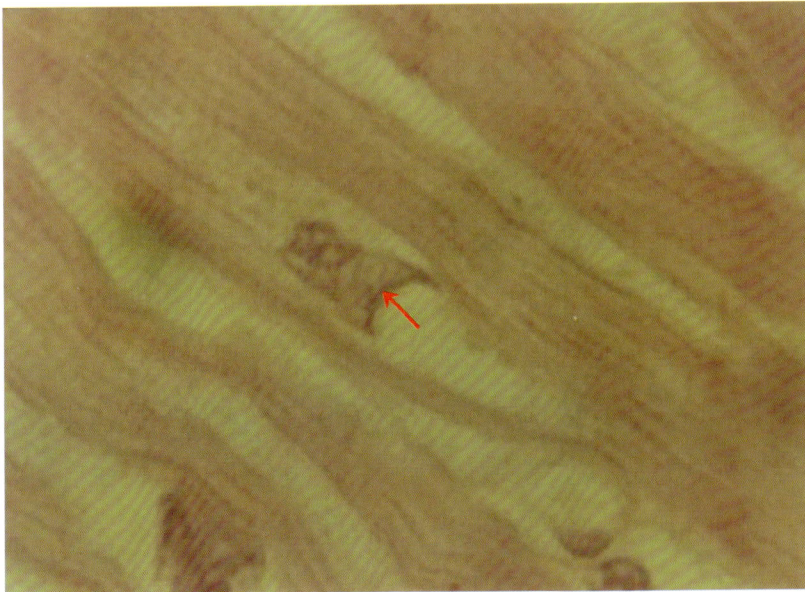

■ 图4-25 人心室肥大心肌细胞核空泡（6）
苏木素-伊红染色 ×400
示心肌细胞核内单个大空泡形成造成一端的杯口样切缘。

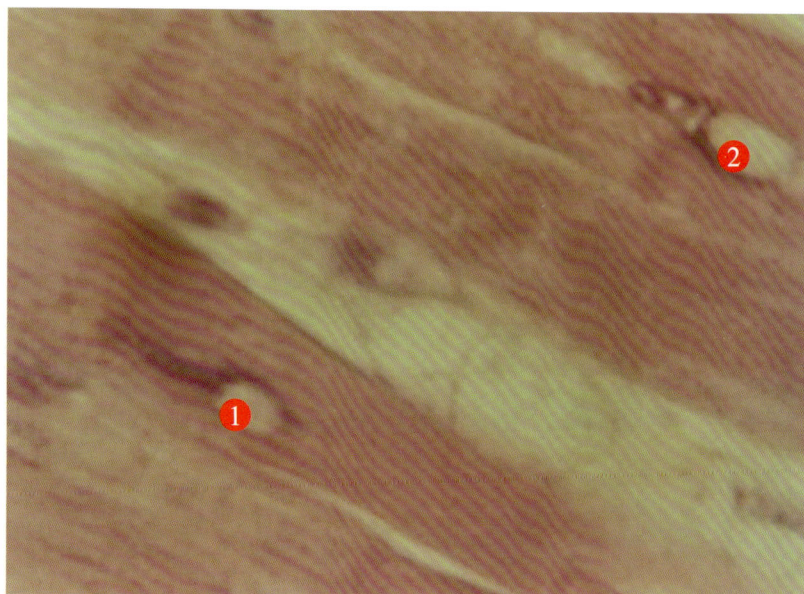

■ **图4-26　人心室肥大心肌细胞核空泡（7）**

苏木素-伊红染色　×400

❶和❷示心肌细胞核内更大的单个空泡使细胞核呈勺样外观。

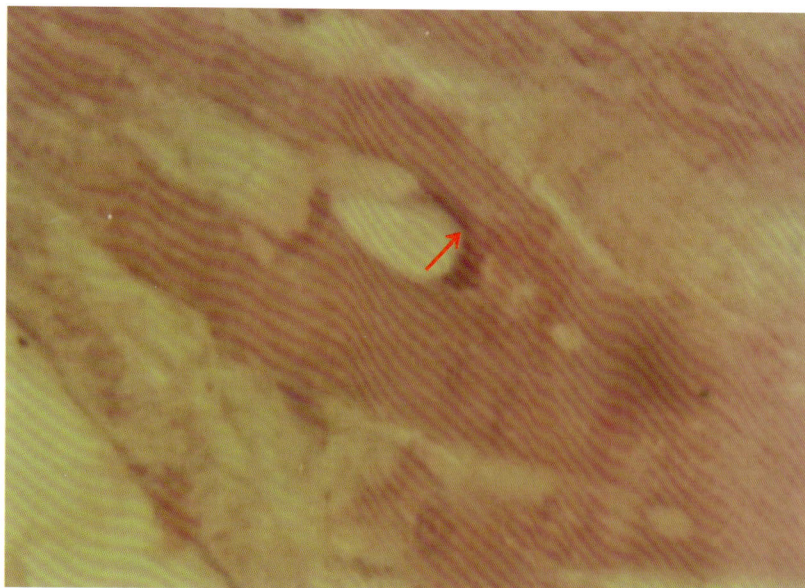

■ **图4-27　人心室肥大心肌细胞核空泡（8）**

苏木素-伊红染色　×400

示心肌细胞核内多个大空泡形成，使细胞核仅残留不规则的
边缘。

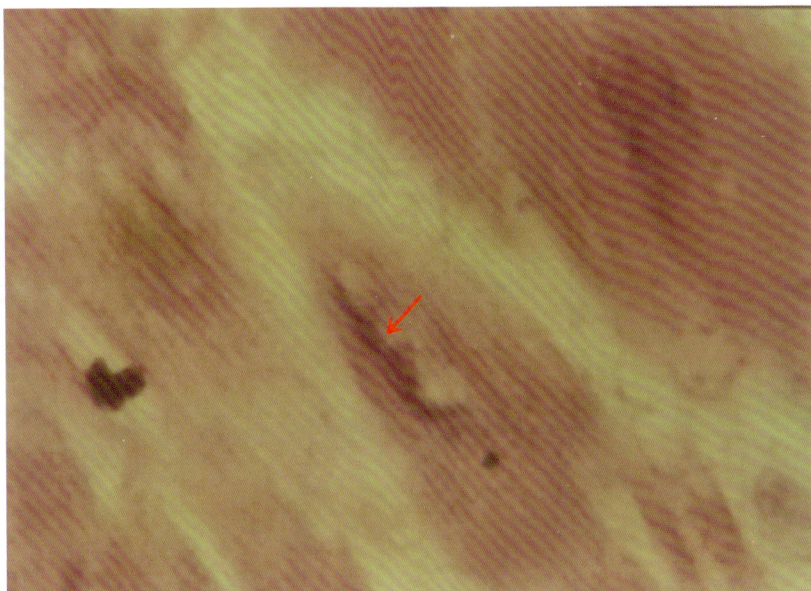

■ 图4-28　人心室肥大心肌细胞核空泡（9）

苏木素-伊红染色　×400

↖示心肌细胞核内多个大空泡形成，使细胞核仅残留一侧不规则的边缘。

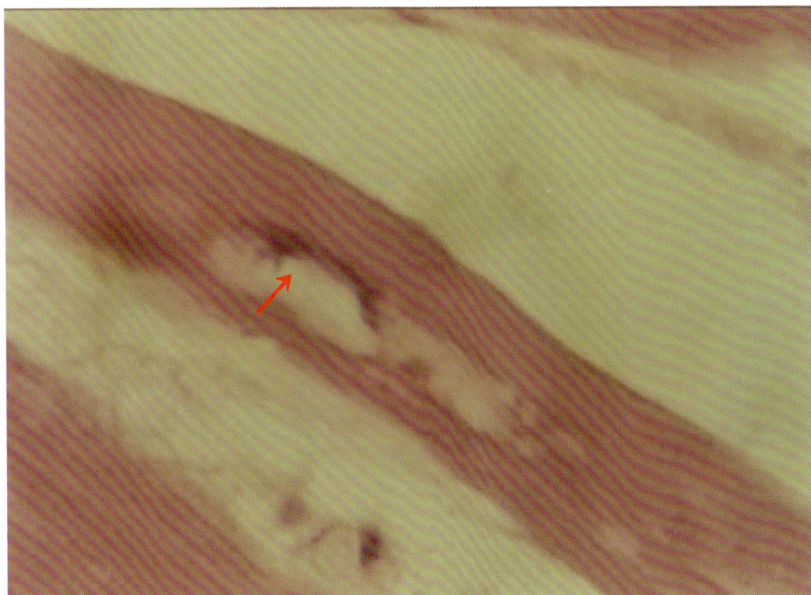

■ 图4-29　人心室肥大心肌细胞核空泡（10）

苏木素-伊红染色　×400

↗示心肌细胞核内多个大空泡形成，使细胞核仅残留一侧不规则的边缘。

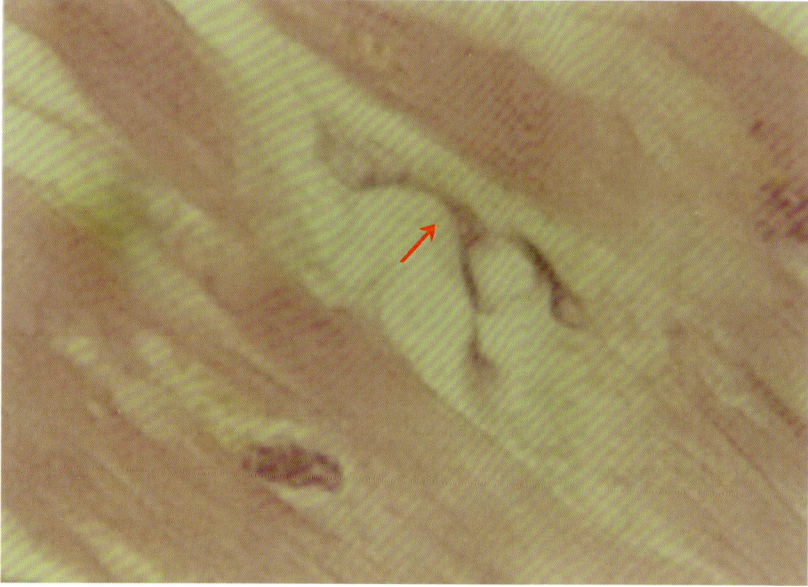

■ 图4-30　人心室肥大心肌细胞核空泡（11）

苏木素-伊红染色　×400

↗示多个大空泡形成，心肌细胞核呈极薄三叉形状，最后溶解消失。

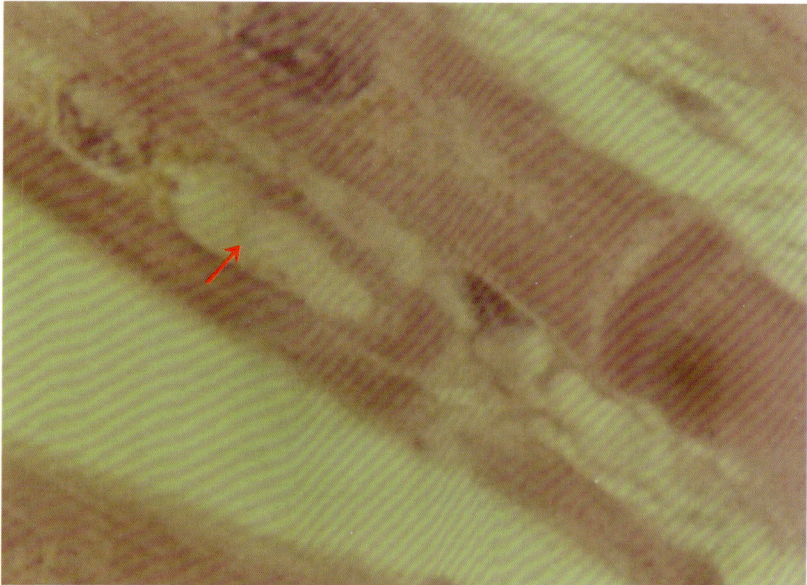

■ 图4-31　人心室肥大心肌细胞核空泡（12）

苏木素-伊红染色　×400

↗示大空泡形成，使整个心肌细胞核呈空泡状。

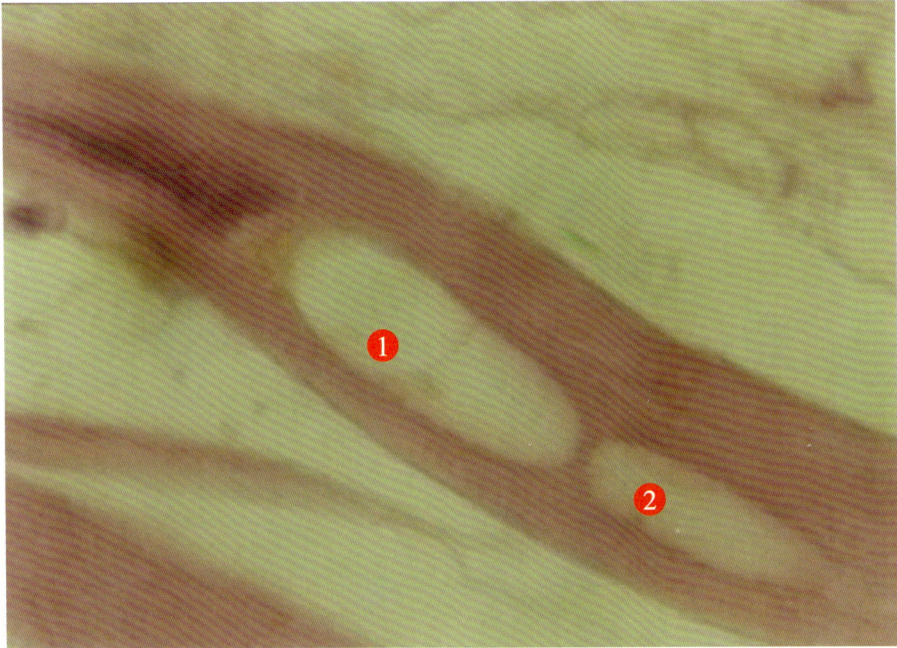

■ 图4-32　人心室肥大心肌细胞核空泡（13）

苏木素-伊红染色　×400

❶和❷示大空泡形成，使两个心肌细胞核完全空泡化。

（二）核包含物

这里所谓核包含物是指衰老心肌细胞，特别是肥大心肌细胞的核内产物。常以光镜可见的核内黄色团块存在（图4-33、图4-34）。有时可见包含物较大，且靠近核的一侧，且该处核膜缺失（图4-35）。包含物可整块脱离细胞核，进入核周空区内（图4-36、图4-37）。但大多数包含物由细胞核零散释出（图4-38），分布于核周空区内和肌原纤维之间（图4-39、图4-40），与衰老心肌细胞内常见的脂褐质相似。

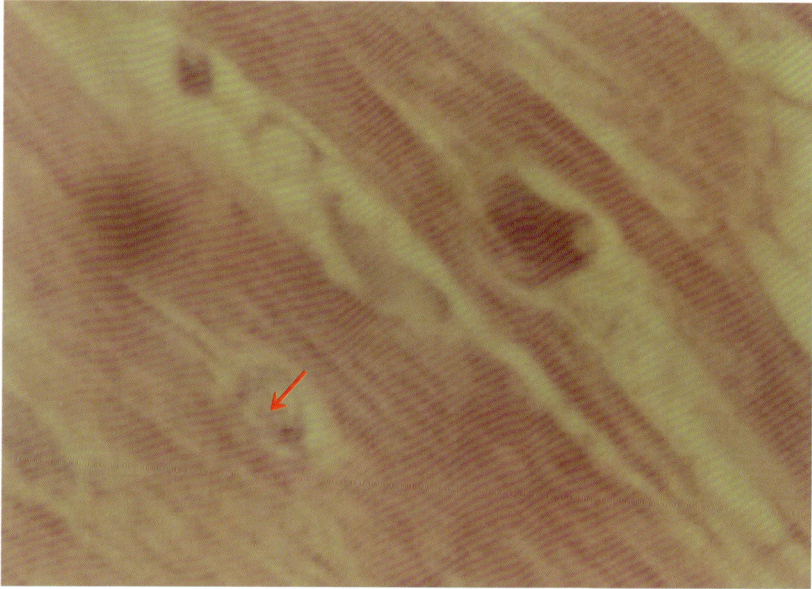

■ 图4-33 人心室肥大心肌细胞核包含物（1）

苏木素–伊红染色 ×400

↙示细胞核中心包含物。

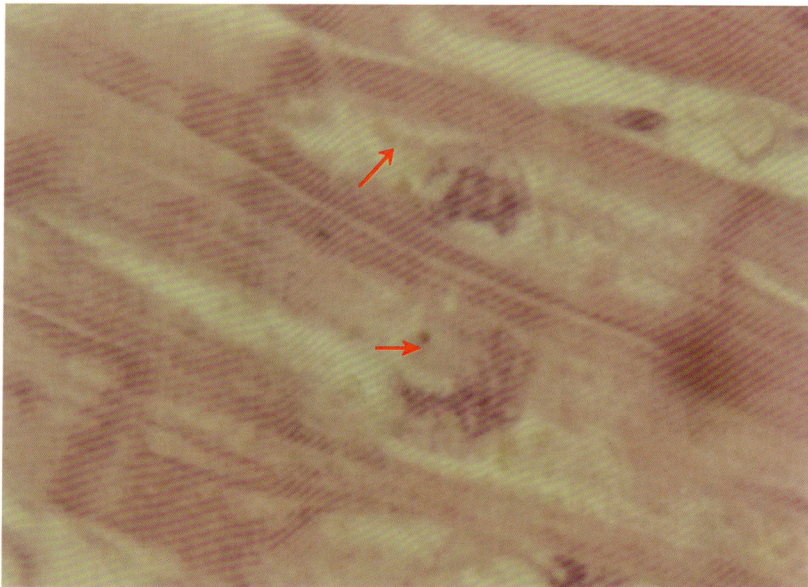

■ 图4-34 人心室肥大心肌细胞核包含物（2）

苏木素–伊红染色 ×400

→示出细胞核的整块包含物。 ↗示核外破碎包含物。

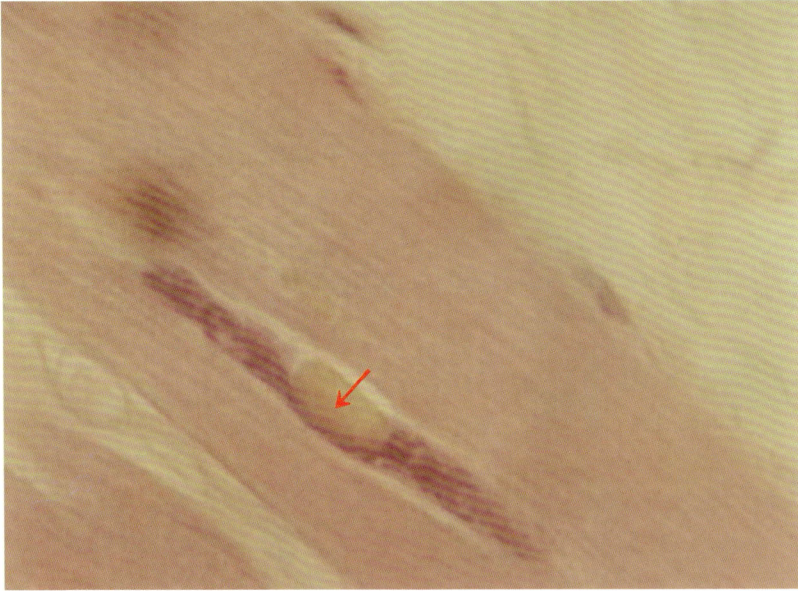

■ 图4-35　人心室肥大心肌细胞核包含物（3）
苏木素-伊红染色　×400
↙示细胞核内较大的包含物。

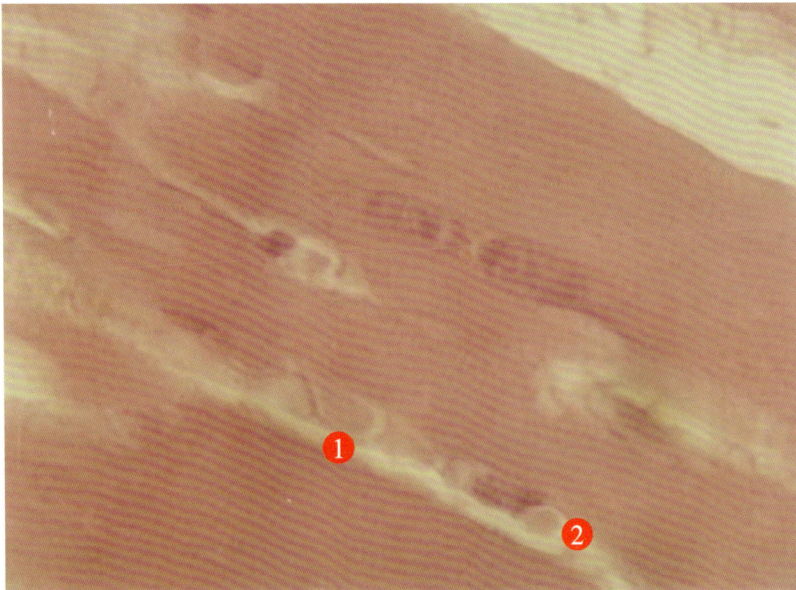

■ 图4-36　人心室肥大心肌细胞核包含物（4）
苏木素-伊红染色　×400
❶示占据细胞核大部的核内包含物；❷示出核的包含物。

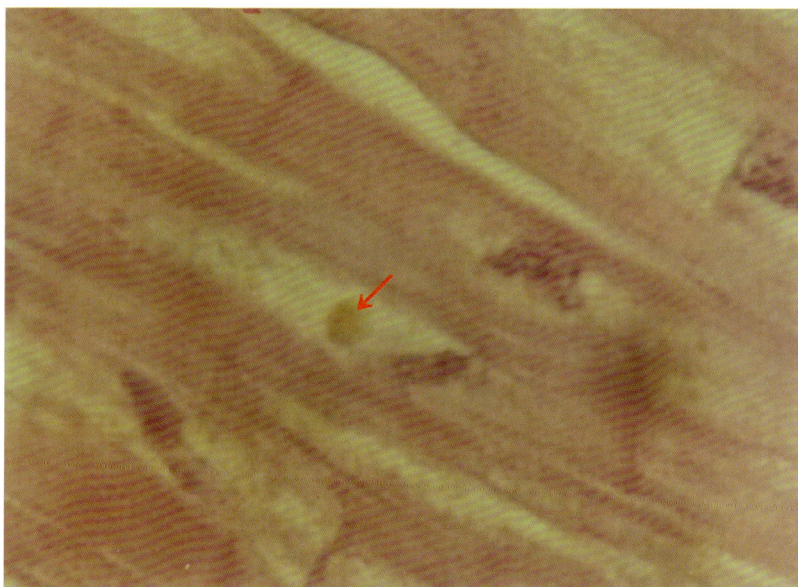

■ 图4-37　人心室肥大心肌细胞核包含物（5）
苏木素-伊红染色　×400
示排出细胞核外的包含物。

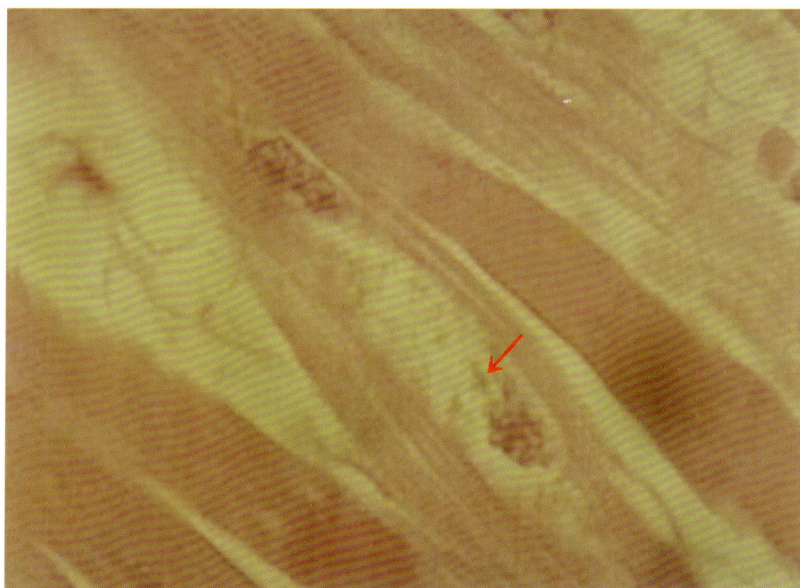

■ 图4-38　人心室肥大心肌细胞核包含物（6）
苏木素-伊红染色　×400
示伴随核分裂分散于核周空区细胞质中的核包含物碎块。

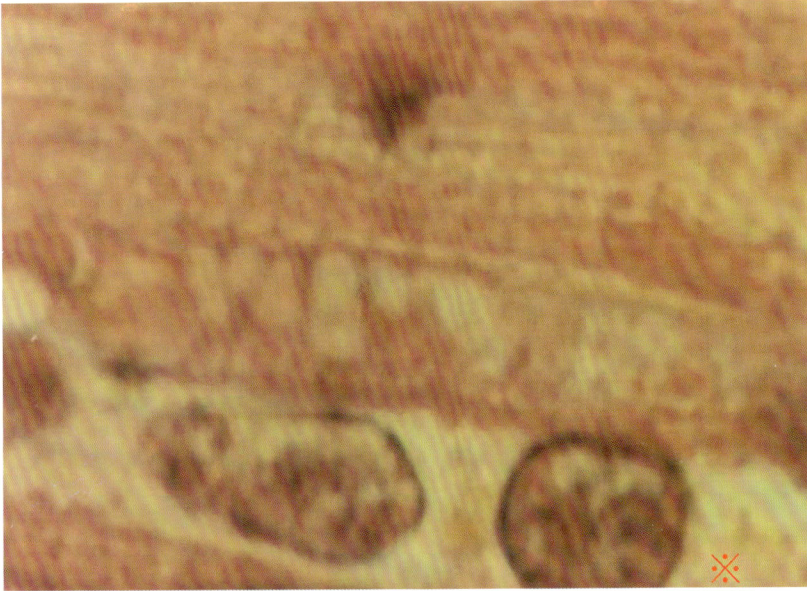

■ **图4-39　人心室肥大心肌细胞核包含物（7）**
苏木素−伊红染色　×1 000
※示分布于核周空区细胞质内的脂褐质颗粒。

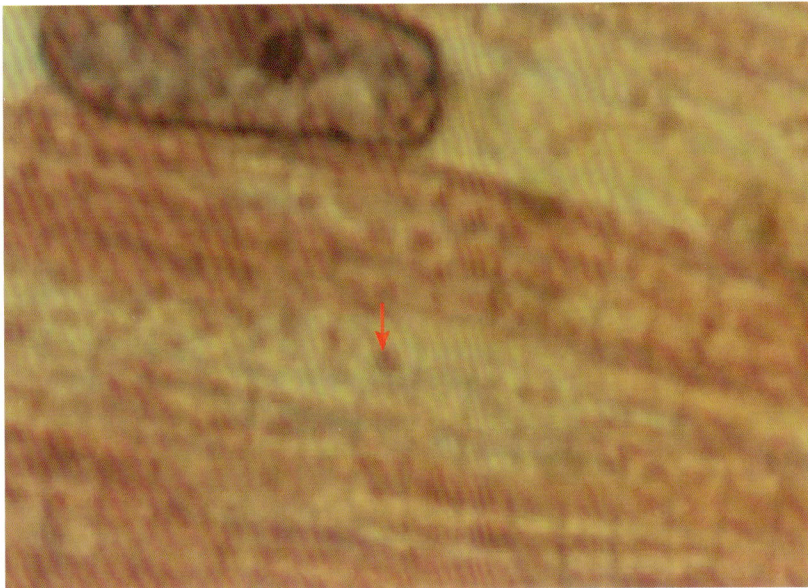

■ **图4-40　人心室肥大心肌细胞核包含物（8）**
苏木素−伊红染色　×1 000
示分散于肌原纤维之间的核包含物颗粒，颜色为深棕褐色，即脂褐质。

（三）核蜡样变性

肥大心肌细胞核，甚至整个细胞核呈蜡样变性（图4-41）。蜡样变性在多节核更常见（图4-42），且可观察到各节细胞核逐步蜡样变性的过程（图4-43）。蜡样变性的细胞核节，很容易被误认为是红细胞串（图4-44）。

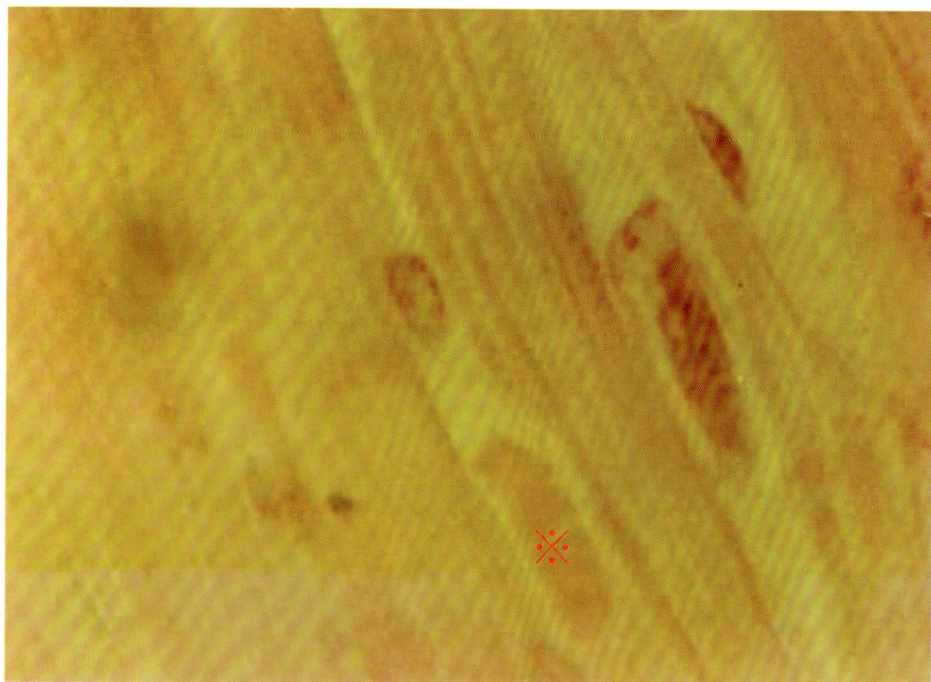

■ 图4-41　人心室肥大心肌细胞核蜡样变性（1）
苏木素-伊红染色　×400
※示两个肥大心肌细胞直接分裂中细胞核全部蜡样变性。

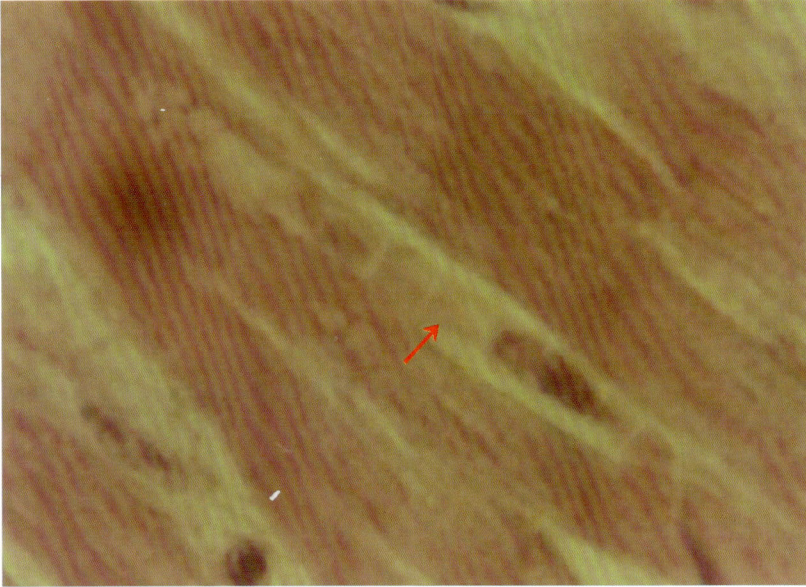

■ 图4-42　人心室肥大心肌细胞核蜡样变性（2）
苏木素–伊红染色　×400
↗示肥大心肌细胞直接分裂中多节细胞核蜡样变性。

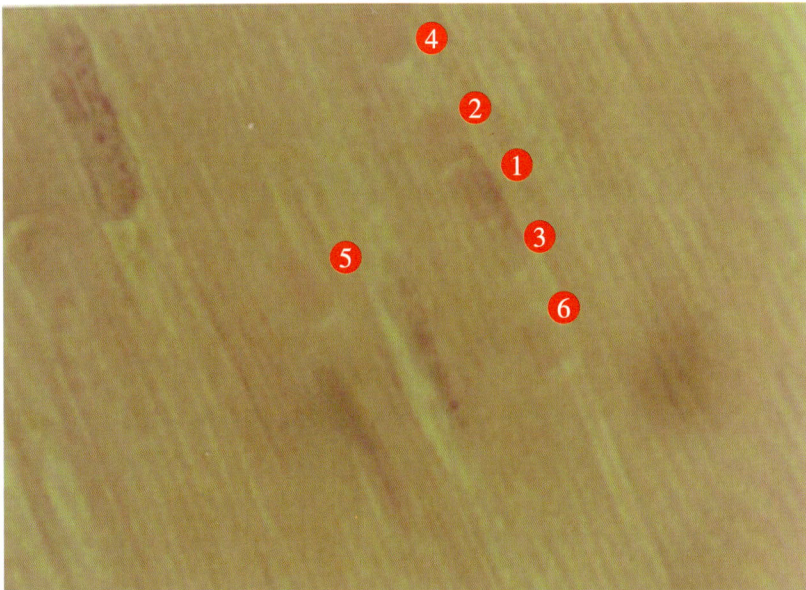

■ 图4-43　人心室肥大心肌细胞核蜡样变性（3）
苏木素–伊红染色　×400
❶、❷、❸、❹、❺和❻示蜡样变性逐步明显的细胞核。

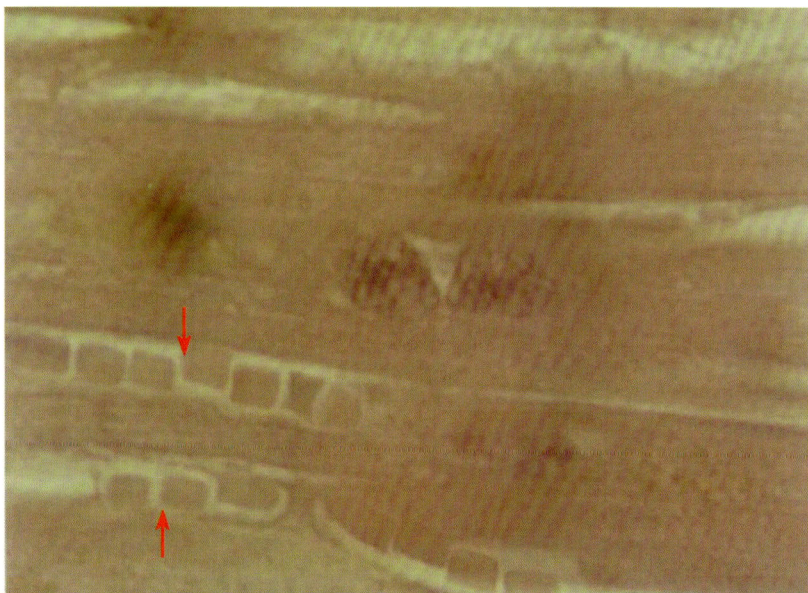

■ **图4-44 人心室肥大心肌细胞核蜡样变性（4）**

苏木素-伊红染色 ×400

↓ 和 ↑ 示成串的细胞核节多数完全蜡样变性，很容易被误认为是红细胞。

第三节 心肌肥大心脏组织动力学特点

　　心肌肥大心脏组织动力学与正常心脏比较，内膜源心肌演化途径代偿性增强。近端核捕获现象增多（图4-45），并见内膜出现深长裂隙，以扩大心脏干细胞内化的表面积（图4-46）。而心肌肥大心脏房室间区心肌细胞演化速率明显减低。整个间区显示细胞密度低，中心纤维体尤其明显。中心纤维体中心细胞稀少（图4-47），且多处于衰亡中（图4-48）。可能因心脏干细胞库耗竭所致。房室间区血管-心肌演化途径代偿性增强。血管壁常见透明细胞及心肌细胞演化序（图4-49）。对侧血管壁也见有透明细胞及向纤维体迁移的透明细胞团（图4-50）。

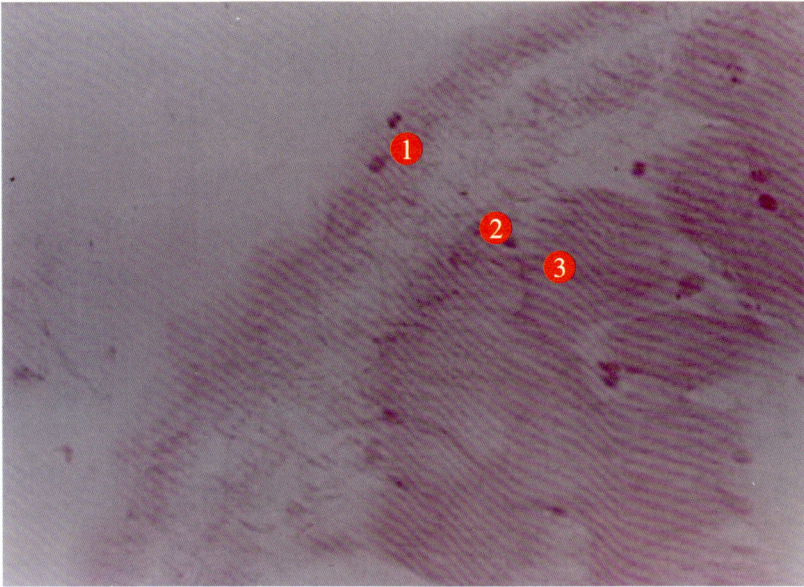

■ **图4-45　　人心肌肥大心室心肌细胞近端核捕获**

苏木素-伊红染色　×200

❶示内膜表层；❷示内膜细胞核；❸示心肌细胞近端。

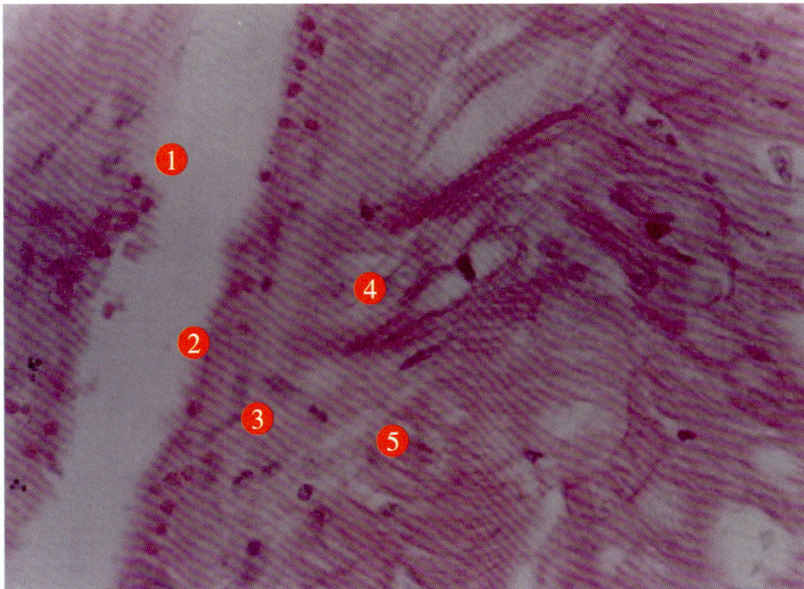

■ **图4-46　　人心肌肥大心脏内膜裂沟**

苏木素-伊红染色　×200

❶示心内膜裂沟；❷示沟旁沉积层；❸示内化的心脏干细胞；
❹示被捕获的细胞核；❺示心肌细胞近端。

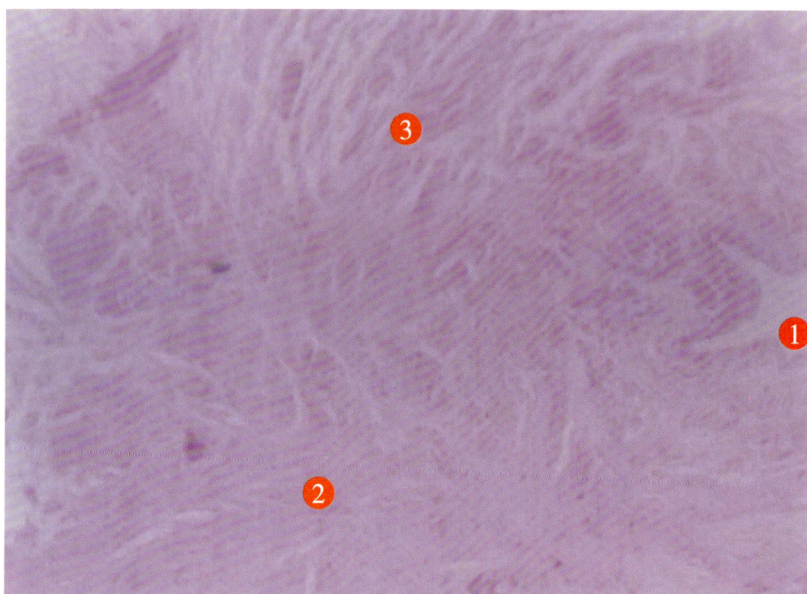

■ 图4-47　人心肌肥大心脏中心纤维体（1）

苏木素-伊红染色　×200

❶示血管；❷示中心纤维体房室瓣中部结缔组织纤维束；❸示延伸于房室瓣中部结缔组织纤维束。

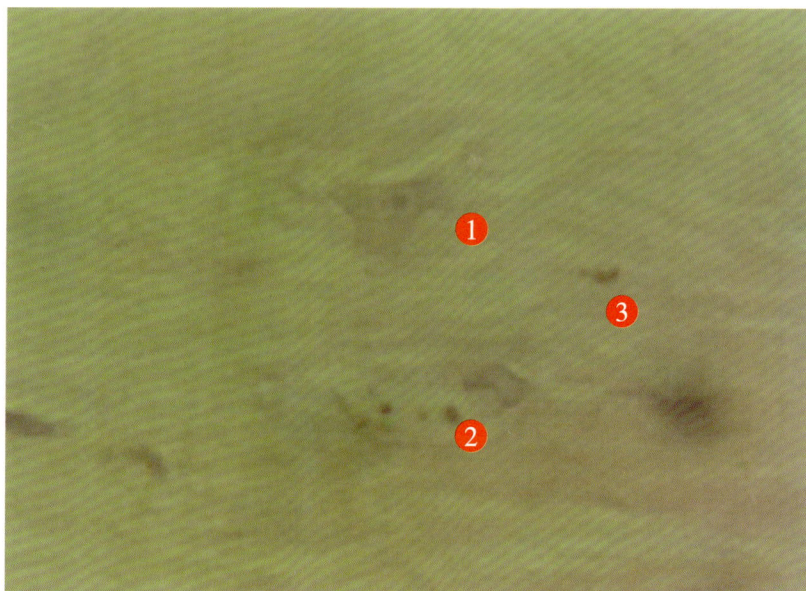

■ 图4-48　人心肌肥大心脏中心纤维体（2）

苏木素-伊红染色　×1 000

❶示中心纤维体细胞稀少的多角细胞；❷和❸示细胞核破碎。

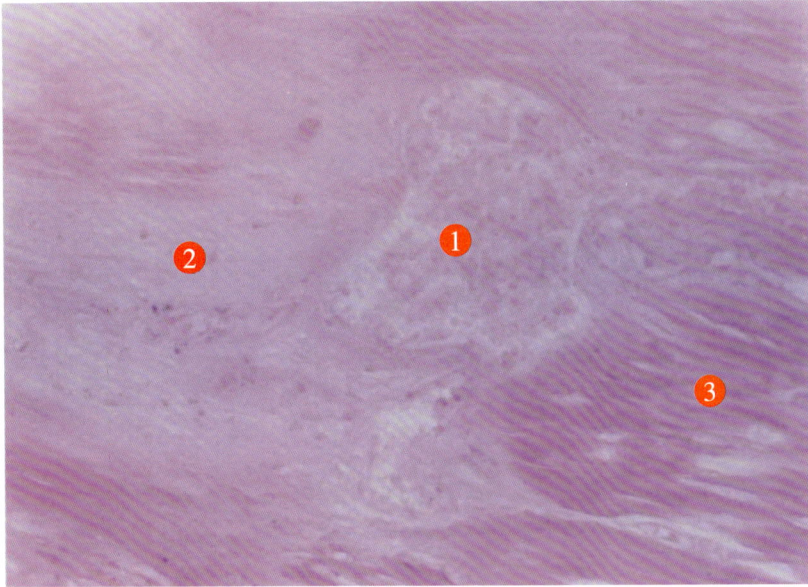

■ 图4-49　人心肌肥大心脏房室结区血管
苏木素-伊红染色　×200
❶示血管腔；❷示纤维体组织；❸示心室肌细胞。

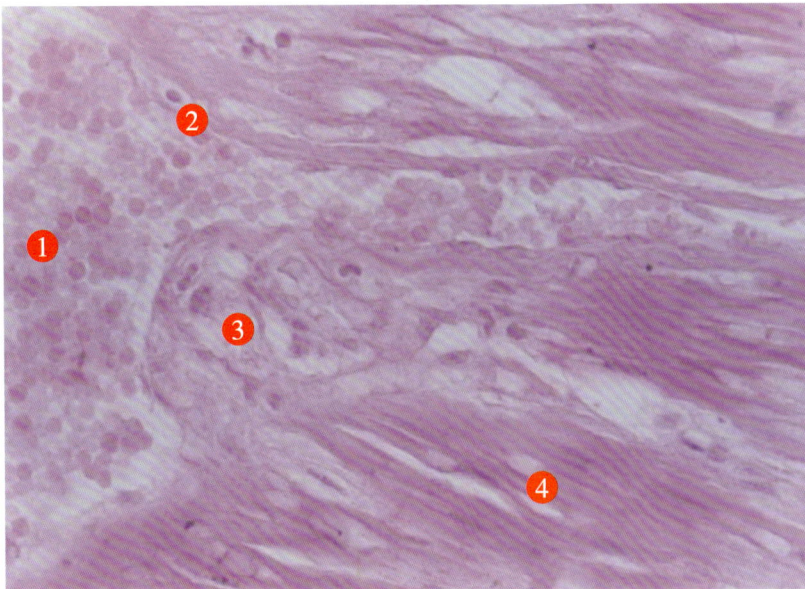

■ 图4-50　人心肌肥大心脏房室结区血管远侧
苏木素-伊红染色　×400
❶示血管腔；❷示透明细胞；❸示类束细胞；❹示心室肌细胞。

小　结

　　心肌肥大的心肌细胞宽大，肌原纤维稀疏，最明显的特征是因细胞老龄化使细胞核维形抗变能力减弱而导致的核异形性。

　　心肌细胞动力学特点：一是细胞核受肌原纤维劈裂的纵裂明显增多，二是伴随细胞衰亡出现核空泡、核包含物和核蜡样变性。

　　心肌肥大从发病学分析，显然是心脏组织动力学障碍性疾病，由房室间区源干细胞耗竭所致。房室间区源心肌演化途径受阻，纵向配布的心肌束减少，心内膜源及血管源等心肌演化代偿性增强，并导致心肌细胞增粗、肌原纤维稀疏、细胞纵裂增多。心肌细胞来源减少，导致心肌细胞老龄化，随之出现明显核异形、核空泡、核变性等细胞衰老征象。

参考文献

[1] 成令忠. 组织学[M]. 2版. 北京：人民卫生出版社，1993.

[2] 高英茂. 组织学与胚胎学[M]. 北京：人民卫生出版社，2001.

[3] 邹仲之. 组织学与胚胎学 [M]. 5版. 北京：人民卫生出版社，2001.

[4] 周光兴. 比较组织学彩色图谱[M]. 上海：复旦大学出版社，2002.

[5] 郭志坤. 正常心脏组织学图谱[M]. 北京：人民军医出版社，2005.

[6] 章静波，宗书东，马文丽. 干细胞[M]. 北京：中国协和医科大学出版社，2003.

[7] 杨志明. 组织工程[M]. 北京：化学工业出版社，2002.

[8] 史学义，张钦宪，丁一. 人体组织学[M]. 郑州：河南科学技术出版社，2002.

[9] 张崇暇，姜治忠，朱雪峰. 心电图精粹[M]. 北京：人民卫生出版社，1997.

[10] 王兴元. 复杂非线性系统中的混沌[M]. 北京：电子工业出版社，2003.

[11] 苗东升. 系统科学精要[M]. 北京：中国人民大学出版社，1998.

[12] 欧阳莹之. 复杂系统理论基础[M]. 田宝国，周亚，樊瑛，译. 上海：上海科技
     教育出版社，2002.

[13] 李甘地. 病理学[M]. 2版. 北京：人民卫生出版社，2004.

[14] BRAUNWALD. 心脏病学[M]. 陈灏珠，主译. 北京：人民卫生出版社，2000.

[15] 樊启昶，白书农. 发育生物学原理[M]. 北京：高等教育出版社，2002.

[16] 陈明哲. 心脏病学[M]. 北京：北京医科大学出版社，1999.

[17] 汪德耀. 普通细胞生物学[M]. 上海：上海科学技术出版社，1988.

[18] 杨桂通，陈维毅，徐晋斌. 生物力学[M]. 重庆：重庆出版社，2000.

[19] 冯·贝塔朗菲. 一般系统论——基础、发展和应用[M]. 林康义，袁嘉新，译.
     北京：清华大学出版社，1987.

[20] W. 巴尔格曼. 人体组织学和显微解剖学[M]. 何凯宣，主译. 北京：人民卫生

出版社，1965.

[21] 张自立，彭永康. 现代生命科学进展[M]. 北京：科学出版社，2004.

[22] 史学义，张娓，高福莲，等. 成体心脏心内膜的组织动力学研究[J]. 郑州大学学报（医学版），2007，42（2）：205‑207.

[23] 史学义，朱晓燕，张清莲，等. 人和成体羊心脏的比较组织动力学研究[J]. 郑州大学学报（医学版），2007，42（2）：208‑211.

[24] 史学义，王红梅，王峰，等. 心肌肥大心脏的组织动力学特点[J]. 郑州大学学报（医学版），2007，42（2）：212‑214.

[25] 史学义，王雪生，吴景兰，等. 羊心室肌细胞的聚类分析[J]. 新乡医学院学报，1985，2（3）：8‑13.

[26] 史学义，毕来国. 心肌再生问题的回顾与展望[J]. 新乡医学院学报，1989， 6（4）：279‑282.

[27] 史学义，丁一，邢文英. 医用人体形态学教学现状与改革[J]. 河南医科大学学报，2000，35（1）：88‑90.

[28] 史学义，金辉，邢文英，等. 羊心室心肌细胞动力学研究[J]. 郑州大学学报（医学版），2007，42（2）：195‑198.

[29] 丁一，史学义，冯若，等. 羊心脏束细胞‑心肌细胞演化系研究[J]. 郑州大学学报（医学版），2007，42（2）：199‑201.

[30] 史学义，丁一. 人心室肌组织动力学研究[J]. 河南医科大学学报，1998，33（5）：3‑3.

[31] 史学义，邢文英，金辉，等. 羊心脏浦肯野纤维和浦肯野纤维终末的研究[J]. 郑州大学学报（医学版），2007，42（2）：202‑204.

[32] 陈绪军. 心肌细胞能够再生：传统概念的转变[J]. 国外医学心血管疾病分册，2002，29（4）：199‑202.

[33] 梁赏猷，姚青松，宋一璇，等. 人心传导系统的变异[J]. 解剖学报，2002，33（3）：293‑295.

[34] 刘牧之，王起云. 是浦氏网的淋巴网或是特殊心肌的蒲氏网？[J]. 广东解剖学通报，1990，12（2）：131‑133.

[35] ABDEL‑LATIF A，BOLLI R，TLEYJEH I，et al. Adult bone marrow‑derived cells for cardiac repair. A systematic review and meta‑analysis[J]. Arch Intern

Med, 2007, 167（10）: 989 - 997.

[36]　ALEXXANDER R W, SCHLANT R C, FUSTER V, et al. Hurst's The Heart [M]. Italin McGaw - Hill Companies, 1998.

[37]　ANVERSA P, KAJSTURA J, NADAL - CINAR D B, et al. Primitive cells and tissue regeneration[J]. Circ Res, 2003, 92（6）: 579 - 582.

[38]　ANVERSA P, KAJSTURAJ NADAL - GINARD B. Myocyte renewal ventricular remodeling[J]. Nature, 2002, 415 (6868): 240 - 243.

[39]　BADER D, OBERPRILLER J. Autoradiographic and electron microscopic studies of minced cardiac muscle regeneration in the adult newt, notophthalmus viridescens[J]. Exp Zool, 1979, 208（2）: 177 - 193.

[40]　BALLARD V L, EDELBERG J M. Stem cells and the regeneration of the aging cardiovascular system[J]. Circ Res, 2007, 100（8）: 1116 - 1127.

[41]　BEARZI C, ROT A M, HOSODA T, et al. Human cardiac stem cells[J]. Proc Nat Acad Sci USA, 2007, 104（35）: 14068 - 14073.

[42]　BELTRAMI A P, URBANEK K. KAJSTURA J, et al. Evidence that human cardiac myocytes divide after myocardial infarction[J]. N Engl J Med, 2001, 344（23）: 1750 - 1757.

[43]　BELTRAMI A P, BARLUCCHI L, TORELLA D, et al. Adult cardiac stem cells are multipotent and support myocardial regeneration[J]. Cell, 2003, 114（6）: 763 - 776.

[44]　BOHELER K R, CZYZ J, TWEEDIE D, et al. Differentiation of pluripotent embryonic stem cells into cardiomyocytes [J]. Circ Res, 2002, 91（3）: 189 - 201.

[45]　BOWALD S, BUSCH C, ERIKSSON I, et al. Repair of cardiac defects with absorbable material [J]. Scand Thorac Cardiobasc, 1981, 15（1）: 91 - 94.

[46]　BUCKINGHAM M, MEILHAC S, ZAFFRAN S. Building the mammalian heart from two sources of myocardial cells[J]. Nat Rev Genet, 2005, 6（11）: 820 - 835.

[47]　BURSAC N, PARKER K K, IRAVANIAN S, et al. Cardiomyocyte cultures with controlled macroscopic anisotropy: a model for functional electrophysiological studies of cardiac muscle[J]. Circ Res, 2002, 91（12）: e45 - e54.

[48]　BUTLER R. Evidence for a regenerative capacity in adult mammalian caediac

myocytes[J]. Am J Physiol, 1989, 256（3 Pt 2）: R797 - 800.

[49] CARRARO U, FRANCESCHI C. Apoptosis of skeletal and cardiac muscles and physicalexercise [J]. Aging Milano, 1997, 9（1 - 2）: 19 - 34.

[50] CHOW L T, CHOW W H. Multinucleated myogenic cell formation: an unusual cellular reaction in acute myocardial infarction[J]. Int J Cardiol, 1992, 35（2）: 268 - 269.

[51] CHRISTIAN H A, SMITH R M, WALKER I C. Experimental cardiorenal disease[J]. Arch Intern Med, 1911, Ⅷ(4): 468 - 551.

[52] CLUZEAUD F, PERENNEC J, DE AMORAL E, et al. Myocardial cell nucleus in cardiac overloading in the rat[J]. Eur Heart J, 1984 , 5（Suppl F）: 271 - 280.

[53] CONDORELLI G, BORELLO U, D E ANGELIS L, et al. Cardiomyocytes induce endothelial cells to trans - differentiate into cardiac muscle: implications for myocardium regeneration[J]. Proc Natl Acad Sci USA, 2001, 98（19）: 10733 - 10738.

[54] DAVANI S, MARANDIN A, MERSIN N, et al. Mesenchymal progenitor cells differentiate into an endothelial phenotype, enhance vascular density, and improve heart function in a rat cellular cardiomyoplasty model[J]. Circulation. 2003, 108(Suppl Ⅰ): Ⅱ - 253 - Ⅱ - 258.

[55] DIXON I M C. Working with what we have: Options for myocardial infarct repair? [J]Cardiovasc Res, 2007, 76(3): 377 - 378.

[56] DROUIN E, CHARPENTIER F, GAUTHIER C, et al. Electrophysiological characteristics of cells spanning the left ventricular wall of human heart: evidence for presence of M cells[J]. J Am Coll Cardiol, 1995, 26（1）: 185 - 192.

[57] EPPENBERGER M E, HAUSER I, BAECHI T, et al. Immuunocytochemical analysis of the regeneration of myofibrils in long - term cultures of adult cardiomyocytes of the rat [J]. Dev Biol, 1988, 130（1）: 1 - 15.

[58] FORRESTER J S, SHAH P K, MAKKAR R R. Myocardial regeneration by stem cells: seeing the unseeable [J]. J Am Coll Cardiol. 2006, 48（8）: 1722 - 1724.

[59] FORRESTER J S, WHITEAT, MATSUSHITA S, et al. New paradigms of

218

myocardial regeneration post – infarction: tissue preservation, cell environment, and pluripotent cell sources[J]. JACC Cardiovasc Interv, 2009, 2（1）: 1 – 8.

[60] GARBERN J C, LEE R T. Cardiac stem cell therapy and the promise of heart regeneration[J]. Cell Stem Cell, 2013, 12（6）: 689 – 698.

[61] GOLDENBERG B. Uber atrophie und hypertrophiedr muskelfasern des harzens [J]. Virchow Arch Path Anat, 1886, 103: 88 – 130.

[62] GROUNDS M D, WHITE J D, ROSENTALN, et al. The role of stem cells in skeletal and cardiac muscle repair[J]. J Histochem Cytochem, 2002, 50（5）: 589 – 610.

[63] HELLER A. Uber die regeneration des herzmuskels[J]. Beitr Anet allg Path, 1914, 57: 223 – 225.

[64] JACKSON K A, MAJKA S M, WANG H, et al. Regeneration of ischemic cardiac and vascular endothelium by adult stem cells [J]. J Clin Invest, 2001, 107（11）: 1395 – 1402.

[65] JAMES T N. Normal and abnormal consequence of apoptosis in the human heart [J]. Annu Rev Physiol, 1998, 60: 309 – 325.

[66] JONKER SS, ZHANG L, LOUEY S, et al. Myocyte enlargement, differentiation, and proliferation kinetics in the fetal sheep heart[J]. J Appl Physiol, 2007, 102(3): 1130 – 1142.

[67] JUJO K, II M, LOSORDO D W. Endothelial progenitor cells in neovascularization of infarcted myocardium[J]. J Mol Cell Cardiol, 2008, 45（4）: 530 – 544.

[68] KAJSTURA J, LERI A, FINATO N, et al. Myocyte proliferation in end – stage cardiac failure in humans[J]. Proc Natl Acad Sci USA, 1998, 95（15）: 8801 – 8805.

[69] KAJSTURA J, URBANEK K, ROTA M, et al. Cardiac stem cells and myocardial disease[J]. J Mol Cell Cardiol, 2008, 45（4）: 505 – 513.

[70] KAJSTURA J, ZHANG X, REISS K, et al. Myocyte cellular hyperplasia and cellular hypotrophy contribute to chronic ventricular remoding in coronary after narrowing – induced cardiomyopathy in rats[J]. Circ Res, 1994, 74（3）: 383 – 400.

[71] KANOH M，TAKEMURA G，MISAO J，et al．Significance of myocytes with positive DNA in situ nick end‐labeling (TUNEL) in hearts with dilated cardiomyopathy：not apoptosis but DNA repair[J]．Circulation，1999，99（21）：2757‐2764．

[72] KARDAMI E．Stimulation and inhibition of cardiac myocyte proliferation in vitro [J]．Mol Cell Biochem，1990，92（2）：129‐135．

[73] KAZANTSEVA I A，BABAEV V R．Regenerative reactions of myocardiocyte nuclei in ischemic heart disease [J]．Arkh patol，1979，41（8）：18‐23．

[74] KENSAH G，ROALARA A，DAHLMANN J，et al．Murine and human pluripotent stem cell‐derived cardiac bodies form contractile myocardial tissue in vitro[J]．Eur Heart J，2013，34（15）：1134‐1146．

[75] KLINGE O．Proliferation and regeneration of the myocardium．Litht microscopical and autoradiographical studies on intact and infarctic heart muscle of adult rats[J]．Z Zellforsch Microsk Anat，1967，80（4）：488‐517．

[76] KOSTIN S，POOL L，ELSASSER A，et al．Myocytes die by multiple mechanisms in failing human hearts[J]．Circ Res，2003，92（7）：715‐724．

[77] KUCIA M.，DAWN B，HUNT G，et al．Cells expressing early cardiac markers reside in the bone marrow and are mobilized into the peripheral blood after myocardial infarction[J]．Circ Res，2004，95（12）：1191‐1199．

[78] KUCIA M，RATAJCZAK J，RATAJCZAK M Z．Are bone marrow stem cells plastic or heterogenous—that is the question[J]．Exp Hematol，2005，33（6）：613‐623．

[79] KUCIA M，RECA R，JALA V R，et al．Bone marrow as a home of heterogenous populations of nonhematopoietic stem cells [J]．Leukemia，2005，19（7）：1118‐1127．

[80] LEONE A M，CREA F．Stem cells in acute myocardial infarction：the good，the bad，and the ugly[J]．Eur Heart J，2006，27（24）：2911‐2913．

[81] LERI A，KAJSTURA J，ANVERSA P．Cardiac stem cells and mechanisms of myocardial regeneration [J]．Physiol Rev，2005，85（4）：1373‐1416．

[82] LIAU B，CHRISTOFOROU N，LEONG K W，et al．Pluripotent stem cell‐derived cardiac tissue patch with advanced structure and function[J]．Biomaterials，2011，32（35）：9180‐9187．

[83] LI Z, BING O H, LONG X, et al. Increased cardiomyocyte apoptosis during the transition to heart failure in the spontaneously hypertensive rat [J]. Am J Physiol, 1997, 272（5Pt2）: 2313 - 2319.

[84] MACCHIARELLI G, DIDIO L J, ALLEN D J, et al. Scanning electron microscopy study of endocardial regeneration in bovine pericardial patch - grafts implanted in the canine heart [J]. Cardioscience, 1994, 5（1）: 43 - 49.

[85] MAKINO S, FUKUDA K, MIYOSHI S, et al. Cardiomyocytes can be generated from marrow stromal cells in vitro[J]. J Clin Invest, 1999, 103（5）: 697 - 705.

[86] MALTSEV V A, ROHWEDEL J, HESCHELER J, et al. Embryonic stem cells differentiate in vitro into cardiomyocytes representing sinusnodal, atrial and ventricular cell types[J]. Mech Dev, 1993, 44（1）: 41 - 50.

[87] MARCHETTI S, GIMOND C, ILJIN K, et al. Endothelial cells genetically selected from differentiating mouse embryonic stem cells incorporate at sites of neovascularization in vivo[J]. J Cell Sci, 2002, 115（Pt 10）: 2075 - 2085.

[88] MARON B J. Hypertrophic cardiomyopathy [J]. Curr Porbl Cardiol, 1993, 18(11): 639 - 704.

[89] MASUDA H, KANDA M. Regeneration of myocardial cells: Observation in aneurysmectized ventricular wall [J]. Arch Pathol Lab Med, 1984, 108（4）: 287 - 292.

[90] MCDONNELL T J, OBERPRILLER J O. The atrial proliferative response following patial ventricular amputation in the heart of the adult newt. A light and electron microscopic autoradiographic study[J]. Tissue Cell, 1983, 15（3）: 351 - 363.

[91] MESSINA E, DE ANGELIS L, FRATI G, et al. Isolation and expansion of adult cardiac stem cells from human and murine heart[J]. Circ Res, 2004, 95（9）: 911 - 921.

[92] MURRY C E, SOONPAA M H, REINECKE H, et al. Haematopoietic stem cells do not transdifferentiate into cardiac myocytes in myocardial infarcts [J]. Nature, 2004, 428（698 - 3）: 664 - 68.

[93] NANDY K, BOURNE G H. A study of the morphylogy of the conducting tissue in mammalian hearts[J]. Acta Anat, 1963, 53: 217 - 226.

[94] NYGREN J M, JOVINGE S, BREITBACH M, et al. Bone marrow – derived hematopoietic cells generate cadiomyocytes at a low frequency through cell fusion, but not transdifferen tiation[J]. Nature Medicine, 2004, 10（5）: 494 – 501.

[95] OH H, BRADFUTE S B, GALLARDO T D, et al. Cardiac progenitor cells from adult myocardium: homing, differentiation, and fusion after infraction[J]. Proc Natl Acad Sci U S A, 2003, 100（21）: 12313 – 12318.

[96] ORLIC D, HILL JM, ARAI AE. Stem cell for myocardial generation[J]. Circ Res, 2002, 91（12）: 1092 – 1102.

[97] ORLIC D, KAJSTURA J, CHIMENTI S, et al. Bone marrow cells regenerate infracted myocardium [J]. Nature, 2001, 410（6829）: 701 – 705.

[98] POULY J, BRUNEVAL P, MANDET C, et al. Cardiac stem cells in the real world[J]. J Thorac Cardiovasc Surg, 2008, 135（3）: 673 – 678.

[99] PURKINJE J E. Mikroskopisch – neurologische beobachtungen [J]. Arch Anat Physiol Wissensch Med, 1845, 281 – 295.

[100] QUAINI F, URBANEK K, BELTRAMI A P, et al. Chimerism of the transplanted heart [J]. N Engl J Med, 2002, 346（1）: 5 – 15.

[101] RUMIANTSEV P P. Processes of differentiation and reproduction of different types of muscle cells [J]. Tsitologiia, 1986, 28（3）: 285 – 294.

[102] RUMYANTSEV P P, KASSEM A M. Cumulative indices of DNA synthesizing myocytes in different compartment of working myocardium and conductive system of rat's heart muscle following extensive left ventricle infarction[J]. Vorchows Arch B Cell Pathol, 1976, 20（4）: 329 – 342.

[103] SANCHEZ – QUINTANA D, CABRERA J A, FARRE J, et al. Sinus node revisited in era of electroanatomical mapping and catheter ablation [J]. Heart, 2005, 91（2）: 189 – 194.

[104] SCHENKE – LAYLAND K, NSAIR A, VAN HANDEL B, et al. Recapitulation of the embryonic cardiovascular progenitor cell niche[J]. Biomaterials, 2011, 32（11）: 2748 – 2756.

[105] SCHUPBACH R, SCHNEIDER J. Incidence of double – nucleated heart muscle fiber in hearts with dilated cardiomyopathy and secondary pressure or vilume –

induced hypertrophy [J]. Z – Kardiol, 1988, 77（12）：780 – 783.

[106] SCHUSTER M D, KOCHER A A, SEKI T, et al. Myocardial neovascularization by bone marrow angioblasts results in cardiomyocyte regeneration[J]. Am J Physiol Heart Circ Physiol, 2004, 287（2）：H525 – H532.

[107] SETOGUCHI M, LERI A, WANG S, et al. Activation of cyclins and cyclin – dependent kinases, DNA synthesis, and myocyte mitotic divisionin in pacing – induced heart failure in dogs [J]. Lab Invest, 1999, 79（12）：1545 – 1558.

[108] SEYDEL C. Stem cells may shore up transplanted heart[J]. Science, 2002, 295（5553）：253 – 254.

[109] SHINTANI S, MUROHARA T, IKEDA H, et al. Mobilization of endothelial peogenitor cells in patients with acute myocardial infarction [J]. Circulation, 2001, 103：2776 – 2779.

[110] SOONPAA M H, DAUD A I, KOH G Y, et al. Potential approaches for myocardial regeneration [J]. Ann N Y Acad Sci, 1995, 752：446 – 454.

[111] SOONPAA M H, FIELD L J. Survey of studies examining mammalian cardiomyocyte DNA synthesis [J]. Circ Res, 1998, 83（1）：15 – 26.

[112] SRIVASTAVAL D, IVEY K N. Potential of stem cell based therapies for heart disease[J]. Nature, 2006, 441（7097）：1097 – 1099.

[113] TAKAHASHI K, TANABE K, OHNUKI M, et al. Induction of pluripotent stem cells from adult human fibroblasts by defined factors[J]. Cell, 2007, 131（5）：861 – 872.

[114] TERMAN A, BRUNK U T. Lipofuscin：mechanisms of formation and increase with age [J]. APMIS, 1998, 106（2）：265 – 276.

[115] TOMA C, PITTENGER M F, CAHILL K S, et al. Human mesenchymal stem cells differentiate to a cardiomyocyte phenotype in the adult murine heart[J]. Circulation, 2002, 105（1）：93 – 98.

[116] TORELLA D, ELLISON G M, MENDEZ – FERRE S, et al. Resident human cardiac stem cells：role in cardiac cellular homeostasis and potential for myocardial regeneration[J]. Nat Clin Pract Cardiovasc Med, 2006, 3（Suppl 1）：S8 – S13.

[117] TULLOCH N L, MUSKHELI V, RAZUMOVA M V, et al. Growth of engineered

human myocardium with mechanical loading and vascular coculture[J]. Circ Res, 2011, 109（1）: 47 - 59.

[118] URBANEK K, TORELLA D, ROTA M, et al. Stem cell niches in the adult mouse heart[J]. Proc Nat Acad Sci USA, 2006, 103（24）: 9226 - 9231.

[119] URBANNEK K, TORELLA D, SHEIKH F, et al. Myocardial regeneration by activation of multipotent cardiac stem cells in ischemic heart failure[J]. PNAS, 2005, 102（24）: 8692 - 8697.

[120] VITTET D, PRANDIDNI M H, BERTHIER R, et al. Embryonic stem cells differentiate in vitro to endothelial cells through successive maturation steps[J]. Blood, 1996, 88（9）: 3424 - 3431.

[121] WARTHIN A S. The myocardial lesions of Diphthria[J]. Infect Dis, 1924, 35: 32 - 66.

[122] WERNIG M, MEISSNER A, FOREMAN R, et al. In vitro reprogramming of fibroblasts into a pluripotent ES - cell - like state[J]. Nature, 2007, 448（7151）: 318 - 324.

[123] WESTFALL M V, PASYK K A, YULE D I, et al. Ultrastructure and cell - cell coupling of cardiac myocytes differentiating in embryonic stem cell cultures[J]. Cell Motil Cytoskel, 1997, 36（1）: 43 - 54.

[124] WU S M, FUJIWARA Y, CIBULSKY S M, et al. Developmental origin of a bipotential myocardial and smooth muscle cell precursor in the mammalian heart[J]. Cell, 2006, 127（1）: 1137 - 1150.

[125] XU H, YI B A, WU H, et al. Highly efficient derivation of ventricular cardiomyocytes from induced pluripotent stem cells with a distinct epigenetic signature[J]. Cell Res, 2012, 22: 142 - 154.

[126] ZHONG CISHENG, YANG XUEYI, CHEN XIFA, et al. Ultrastructural studies of myocardial repair and regeneration in canine [J]. CMJ, 1980, 93（1）: 54 - 59.

[127] ZIELONKO J. Pathologish - anatomishe experimentall studien uber hypertrophie des herzens [J]. Virchows Arch Path Anat, 1875, 62: 29 - 55.

[128] ФАЛИН ЛИ. Эмбриолия Человека Атлас[M]. Москва: Медицина, 1976.